现代急危重症与急诊医学

游　婷　阎　晨　蓝先旗 ◎主编

 吉林科学技术出版社

图书在版编目（CIP）数据

现代急危重症与急诊医学 / 游婷，阎晨，蓝先旗主
编． -- 长春：吉林科学技术出版社，2022.8
ISBN 978-7-5578-9345-3

Ⅰ．①现… Ⅱ．①游… ②阎… ③蓝… Ⅲ．①急性病
－诊疗②险症－诊疗③急诊 Ⅳ．①R459.7

中国版本图书馆CIP数据核字(2022)第113580号

现代急危重症与急诊医学

主　　编　游　婷　阎　晨　蓝先旗
出 版 人　宛　霞
责任编辑　赵　兵
封面设计　长春美印图文设计有限公司
制　　版　长春美印图文设计有限公司
开　　本　185mm×260mm 1/16
字　　数　350千字
印　　张　15.75
印　　数　1-1500册
版　　次　2022年8月第1版
印　　次　2023年3月第1次印刷

出　　版　吉林科学技术出版社
发　　行　吉林科学技术出版社
地　　址　长春市净月区福祉大路5788号
邮　　编　130118
发行部电话/传真　0431-81629529　81629530　81629531
　　　　　　　　　81629532　81629533　81629534
储运部电话　0431-86059116
编辑部电话　0431-81629518
印　　刷　三河市嵩川印刷有限公司

书　　号　ISBN 978-7-5578-9345-3
定　　价　128.00元

王天旭　（航天中心医院）

戴余雷　（香港大学深圳医院）

前　言

现代急危重症患者的病情危重且复杂多变，医护人员必须动态掌握患者病情变化，给予准确救护方案并根据患者实际病情变化及时合理地调整救护方法，因此，急危重症的救护要求医护人员必须拥有高素质、高水平，必须要求参与急危重症救护相关的医护人员具备跨专业、多学科能力。如何更妥善的救护患者，提高抢救水平，是每个医护人员必须思考的问题。急危重症医学作为一个新兴的、发展迅速的学科，是对突然发生的或轻症骤然加重的疾病给予迅速、及时、正确的诊断和救治，以挽救患者生命的学科。

本书内容丰富，涵盖了各种急救疾病种类和危重症病人的诊疗以及监测技术。同时介绍了心肺脑复苏诊疗方式和方法；重点阐述了呼吸系统以及消化系统急危重症这两方面的急诊类型，也要预防危重症患者的感染，并对危重症患者进行科学的评估，保证急危重症的护理和康复。急危重症医学涉及范围较广，涵盖伤病现场、医院急诊和危重症监护等，要求医务人员有扎实的医学理论基础、丰富的临床抢救经验、熟练地救治技能。由于诊疗技术的进展和应用，并兼顾实用性、前沿性、可读性。以期望读者能够读之有味，尽快了解本专业的相关知识和各种诊疗方法。

本书编写涉及众多，由于编者水平有限，时间仓促，加之危重病急救医学发展十分迅速，因此本书在内容上会存在不足或疏漏之处，恳请各位专家及同行给予批评指正。

目 录

第一章 常见院前急救

第一节 多发伤与复合伤

一、基本概念

多发伤是指单一致伤因素造成机体两个或两个以上部位同时受到严重损伤，如不进行紧急处理可能会危及生命的创伤，常伴有大出血、休克、严重的生理功能紊乱。具体来讲，将身体分成头颈部、面部、胸部、腹部、骨盆和四肢、体表6个部分。有2个部位以上的损伤，且每个伤的简明损伤评分大于3的称为多发伤。还有一种定义的方法是根据创伤的严重程度将其分为：伴有意识障碍的颅脑创伤；伴有呼吸功能不全的胸部创伤；失血性休克或处于休克前期3种情况，具有2种以上的损伤称为多发伤。

复合伤是指两种或两种以上致伤因素同时或相继作用于机体所造成的损伤。

爆炸伤是最典型的复合伤。还有特殊类型的复合伤，如放射损伤复合炭疽、躯体创伤复合精神创伤；极端特殊环境发生的复合伤，如高原缺氧、海水浸泡等。

二、常见原因

多发伤和复合伤最常见的原因为：交通事故、高处坠落、爆炸伤、跌打等。对3406个多发伤病例（其中85%为交通事故引起的外伤）进行了分析。其中，四肢创伤86%，颅脑创伤69%，胸部创伤62%，腹部创伤36%，骨盆创伤28%；合并脊髓损伤14%，合并损伤部位以颅脑创伤+四肢创伤（63%）、胸部创伤+四肢创伤（52%）为最常见，合并腹部创伤的概率较低。

三、病理生理

多发伤对机体的损害在诊断和治疗时要考虑它的病理生理的复杂性。无论受伤轻重，伤后数小时内局部即产生炎症反应。创伤的炎症起源于组织断裂、胶原纤维暴露和细胞破坏，临床上表现为局部的红、肿、热、痛等，伤后24～48小时达到高峰。创伤性炎症对组织修复功能有利，但较广泛或剧烈的创伤性炎症对机体又有不利影响。较早出现的体温反应，是由于受伤后部分炎症介质作用于体温中枢导致发热，而休克晚期有时体温反应反而受抑制，因此，体温中枢受累严重时可发生高热或体温过低。

（一）机体应激反应剧烈

创伤刺激、失血、失液、精神紧张等可引起神经-内分泌方面的变化，特别是：

①通过中枢兴奋交感-肾上腺髓质系统，使心跳加快加强，心输出量增加，以保证心、脑等器官得到较好的血液灌注。

②低血容量又使肾血流量减少，激活肾素-血管紧张素，醛固酮系统，促进肾小管对钠的重吸收、增加排钾，促进水分的重吸收。

③下丘脑-垂体系统分泌大量的抗利尿激素，促进远端肾小管对水的重吸收，与醛固酮协同维持血容量。

（二）免疫功能抑制，易继发感染

机体遭受严重创伤后，受损的组织激活血管活性介质及活性裂解产物，导致异常炎症反应，抑制免疫功能，尤其是细胞免疫功能。出血性休克引起肠黏膜缺血水肿、局部坏死、肠道机械屏障遭到破坏，肠道通透性增高及免疫功能抑制，出现"细菌移位"，易继发感染。

（三）高代谢状态和多器官功能衰竭

常在伤后第3天出现高代谢状态和多器官功能衰竭，体液、血糖、蛋白质、血清钾、血清钙等都会引起相应变化，最终随着免疫抑制细胞活性增高和大量炎症介质的释放，各个脏器相继出现功能障碍，很容易发生多器官功能衰竭。

（四）复合伤

复合伤发病机制是"复合效应"，它与单一伤最基本的区别是：机体受到复合致伤作用后的综合反应，常表现为"加重效应"。早期死亡率高于单一伤，多数情况下主要死于早期休克，但还有比休克更早的直接致死原因，如有害气体急性中毒、严重的肺出血和肺水肿等。复合伤与其他严重创伤类似，病程主要有过度应激紊乱、缺血缺氧、全身炎症反应综合征等早期全身性损害、重要内脏并发症、创伤修复等。按累及的系统，放射损伤有造血损害、免疫紊乱与感染、出血病变、肠上皮损伤、创面难愈等；烧冲伤有创面与伤口、心脏病变与全身性循环功能障碍、肾脏病变与急性肾衰竭、免疫紊乱与感染等。

爆炸致损伤可同时表现为冲击伤、烧伤、破片伤等，但通常以冲击伤为主，多表现为多发伤合并复合伤如冲烧毒复合伤、冲毒复合伤、挤压伤、弹片伤、多发骨折等，是多种致伤因素的相互加强或扩增效应的结合。患者的病理生理紊乱，常较单一因素所致的多发伤更加严重而复杂，不仅损伤范围广，涉及多个部位和多个脏器，而且全身和局部反应强烈和持久。

胸部爆炸伤以多发伤和复合伤一并存在较多见，不同部位和多种因素造成的损伤相互影响，使伤情更加复杂，除了造成严重的胸部创伤以外，常合并有腹腔脏器损伤。表现为心脏、肺脏同时受累时，既有破片伤又有冲击伤，实质脏器受损的同时常合并有胸腔破裂造成的血气胸等等。最终导致神经内分泌、血液循环、生化以及生物活性因子等多方面的功能严重紊乱和障碍。

四、临床特点

除了各种致伤因素引起的原发病表现以外，最常见的有休克、严重低氧血症、组织感染以及多器官功能衰竭，但在早期尤以前两者多见。

（一）休克发生率高

多发伤损伤范围广，失血量大，损伤的应激反应剧烈，易发生低血容量性休克，有时可与心源性休克同时存在。

（二）严重低氧血症

早期发生率高，可达90%，尤其颅脑创伤、胸部创伤伴有休克或昏迷，动脉血氧分压可降至30～40mmHg。分为：

①呼吸困难型患者缺氧明显，呼吸极度困难，辅助呼吸肌收缩明显，如明显的腹式呼吸。

②隐蔽型患者临床缺氧体征不明显，仅表现为烦躁不安、呼吸增快，但没有呼吸困难表现。

（三）感染发生率高

创伤后机体免疫功能受到抑制，伤口污染严重，肠道细菌移位以及侵入性导管的使用，致感染发生率高，且多为混合感染。后期由于大量使用广谱抗生素，易发生耐药菌和真菌的感染。

（四）易发生多器官功能衰竭

由于休克、感染及高代谢反应，多发伤易并发多器官功能衰竭。一般从一个脏器功能衰竭开始累及其他脏器。通常发生的顺序依次是肺脏、肝脏、胃黏膜与肾脏。

五、辅助检查

（一）诊断性穿刺、引流

诊断性腹腔穿刺、诊断性腹腔灌洗、胸腔穿刺和引流在院前急救过程中有相当大的作用，前者在诊断腹腔伤情中起着决定性的作用，而胸腔穿刺和引流在胸部闭合性损伤的诊断和救治中必不可少。

（二）移动超声检查

腹部创伤超声重点评估方案（FAST）：一般指由临床医生操作，对创伤患者进行床旁超声快速评估，根据腹腔及心包有无游离液体，判断是否存在腹部及心脏损伤。对合并有严重颅脑创伤、休克等多发伤患者，往往由于意识障碍而容易出现胸腹部创伤的早期漏诊。FAST具有快速、无创、方便、可重复性等特点，可以在3分钟内及时识别严重腹腔出血及心包积液，有助于早期诊断、针对性治疗。FAST的敏感性73%，特异性100%。目前也有将此技术运用到闭合性颅脑损伤的评估和诊断当中。

（三）放射影像

院前急救配备移动X线检查，对于隐性腹部创伤有极大的帮助，在腹部拍片之前，应先拍摄颈椎片，以避免在搬运患者中出现意外。腹部平片包括两侧膈肌、两侧肋部及盆腔。上腹部的损伤往往合并有下胸部的损伤，必须同时拍片，观察有无肋骨骨折、血气胸或外伤性膈疝等。肋骨骨折的部位往往可以间接地提示腹腔脏器损伤的部位，如左侧下胸部的肋骨骨折多伴有脾脏破裂或左肾损伤，右侧下胸部肋骨骨折往往伴有肝脏破裂或右肾损伤，结合症状体征和腹腔穿刺结果不难作出判断。反之，也可提示有相应部位的肋骨骨折。受伤早期就出现腹膜炎的患者多半是空腔脏器的穿孔或实质脏器断裂，立位腹部平片须观察：膈下有无游离气体、膈肌是否抬高、肝脾阴影是否有异常变化、胃或结肠有无受压、移位，肠管液平分布情况，有无腹膜后间隙的积气、积液或脊柱旁盆骨骨折等等。患者如不能立位拍片，可左侧卧位，它可观察肝脏与季肋间有无线状气腹，比右侧卧位片容易发现气腹征。

六、诊断要点

（一）急救——生命功能评估

1.呼吸功能

严重创伤后，必须迅速对患者的气道、通气以及气体交换进行评估。

①重型颅脑创伤后昏迷，患者往往出现舌根下坠堵住喉咙；颈面部伤、血凝块和移位肿胀的软组织可堵塞气道；喉或气管的软骨骨折可引起气道狭窄；黏痰、泥土、义齿、呕吐物都可堵塞气道，导致窒息。

②胸壁或胸膜腔的完整性遭到破坏（多根多处肋骨骨折、开放性或张力性气胸、

大量血气胸等），或颈髓损伤致呼吸肌麻痹，气道虽然通畅，但胸廓不能做有效运动，没有足够的气体进入肺部，导致动脉血氧分压降低，动脉血二氧化碳分压增高。

③肺实质损伤、出血、水肿、炎性浸润或失血过多、红细胞过少的情况下，导致气体不能充分交换。

2.心血管功能

创伤后，心血管可因大出血或血浆外渗导致循环血量不足，或因张力性气胸、心包压塞、心肌挫伤、心肌梗死或冠状动脉气栓导致心功能衰竭、低血容量性休克或心源性休克。

（二）病史和体征是创伤最基本的诊断依据

1.意识障碍

颅脑创伤、呼吸功能障碍，或出血性休克等都可引起不稳定的意识障碍，酒醉患者的意识障碍常使临床判断困难。

①颅脑创伤可能引起患者的意识丧失，虽然有时无法得到主诉，仍要考虑颈部创伤以及胸腹部创伤。颈部创伤可能会导致损伤部位以下痛觉及其他感觉的缺失，因此不能遗漏胸腹部创伤的诊断。昏迷、小儿和智能不良者特别要注意腹部创伤和脊髓损伤。

②颅脑创伤合并其他部位脏器损伤的诊断，除了脉率、血压、尿量、红细胞压积等必不可少的检测外，辅助检查是必需的。现场抢救除了胸腔穿刺、腹腔穿刺，紧急的腹腔灌洗也可以明确胸腹部脏器损伤的性质。移动超声检查可以作为即时诊断、重复评估的重要方法，而到达医院后的首要步骤就是紧急X线检查和CT检查。

2.休克

中心静脉压下降提示大量失血。中心静脉压上升，脉压差小，提示心包压塞。中心静脉压下降，无外出血或股部软组织出血，提示腹腔内大出血。单侧胸前壁皮下气肿，呼吸音低，气管和纵隔（X线拍片提示）向对侧移位，提示张力性气胸。

①外伤性休克诊断应注意，要排除颈部创伤，特别是骨折；动脉血气分析可提示组织灌注程度；红细胞压积检查，提示血液浓缩程度及血液中红细胞量的多少；留置导尿管，尿量＜0.5mL/（kg·h），提示低血容量。

②即便没有颅脑创伤，休克也可以引起脑缺血，从而导致患者身体一侧的麻痹、瞳孔不等大等情况。

③外伤引起的休克在排除了神经源性休克、张力性气胸、心包压塞等就需要考虑出血性休克的可能。如果是张力性气胸和心包压塞，没有合并出血性休克，则颈静脉是怒张的；而神经源性休克或出血性休克，颈静脉是瘪的。如果存在出血性休克但没有明显的外出血，则要考虑是否存在胸腔、腹腔以及后腹膜的出血。

④关于出血，每侧胸腔出血可含2000mL；单侧股骨骨折，软组织内积血可达800mL；骨盆骨折，无尿路损伤，失血量为1000～1500mL。年轻人失血1200～

1500mL，血压仍会正常，但临床上已经出现皮肤湿冷、面色苍白、心动过速、出冷汗、少尿或无尿、烦躁不安。

3.胸部创伤

应从呼吸循环系统的功能变化考虑。多发伤合并肺部损伤：创伤以后如果早期出现呼吸困难，频率＞30次/分，动脉血氧分压下降，动脉血二氧化碳分压初期下降，后期上升，在排除了机械因素，如面部、口腔颌面方面的创伤，就应考虑急性呼吸窘迫综合征的出现。应考虑到严重胸部创伤是否合并心脏损伤；下胸部损伤有无肝脾破裂等。若胸腔持续引流有大量空气排出、肺功能不良、引流血液＞200mL/h，且3小时以上仍不减少，应考虑胸腔进行性大出血和心血管损伤。

4.腹部创伤

首先应从失血性休克的表现判断损伤部位。虽然腹腔内脏器损伤不会马上影响到呼吸循环系统，但一旦诊断延误就可能是致命的。严重腹部挤压伤，要考虑是否合并膈肌破裂。具体诊断方法在意识障碍部分已有叙述。

5.骨折

骨盆骨折，注意有无盆腔或腹腔内脏器损伤。

6.复合伤

在烧冲复合伤或机械性创伤复合冲击伤时，机体冲击伤是最易被人们所忽略的。在特殊环境中受到创伤时，要加倍注意有无石棉、烟尘等以及爆炸产生大量的氮氧化物的吸入中毒的情况。

（三）多发伤和复合伤容易漏诊与误诊

1.早期表现隐匿

腹腔内实质性脏器损伤早期出血不多，有时仅为包膜下出血，生命体征变化不明显；颅脑创伤早期只有短暂意识不清，有时仅表现为脑震荡，缺乏典型的临床表现，容易导致延误救治时机。

2.四肢创伤掩盖内脏损伤症状

常见有股骨骨折或其他长骨骨折，疼痛较明显，若同时合并脾脏破裂，但腹膜刺激征表现不明显，后者容易导致延误诊断。

3.其他

早期多个系统似乎都不严重，只见轻伤不见重伤；多个系统损伤都严重，受专业知识的限制，医生各行其职，易造成漏诊或误诊。

七、救治方法

确定救治的轻重缓急，即先救命，后治伤。

（一）院前救治流程

院前救治流程包括现场评估、患者伤情评估、确定转送的医疗机构、患者转运与信息交换、患者交接等。

1.现场评估

包括环境安全、患者人数、受伤机制、伤情和受伤部位、是否需要增援，以及是否需要交通警察等协助。

2.患者评估

包括气道、呼吸、循环、神经损伤程度、全身检查。根据评估将救治预警分为：

（1）绿色预警

生命体征基本稳定，没有生命危险。

（2）黄色预警

生命体征不稳定，不救治患者会死亡。

（3）红色预警

生命体征极其不稳定，不迅速处置4小时内将死亡，或难以逆转的濒死状态。

3.确定转送的医疗机构

（1）红色预警患者

选择就近医疗机构救治。

（2）黄色或绿色预警患者

选择区域性创伤救治医疗机构或救治点。

4.患者转运与信息交换

确定接收救治医疗机构后，根据轻重缓急次序将患者搬离事故现场，现场应确定无患者遗漏。转运过程中通知拟接收医疗机构转运患者的数量、伤情、预计到达时间等信息。

5.患者交接

包括预警级别、伤情评估表、主要伤情、次要伤情、已经采取的急救措施（止血带时间等）、急需的急救措施和其他特殊情况。

（二）治疗

对于颅脑创伤引起的颅压升高，胸部创伤引起的换气性呼吸障碍以及胸部创伤、腹部创伤、大血管损伤等引起的出血性休克，究竟哪个优先治疗，需要根据每个患者受伤的具体情况进行判断，一般治疗顺序是胸部创伤、腹部创伤、颅脑创伤、四肢脊柱和骨盆创伤。

1.生命救治

（1）迅速把握生命体征

2分钟快速检查伤情，包括体温、脉搏、呼吸、血压，尤其是意识水平和瞳孔大小及对光反应、四肢活动、胸腹呼吸状况，包括直肠指检。要求去除患者全部衣着，全面检查伤情。动态观察伤情，5分钟重复观察一次。估计创伤部位的出血量，有出血可以根据血压、脉搏等判断出血量，没有明显出血反而要更加密切注意隐蔽的症状和体征。尽快把握致命伤的情况，如上呼吸道阻塞、张力性气胸、出血性休克、脑疝、心包压塞等。

（2）抗休克、止血、防止窒息

①建立两条以上静脉输液通路，其中一路是大静脉（锁骨下静脉、颈内静脉或股静脉），必要时静脉切开置管，便于快速输液或进行中心静脉压监测，怀疑有后腹膜血肿、骨盆骨折、腹腔内大出血则禁止使用股静脉穿刺；②给氧和控制出血；③保证呼吸道通畅，必要时气管内插管、经环甲膜气管穿刺置管或气管切开；④保留导尿管。

（3）院前急救复苏液体选择

羟乙基淀粉、低分子右旋糖酐、乳酸钠林格氏液和 O 型浓缩红细胞（比例 2.5 : 1）。抗休克早期，立即输入乳酸钠林格氏液 2000mL，15 分钟内输入，可迅速扩充血容量。

创伤患者出血控制前的液体复苏目标：收缩压 80mmHg，平均动脉压 50～60mmHg，心率＜120 次/分，动脉氧饱和度＞96%，尿量＞0.5mL/（kg h），无意识障碍，能准确遵嘱活动，动脉乳酸水平＜1.6mmol/L，碱剩余＜−5mmol/L，血红蛋白＞9g/dL，中心静脉压 3～8cmH$_2$O。

（4）体位、固定及转移

平卧头偏向一侧，防止呕吐和误吸；无论有无颅脑创伤或颈椎损伤，要使用颈托固定颈部；对有四肢骨折患者，应用夹板固定；将患者转移至相对安全的地方。

2.确定方案

第一，心脏停止 3 分钟以内必须立即行心肺复苏，条件允许可行开胸直接心脏按压。而针对多发伤和复合伤确定一个治疗方案比较困难，这是因为多发伤的类型错综复杂，即便是同一组合的多发伤根据病理生理的不同，治疗方法也不尽相同。例如：合并有颅脑创伤和腹部创伤的情况，颅内血肿和出血性休克，究竟是先开颅，还是先开腹，或者同时开颅开腹，需要根据具体情况做出选择。

对于严重多发伤和复合伤的患者，所有的损伤部位的彻底性治疗一般都需要手术，手术方法要以抢救生命为第一要旨，不必拘泥于一般的原则，而应按制止外出血和控制大出血为原则，以度过危险期。酸中毒、凝血功能障碍和低体温等是创伤预后不良的因素，如果通过手术不能阻止这些危险因素的进一步恶化，则它们就是非手术损伤控制的适应证，也就是通过保守治疗控制和解决这些因素。

第二，如果出现必须先对某个部位的损伤进行紧急手术治疗而不得不暂时放弃对其他部位的手术治疗，那么需要进行以下的紧急处理：①胸部创伤引起的单肺破裂，在监测呼吸功能的同时张力性气胸可行单肺换气、胸腔引流、血气胸行胸腔引流。②颅脑创伤：使用高渗性利尿药、甘露醇和巴比妥药物治疗，过度换气以及脑低温治疗。③骨盆骨折合并尿道破裂：骨盆骨折引起的尿道破裂多为后尿道，由于紧贴耻骨后及盆壁的静脉丛破裂，盆腔内的出血、渗血甚多，出血量可达数千毫升，由此可见创伤早期危及生命的是受伤后失血性休克，而不是尿道断裂和尿外渗，而抢救休克的关键是迅速恢复组织的灌流量。④脊髓损伤：由于可以在损伤后 8 小时内开始使用甲强龙，且首剂为大剂量冲击，并要求在持续心电监护及提供除颤器的情况下进行，因此不主张在院前急救时就开始使用甲强龙。⑤在病情危重的特定情况下，联合采用静脉注射山莨菪碱或东莨菪碱（20mg/8h）、地塞米松（40mg/8h）、大剂量维生素 B_6（3~5g/8h）为主的冲击疗法，可能使爆炸伤患者的病情得到逆转。

第二节 血气胸

一、基本概念

创伤性血胸、气胸是常见的胸部创伤之一。创伤引起的气胸常与血胸同时存在，称为血气胸。单纯的气胸或血胸并不多见。据统计，我国因胸部创伤而住院的患者中血胸、气胸占 60% 以上。

正常胸膜腔是不含气体的空腔，其间为负压。任何创伤引起空气经胸壁、肺以及气管的破口进入胸膜腔，造成肺组织压缩塌陷，即为创伤性气胸。若合并胸腔内和肺组织破裂出血，则称为创伤性血气胸。根据胸膜腔内压力的改变，气胸可分为 3 大类：闭合性气胸、开放性气胸和张力性气胸。

二、常见病因

血气胸是胸部创伤的常见并发症，创伤的程度主要取决于外力或动能的大小、作用的方式和部位以及生物组织特性。常见的有胸部钝性创伤、胸部锐器伤和胸部火器伤。胸部钝性创伤是胸部遭受撞击后，胸部减速度、撞击力以及胸部压缩率的耐受程度和黏性响应超出了本身的承受能力而造成的损伤。胸部锐器伤一般由刀剑、竹竿、木棍、钢筋等锐器直接切、砍、刺伤胸部导致的损伤，损伤范围一般仅局限于伤处。胸部火器伤一般是指以火药等为原动力的投射物所致的胸部创伤。

（一）气胸

1.闭合性气胸

胸部开放伤或闭合伤导致空气经胸壁、肺或食管较小的伤口进入胸膜腔，然后创口迅速闭合，导致胸膜腔与外界隔绝，气体无法自由进出，也不再增减，胸膜腔的压力保持稳定，且低于大气压。

2.开放性气胸

枪弹、爆炸物，或锐器造成胸壁较大的损伤，使胸膜腔与外界相通，空气可随呼吸自由进出胸膜腔，多可影响患者的呼吸功能和循环功能，并迅速导致严重的内环境紊乱，是胸部创伤早期死亡最主要的原因之一。

3.张力性气胸

是胸部创伤中最危急的一种，多由闭合性创伤引起。由于肺裂伤、支气管或食管破裂，创口呈单向活瓣与胸膜腔相通，空气随呼吸可不断进入胸膜腔，但无法排出，导致胸膜腔内压力逐渐增高，造成肺组织进行性压缩塌陷，纵隔向健侧移位，在极短的时间内可引起呼吸和循环功能紊乱，若未及时明确诊断、救治，患者会很快死亡。

（二）血胸

创伤性血胸是创伤最严重的并发症之一。胸膜腔内大出血是胸部创伤早期死亡的重要原因之一。血胸主要有以下3个来源：

1.肺组织来源

肺实质破裂出血多可自然停止，是因为肺动脉压力低于体循环压力，而且受压肺血管通过的循环血量比正常时明显减少。除非伤及肺内大血管，一般不需要开胸止血。

2.胸壁肋间血管来源

胸壁肋间有丰富的血管网，主要为肋间动、静脉和胸廓内动、静脉，压力较高。血管一旦破裂，出血迅速且持续，一般不易自然停止，需要开胸止血。

3.心脏及大血管来源

包括主动脉、上下腔静脉、肺动静脉。该部位出血量多而迅速，大多数患者当场死亡。

三、发病机制

（一）气胸

1.闭合性气胸

由于气体进入胸膜腔挤压肺组织，使肺部气体交换面积减少，肺组织压缩塌陷，肺内血管阻力增高，肺内循环血量明显减少，出现缺氧。如果患者存在基础疾病，肺功能差，则缺氧发生迅速，症状也更明显，即使小量气胸也可造成低氧血症。如果患者健侧肺功能正常，对缺氧有一定的代偿，症状会出现得晚些。

2.开放性气胸

胸膜腔和外界相通，空气可经伤口自由进出，胸膜腔内负压消失，肺组织塌陷，肺内气体交换面积减少，出现缺氧。当吸气时，进入胸膜腔的空气会增加，加重患侧肺组织压缩塌陷，导致两侧胸腔压力严重不平衡，纵隔移向健侧，压迫健侧肺组织，影响健侧肺的代偿，进一步加重了缺氧。开放性气胸一旦出现纵隔摆动和气摆动可造成循环功能紊乱，引起休克。纵隔摆动是指吸气时纵隔移向健侧，呼气时气体从伤口逸出，纵隔随之向患侧移动，这种纵隔摆动可刺激纵隔和肺门神经丛，使静脉回流受阻，影响循环功能。气摆动是指吸气时患侧肺内未经过气体交换的残气吸入健侧肺内，呼气时健侧肺从气管排出部分残气的同时，也有不少残气被送入患侧肺内，造成残气在两肺间来回流动。这部分残气二氧化碳含量高，影响气体交换，使缺氧加重。

由于伤口与外界相通，大量细菌可通过伤口进入胸腔。如果伤处有异物留存，将会增加感染的机会，容易并发脓胸。

3.张力性气胸

受伤组织形成单向活瓣，当吸气时空气通过活瓣进入胸腔，呼气时活瓣闭合，伴随呼吸使空气源源不断进入胸膜腔，使胸膜腔内压力不断增高，进行性压缩肺组织，并将纵隔推向健侧，使健侧肺也受到挤压而塌陷，造成气体交换面积减少，同时血流仍灌流被压缩的肺泡且产生分流，加重了呼吸功能障碍，导致严重低氧血症。此外，纵隔移位使心脏大血管扭曲及胸腔内高压，使回心静脉血流受阻、心输出量减少，可迅速导致呼吸与循环功能衰竭。

（二）血胸

血胸是胸部受到外伤后，胸壁、心脏、肺血管破裂出血，血液进入胸腔所致。血胸的严重程度与出血量多少、出血速度以及同时并发的损伤相关。

四、临床特征

血气胸常见的临床症状为胸痛、气短、呼吸困难、咯血、心悸等。常见的体征为呼吸困难、口唇发绀、胸壁隆起或凹陷、反常呼吸运动、皮下气肿；压痛、挤压痛、气管移位；上胸部叩诊呈鼓音，下胸部呈实音，可伴有心浊音界消失；呼吸音减弱或消失。其临床表现与胸壁缺损的大小、肺组织受压的程度、出血量的多少、出血来源以及合并伤的严重程度有关。

根据肺组织受压塌陷的程度分为小量气胸、中量气胸及大量气胸。少量气胸为肺组织受压塌陷在30%以下；中量气胸为肺组织受压塌陷30%～50%；超过50%以上则为大量气胸。少量气胸可无临床表现，或有胸痛，但无明显的呼吸与循环功能障碍。中到大量的气胸最先出现的症状是胸痛及气急，检查时气管轻度向健侧偏移，伤侧胸部叩诊呈鼓音，呼吸音明显减弱或消失。严重时可出现烦躁不安、呼吸困难、口唇发绀，或发生休克。如果发生张力性气胸，患者症状出现迅速，并且进行性加重，多有躁动不安、大汗淋漓、严重呼吸困难、口唇发绀、脉细数而弱、血压下降，并常伴有纵隔及皮下气肿。检查时可见伤侧胸壁饱满，肋间隙变平，胸廓活动幅度明显减低，气管显著向健侧偏移。伤侧胸部叩诊呈鼓音，呼吸音消失。胸腔穿刺测压，腔内压为正压。张力性气胸病情发展迅速，应在第一时间及时抢救，如果患者生命体征不稳，可先行胸腔减压，之后再行检查以明确诊断。

根据胸膜腔内积血的多少分为少量、中量和大量血胸。胸膜腔内积血在500mL以下称为少量血胸，X线胸片可见肋膈角变钝，液面不超过膈顶，临床多无内出血的症状和体征。胸膜腔积血量在500～1500mL称为中量血胸，X线胸片见积液达肺门平面。由于失血引起的血容量减少，心输出量降低，患者可有内出血及肺受压萎陷的症状，表现有面色苍白、呼吸困难、脉细而弱、血压下降，检查发现伤侧呼吸运动减弱，下胸部叩诊呈浊音，呼吸音明显减弱。胸膜腔积血量在 1500mL 以上称为大量血胸，X 线胸片可见胸腔积液超过肺门平面。除因大量失血引起血容量迅速减少，产生失血性休克外，尚因大量积血压迫肺组织，使肺萎陷而引起呼吸功能障碍，患者有较严重的呼吸与循环功能紊乱表现。检查可见伤侧呼吸运动减弱，肋间隙变平，气管向健侧移位，呼吸音明显减弱或消失。

血液积聚于胸腔，是天然的细菌生长繁殖的培养基，如不及时排除积血，可导致脓胸。

五、辅助检查

（一）实验室检查

血常规：单纯气胸多无明显改变。血胸或血气胸根据出血量的大小可出现血红蛋白、红细胞计数、红细胞压积下降。

（二）影像学检查

1.胸部 X 线平片

是诊断气胸的重要方法。可以显示肺受压塌陷的程度，肺内病变有无胸膜粘连、胸腔积液和纵隔移位。若纵隔旁出现条带状透亮影，提示纵隔气肿；气胸线以外透亮度增高，无肺纹理显现。如果气胸线不明显，可嘱咐患者呼气，肺体积缩小密度增高，与外带积气透光带形成对比，有利于诊断气胸。大量气胸时，肺组织向肺门回缩，外缘呈弧形或分叶状。如伴发血胸，可见气液平面。少量气液胸在胸部 X 线片中不易被发现。

2.胸部 B 超

多用于测定血胸的量，或者为胸腔穿刺做定位。

3.胸部 CT

典型的血气胸以横贯一侧或双侧胸腔的气液平面为特征表现。

（三）特殊检查

1.胸腔穿刺、胸腔镜

是血气胸简单可靠的诊断方法。胸腔穿刺可抽出积血。胸腔镜可观察到胸腔积血，有助于进一步明确病因。

2.电视胸腔镜探查和剖胸探查指征

①进行性血胸；②凝固性血胸；③开放性、张力性气胸经闭式引流后持续漏气达48小时者；④高度怀疑胸部其他脏器损伤或膈肌损伤者，可直接紧急剖胸或电视胸腔镜探查，以免延误抢救时机。

六、诊断思路

（一）诊断

1.病史

详细了解有无胸部外伤史,致伤原因和方式,有无气促、呼吸困难和发绀情况,有无诱发因素,有无出血及休克的表现。

2.体格检查

呼吸急促、脉搏细数、血压下降、口唇发绀;气管移位;肋间隙饱满,可触及皮下气肿,患侧胸部叩诊为鼓音或浊音,呼吸音减弱或消失;胸背部或上腹部可见伤口（开放性血气胸者）。

3.辅助检查

通过血常规、胸部X线平片或胸部CT、胸部B超、胸腔穿刺、胸腔镜等辅助检查可以支持气胸、血胸的诊断。

（二）鉴别诊断

1.乳糜胸

是由胸导管损伤引起的,多发生在钝性胸部创伤、穿透性胸部创伤和手术损伤后,其临床表现与乳糜流出的多少有关,大量乳糜积聚于胸腔,可压迫肺组织,使肺压缩塌陷将纵隔推往健侧。患者常表现为胸闷、气急、心悸,甚至血压下降等症状。由于大量丢失营养致水及电解质平衡紊乱,可在短期内造成全身消耗、衰竭,或合并其他严重并发症而死亡。X线常表现为大量胸腔积液征象,偶尔可见纵隔增宽。

2.胆汁胸

创伤引起胆汁胸较少见,多为右下胸穿透伤损伤到膈肌及肝脏引起。闭合性胸部创伤亦可发生胆汁胸。胆汁有强烈的刺激性,进入胸腔可导致胆汁性胸膜炎或脓胸;穿入支气管,可引起支气管胸膜胆管瘘。多表现为发热、胸痛,有时放射至右肩部。此外,还可伴有上腹疼痛、压痛及咳嗽。如果与支气管相通,则可咳出苦味带胆汁颜色的痰液。X线检查:可见胸腔积液影像,右半膈肌常抬高。

（三）注意事项

1.继续出血征象

早期创伤性血气胸除明确血气胸诊断外,更重要的是明确胸腔内出血是否停止或仍在继续,有下列情况应考虑到有活动性出血:

①有失血性休克表现,经输血、补液等抗休克措施不见好转,或情况暂时好转不久又恶化。

②胸腔穿刺抽出的血液很快凝固。

③胸腔穿刺抽出积血后,很快又见积血增长。

④血红蛋白、红细胞及红细胞压积进行性持续下降。

⑤放置胸腔闭式引流，每小时引流量超过200mL，持续3小时以上；流出血液色鲜红，温度较高，其血红蛋白测定及红细胞计数与周围血液相近似；或24小时引流液超过1000mL以上。但应注意有时出血在胸腔内凝固而引流出的血液不多，因而应结合全身情况或床旁胸片和B超测定。

2.感染征象

胸腔内积血可引起中等体温增高及白细胞增多，需与血胸是否合并感染鉴别。血胸若发生感染表现有：

①体温及白细胞明显升高，并伴有其他全身中毒症状。

②将胸腔抽出液1mL，放于试管内，加蒸馏水5mL，混合放置3分钟后观察，若为淡红色透明，表示抽出液无感染。如果呈混浊或出现絮状物，则多已感染。

③将抽出的积血涂片检查红、白细胞之比例，正常情况红、白细胞比例500∶1，有感染时白细胞数量增多，红、白细胞之比达100∶1即可确定已有感染。

④将抽出的积血进行涂片，细菌培养阳性。

3.迟发性血胸

迟发性血胸并不少见。无论是闭合性或开放性胸部创伤，都应警惕迟发性血胸的发生，虽然目前对迟发性血胸的时间界限尚无统一的意见，但大多数学者认为这类患者伤后临床及胸部X线照片并无血胸表现，但之后甚至数日后证实有血胸，甚至大量血胸存在，即可作为诊断。其原因可能因肋骨骨折断端活动时刺破肋间血管，或已封闭的血管破口处凝血块脱落引起，亦可能与肺挫裂伤、胸壁小血管损伤等因素有关。因此，在胸部创伤后3周内应重复多次行胸部X线检查。

七、救治方法

1.气胸

（1）闭合性气胸

少量闭合性气胸一般无须特殊治疗。需绝对卧床休息，密切观察病情，必要时可给予镇静、止痛药物治疗，避免用力咳嗽，待胸腔内气体逐渐吸收后，压缩塌陷的肺组织可随之复张。中量及大量闭合性气胸应特别注意，随时警惕张力性气胸的发生，多数学者主张闭式引流，因为其既可迅速使肺复张，改善患者缺氧症状，又可避免发生张力性气胸救治不及时带来的危险。闭式引流的适应证如下：①中、大量气胸；②无论气胸多少，只要有呼吸困难者；③非手术治疗中气胸增加者；④胸腔闭式引流，拔出引流管后气胸复发者；⑤需用机械通气者；⑥需气管插管、行全身麻醉者；⑦合并有血胸者；⑧双侧气胸；⑨张力性气胸。肺泡复张后应警惕肺复张后的急性肺水肿，其发生机制：可能由于肺组织长时间受压塌陷、缺氧等，改变了塌陷的肺泡壁的渗透性，肺泡表面活性物质减少，引流时迅速形成的胸腔负压使患侧肺毛细血管压力增高，血流增加，从而引发肺水肿，这种情况多见于肺压缩塌陷时间较长的自发性气胸，而在创伤性气胸中罕见。如遇到这种情况，可按急性肺水肿给予强心、利尿等处理，必要时可行呼气末正压通气治疗。

（2）开放性气胸

开放性气胸一经发现，必须紧急处理：①迅速清洁、消毒创口周围皮肤，用不透气的材料，如多层凡士林油纱布等封闭创口，并安全固定，确保胸腔与外界隔绝，变开放性气胸为闭合性气胸。在患者转运途中，应密切注意包扎是否严密，辅料有无松动、脱落，并时刻警惕张力性气胸的发生。在呼吸循环功能尚未得到纠正或稳定之前对已严密包扎的创口揭开辅料检查是危险的。②氧气吸入。③纠正休克：立即给予补液、输血。④清创缝合：对较大的胸壁创口及污染严重者，应立即清创处理。清创手术应待患者全身情况得到改善后，在气管插管麻醉下施行。充分冲洗伤口时，要剪去失活组织、摘除异物和游离骨片、修整肋骨断端、冲洗胸腔，采用常规胸腔闭式引流，将胸壁肌肉紧密缝合，皮肤、皮下敞开引流，留待以后二次缝合。若有胸腔内出血或脏器损伤，可扩大切口，给予相应的处理。如胸壁缺损过大，可游离附近的肌瓣填塞，亦可用肺填塞，即将肺膨胀后，使肺充填于胸壁缺损，并将肺与创口间断缝合，亦可采用人工代用品，如涤纶片等修补。术后鼓励患者咳嗽排痰以及早活动，促使肺及早复张。⑤应用抗生素，防治感染。

（3）张力性气胸

张力性气胸的病情发展迅速，如救治不及时，可迅速因呼吸、循环衰竭而死亡。①急救：紧急情况下可在第2或第3肋间用粗针刺入，以排气减压。在穿刺针进入胸腔后，用血管钳紧贴皮肤夹住，并用胶布将血管钳固定于胸壁上，然后用消毒乳胶管连接穿刺针尾和水封瓶，做胸腔闭式引流。如临时未备水封瓶，可将静脉输液用的乳胶管取下，下端放人留有100～200mL盐水输液瓶内，并将瓶日用胶布固定，以防滑出。转运患者时，可于穿刺针尾端栓一橡胶指套，其顶部剪一小口，制成活瓣排气针。如备有特制的胸腔引流针，效果更好。一些胸腔闭式引流装置，不仅可以排气，也可以排液体，且适用于转运。如系胸壁创口引起的张力性气胸，创口首先应立即封闭包扎、固定，再行穿刺排气等处理。②治疗：患者经急救处理后一般情况有所改善，若张力性气胸仍不能控制，应于局麻下在锁骨中线第2或第3肋间隙插入口径为0.5～1cm之胶管做闭式引流，漏气停止及肺充分膨胀后24～48小时可拔管。③若胸腔闭式引流有重度漏气，呼吸困难改善不显著，肺未能复张，疑有严重的肺裂伤或支气管断裂时，应行开胸探查，根据术中所见，施行裂伤缝合、气管修补、肺叶或全肺切除。

2.血胸

（1）出血已停止的血胸

出血已停止的血胸，胸腔内血量较少，可采取胸腔穿刺，抽出胸腔内的积血，使肺组织及时复张。穿刺后可在胸腔内注入抗生素以防治感染。对中量以上的血胸，现多主张采用闭式引流。其优点是使血及气体尽快排出，肺组织及时复张，并有监测漏气及继续出血的作用，所致的胸腔感染也明显减少。

（2）活动性出血的血胸

已明确活动性出血的患者，应在输血、输液，抗休克治疗的同时以及时进行开胸探查。根据术中所见，对破裂的血管予以缝扎，对肺裂伤进行修补，对严重肺损伤进行切除或对破裂的心脏、大血管进行修补，对不甚迅猛的活动性出血，有条件者亦可在电视胸腔镜下止血、清除胸腔内积血。

（3）凝固性血胸

对早期凝固性血胸，大多数人主张在患者情况稳定后，争取早期手术，一般在2周左右，此手术比较简单，做较小的开胸切口，清除凝血块以及附着于肺表面之纤维蛋白膜；若为纤维亦应争取早期剥除纤维板；亦有采用电视胸腔镜手术，术后放置闭式引流。必要时可用负压吸引，嘱咐患者吹气球，促进肺及早膨胀。

（4）感染性血胸

已继发感染的血胸，应及时采用闭式引流，排出积脓。如果发现脓胸粘连形成多房性，或凝固性血胸、纤维胸发生感染，应早期行开胸手术，清除脓性纤维素块、剥离肺皮层。采用经肋床切口粗管闭式引流，或用冲洗引流管冲洗引流，使肺及早膨胀。术后需要使用大剂量抗生素，以控制感染。

第三节　挤压综合征

一、基本概念

挤压综合征是四肢及躯干肌肉丰富的部位遭受长时间重物挤压后，出现以肢体肿胀、肌红蛋白尿、高血钾为特点的急性肾衰竭。其临床表现除了包括挤压的局部肌肉坏死外，主要表现为全身性的病理生理改变以及由此所造成的肾脏功能损害。挤压综合征既是挤压伤引起的全身病变的表现，也是急性肾衰竭的特殊类型。

挤压综合征的预后不仅取决于外界因素，而且也取决于受压部位发生的病理过程，同时与机体对创伤的反应有关。影响挤压综合征预后的主要因素有机体受压的重量、面积、受压时间、周围环境如温度、空气流通情况等。挤压综合征病情危重，除了急性肾衰竭，常合并其他器官功能衰竭，如脓毒症、ARDS、DIC、出血、低血容量性休克、心衰、心律失常、电解质紊乱及心理创伤等问题，病死率可高达到50%。死亡原因主要为水中毒、高血钾、尿毒症和化脓性感染。

二、常见病因

（一）建筑物、设施倒塌或山体滑坡

常见于严重自然灾害（如地震、热带风暴、泥石流等）、工程事故、战争时期，多成批出现。

（二）交通事故

机体受到车辆或者重物长时间压迫，如不及时解除压迫可导致挤压综合征。

（三）被动体位

偶见于昏迷、醉酒、冻僵、药物中毒、手术与肢体瘫痪长期卧床的患者，因长时间固定单一体位导致自身重力压迫，造成局部肌肉的挤压伤，重者可引起挤压综合征。

三、发病机制

挤压综合征的发病机制是：①机体受到长时间机械压迫，受压部位尤其是肌肉组织肿胀，组织内压力升高，由于骨骼和骨间膜、肌间隔形成的筋膜间隔室受到筋膜的限制，压力不能释放致不断升高，使血管受压损伤，血液循环被阻断，组织的血流量减少，局部组织缺血，甚至坏死，最终导致这些组织功能的损害。②压迫解除后，缺血的肌肉发生再灌注损害，组胺、超氧阴离子以及有害介质如IL2、IL1、TNF等大量释放，导致毛细血管扩张，通透性增强，血浆外渗，使肌肉水肿，肌肉鞘和骨筋膜间隔内压力迅速升高，进一步加重肌肉组织肿胀、缺血缺氧以及渗出增加，进而发生骨筋膜间隙综合征。③大量组织液外渗，导致有效循环血量减少，发生休克。④部分因受压及再灌注损害而坏死的肌肉，释放出大量肌红蛋白，通过肾小球滤过而进入肾小管，同时释放出大量的乳酸、磷酸等酸性物质，在肾小管中形成酸性尿，肌红蛋白在酸性的环境下快速形成结晶和管型，沉积在肾小管中，造成肾小管梗阻，损伤肾小管上皮细胞；创伤引起机体应激反应，下丘脑-垂体-肾上腺轴系统被激活，释放大量儿茶酚胺类物质，导致肾血管收缩，以及由于低血容量休克，使肾脏灌注压下降，肾脏血流减少，引起肾小管坏死而致急性肾衰竭。⑤局部组织受压损伤严重，还会引起机体代谢性酸中毒，肾排钾减少，使血清钾、尿素氮升高。

四、临床特征

（一）局部表现

当机体受到挤压伤时首先出现的是皮肤损伤，当外部压力解除后早期即出现疼痛、肿胀、感觉异常、压痛、缺乏弹性、肌力下降、功能障碍和被动牵拉痛等症状和体征。随着病情进一步发展，可出现感觉逐渐减退或消失、血管闭塞、脉搏消失、肢

体发凉等表现。随着血液和淋巴回流受阻、组织缺血、缺氧致坏死加重，晚期可出现急性肾脏损害及其他器官的损害。

1.皮肤损害

通常在早期无明显表现。当压迫解除后，缺血再灌注损伤加重，伤后4天受压迫组织的边界位置会出现明显分隔，软组织肿胀明显，皮肤的紧张度增加、发亮、变硬，可出现瘀斑以及水泡。随着血液循环受阻的进一步加重，肢体远端血供减少或消失，可出现血管闭塞、皮肤苍白、皮温下降、脉搏减弱或消失、感觉功能障碍，甚至坏疽。

2.肌肉组织损害

受损肌肉呈白黄色、质脆易碎、感觉减退，且深部肌肉的改变较浅部肌肉明显。压迫解除后，随着血液循环不同程度的恢复，肌肉颜色转变为红色或褐红色，肌肉可出现瘀血、水肿、紫斑和皮肤麻木、组织液渗出等缺血再灌注损害。如筋膜切开减张后，肌肉仍呈白色，表明肌肉已坏死，应予切除。需要注意的是即使肢体远端脉搏不减弱，肌肉组织仍有发生缺血坏死的危险。

（二）全身表现

1.休克

心率增快、脉搏细数微弱、口渴、烦躁、血压下降等。

2.意识障碍

烦躁不安、意识恍惚，或呈兴奋状态，有的可出现表情淡漠呈嗜睡状态，甚至出现昏迷。

3.急性肾功能损害

伤后早期尿呈深褐色或红棕色，12小时达高峰，持续一般为12～24小时，挤压伤后体内蛋白分解增加，代谢产物不能经肾排出，血中尿素氮升高。晚期可导致急性肾衰竭。

4.高钾血症

在少尿期，血钾可每日上升2mmol/L，甚至在24小时内导致死亡。早期常无特殊症状，有的可呈现轻度的神志改变、感觉异常和四肢软弱等，甚至心功能不全的表现如低血压、心跳缓慢、心律不齐等，严重者发生心搏骤停。

5.代谢性酸中毒

组织缺氧、乏氧代谢，出现代谢性酸中毒，血 $pH < 7.35$.BE下降，$PaCO_2$正常或稍降低。

6.其他脏器损伤

如心功能衰竭、呼吸窘迫综合征以及肝脏等脏器功能障碍。

五、辅助检查

（一）尿液

①早期为少尿期，尿量减少，尿比重大于 $1.0_20.$ 尿钠少于 60mmol/L，尿素增加。②少尿或无尿期，尿比重降低在 1.010.尿肌红蛋白阳性，尿蛋白阳性，潜血阳性，可见红细胞或管型，尿钠多于 60mmol/L，尿素减少，尿中尿素氮与血中尿素氮之比小于10：1.尿肌酐与血肌酐之比小于 20：1。③多尿期及恢复期，尿比重可正常或降低，其余指标基本恢复正常。

（二）血常规

血色素、红细胞计数、红细胞压积均降低。

（三）出凝血

血小板减少、出凝血时间延长。

（四）肌酶

谷草转氨酶（GOT）、肌酸磷酸酶（CPK）、乳酸脱氢酶升高。

（五）电解质

高血钾、高血磷、低血钙等。

（六）血肌红蛋白

血肌红蛋白升高。

（七）其他

血清肌肌酐（Scr）升高，肌酐清除率（Ccr）降低。谷丙转氨酶、CK-MB、TNT升高等。

六、诊断思路

（一）诊断

1.病史采集

详细了解致伤原因和方式，肢体受压时间，相应的全身及局部症状等。伤后有无深褐色或茶色尿以及少尿的情况。

2.体格检查

受压肢体肿胀，皮肤发亮、张力高，筋膜腔内组织压测定 >30mmHg 或者比舒张压低 $20\sim45$mmHg。有脱水、创伤性休克的临床表现。

3.实验室检查

高血钾、高血磷、低血钙、氮质血症、血色素降低、红细胞计数减少、红细胞压积降低、代谢性酸中毒和肝肾功能测定异常、心肌酶异常以及尿常规异常，潜血试验强阳性，尿肌红蛋白定性检查阳性。

4.诊断标准

①有长时间受重物挤压的受伤史及临床表现；②持续少尿或无尿，并且经补液治疗尿量无明显增多，或者尿色出现茶色、深褐色；③尿中出现蛋白、红细胞、白细胞及管型；④血清肌红蛋白、肌酸磷酸酶、乳酸脱氢酶水平升高；⑤氮质血症、高血钾、代谢性酸中毒等急性肾损伤表现。

5.临床分级

可按伤情的轻重、肌群受累的容量和相应的化验检查结果的不同，将挤压综合征分为三级。

一级：肌红蛋白尿试验阳性，CPK＞10000IU/L，无急性肾衰等全身反应。若伤后早期不做筋膜切开减张，则可能发生全身反应。

二级：肌红蛋白尿试验阳性，CPK＞20000IU/L，血肌酐和尿素氮增高而无少尿，但有明显血浆渗入组织间，有效血容量丢失，出现低血压。

三级：肌红蛋白尿试验阳性，CPK明显增高，少尿或无尿，休克，代谢性酸中毒以及高血钾者。

（二）鉴别诊断

1.挤压伤或筋膜间隔区综合征

筋膜间隔区压力升高造成肌肉缺血坏死，形成肌红蛋白血症，但无肾功能衰竭。

2.严重创伤导致急性肾衰竭

虽有急性肾衰竭临床表现，但无肌肉缺血坏死、肌红蛋白尿、高血钾。

七、救治方法

（一）现场急救处理

①抢救人员迅速进入现场，力争及早解除重物压迫，减少本病发生概率。

②伤肢制动，以减少组织分解的毒素被吸收、减轻疼痛，尤其对尚能行动的患者要说明活动的危险性。

③伤肢用凉水降温，或暴露在凉爽的空气中。禁止按摩与热敷，以免加重组织缺氧。

④伤肢不应抬高，以免降低局部血压，影响血液循环。

⑤伤肢有开放伤口和活动出血者应止血，但避免应用加压包扎和止血带。

⑥患者一律饮用碱性饮料，既可利尿，又可碱化尿液，避免肌红蛋白在肾小管中沉积。如不能进食者，可用5%碳酸氢钠150mL静脉滴注。

⑦补液开始于营救前，在任一肢体上建立大静脉通路。在营救期间（通常是45～90分钟）静脉补充等渗生理盐水，速度1000mL/h。如果营救时间超过2小时，应减慢

输液速度，不超过 500mL/h，调整的幅度取决于年龄、体重、环境温度、尿量、估计的液体丢失总量。

⑧有创伤性休克者行液体复苏。先给平衡液或生理盐水、5% 碳酸氢钠静脉滴注，再给低分子右旋糖酐等液体，不宜大量输注库存血。

（二）伤肢处理

第一，早期切开减张，使筋膜间室内组织压下降，可防止或减轻挤压综合征的发生。即使肌肉已坏死，通过减张引流也可以防止有害物质进入血流，减轻机体中毒症状。同时清除失去活力的组织，减少发生感染的机会。早期切开减张的适应证为：①有明显挤压伤史；②有 1 个以上筋膜间室受累，局部张力高、明显肿胀，有水泡以及相应的运动感觉障碍；③尿肌红蛋白试验阳性（包括无血尿时潜血阳性）。

第二，现场截肢仅作为挽救生命的干预措施，而不是预防挤压综合征。截肢适应证：①患肢无血运或严重血运障碍，估计保留后无功能者；②全身中毒症状严重，经切开减张等处理症状缓解不明显，且危及患者生命；③伤肢并发特异性感染，如气性坏疽等。

（三）保护肾脏功能

1. 预防

预防和初始管理挤压相关急性肾损伤与一般急性肾损伤的原则相同。在低血容量的患者中，早期快速液体复苏，以确保其容量纠正。容量纠正的患者维持水化以保持充足的尿量。轻症者可输入平衡液；重症者可按 2 份等渗盐水、1 份碱性溶液的比例输入；严重者可输入高渗碱性溶液，成人可每日输入 5% 碳酸氢钠 200～800mL；补充血容量有助于肾脏排出肌红蛋白、代谢产物和组织毒素，目前常用 20% 甘露醇，24 小时分次输入 2g/kg，也可选用呋塞米等药物。

2. 少尿期的保守治疗

决定治疗措施时，始终要注意尿量，往往初期少尿，稍后发展成多尿。当患者少尿时应避免和去除影响肾功能恢复的因素，如肾毒性药物、尿路梗阻、泌尿系统或全身性感染、低血压、高血压、心力衰竭、消化道出血和贫血等。监测容量和电解质：测定血清钾，每天至少两次；监测液体入量和出量、血清钠、磷和钙的水平，每天至少一次。血气分析每天至少一次。如果血清 pH＜7.1，补充碳酸氢钠；如果 pH 仍继续下降，应增加碳酸氢钠的用量，直到可以透析为止。

3. 透析治疗

透析是挽救生命的措施。当被挤压患者出现液体、电解质和酸碱平衡变化时，应尽一切可能给予透析。在纠正尿毒症、危及生命的并发症后以及时启动透析，并密切监测患者的透析指征，特别是高血钾、高血容量和严重的尿毒症中毒症状。

4. 多尿期的治疗

在挤压相关急性肾损伤的恢复阶段，通常表现为多尿，要避免低血容量并维持水、电解质和酸碱平衡。一旦肾功能开始改善，应逐步减少补液量，同时继续密切监测临床和实验室指标。

（四）其他

①抗休克治疗：补充血容量，防止或纠正休克；②防治感染：用抗生素预防和控制感染；③防治高血钾：严格控制含钾量高的食物和药物，避免输入库存血液；④营养供给：宜用高糖、高脂肪和低蛋白饮食。

（五）注意事项

①对于肢体受压的患者，应尽量及早做出诊断，以降低死亡率。

②检查所有输注的液体，避免使用含钾的溶液，尽快测定血钾水平。在无相关测定设施的地方，可进行心电图检查以检测高血钾。如为高血钾，应立即治疗高钾血症，紧急措施包括使用葡萄糖酸钙、葡萄糖加胰岛素、碳酸氢钠和阳激动剂。二线措施包括：透析和聚磺苯乙烯。

③治疗过程中要实时评估病情，判断有无骨筋膜室综合征，即外伤引起四肢骨筋膜室内压力增高，导致肌肉、神经缺血、坏死，临床表现为剧烈疼痛、相应肌肉功能丧失的一种严重并发症。

④判断有无急性肾功能损害：不超过3个月的肾脏功能或结构方面的异常，包括血、尿、组织检测或影像学提示的肾损伤异常。诊断标准：48小时内Scr升高绝对值≥0.3mg/dL（26.4mmol/L）或Scr较基础值升高≥50%；或尿量＜0.5mL/（kg h），持续6小时以上。一旦急性肾衰竭的诊断成立，早期使用透析治疗。

第四节　猝死

一、基本概念

猝死（SD）是指自然发生、出乎意料的突然死亡，即看来貌似健康人或病情经治疗后已稳定或正在好转的患者，在很短时间发生意想不到的非创伤性死亡。其特点为：①死亡急骤；②死亡出人意料；③自然死亡或非暴力死亡。世界卫生组织（WHO）规定：发病后6小时内死亡者为猝死。

二、常见病因

（一）心血管疾病

心血管疾病占病因的40%～50%，其所引起的猝死最为常见，称为心脏性猝死。其中冠心病、急性心肌梗死最为多见。少见有梗阻型肥厚性心肌病、主动脉夹层、低血钾、急性心肌炎、心肌病及主动脉瓣病变、二尖瓣脱垂综合征、药物、电解质紊乱等所致长 Q-T 综合征等。对于心脏性猝死的患者一般可以追踪到明显的诱因：外在诱因有过度劳累、情绪激动、酗酒、过度吸烟等；内在诱因有心功能不全、心绞痛、内环境紊乱等。

（二）呼吸系统疾病

呼吸系统疾病占病因的 16%～22%。较常见的如肺栓塞、哮喘、葡萄球菌性暴发性紫癜等。

（三）神经系统疾病

神经系统疾病占病因的 15%～18%。较常见的如脑出血。

（四）消化系统疾病

消化系统疾病占病因的 8%～10%。如消化道出血等。急性坏死性胰腺炎，以暴饮暴食、酗酒为发病原因，造成胰脏出血坏死，外溢，发生自体消化所致。

（五）泌尿生殖系统疾病

泌尿生殖系统疾病占病因的 5%～10%。典型的原发疾病如异位妊娠等。

（六）其他

其他占病因的 5%～8%。如过敏（青霉素、普鲁卡因等）、猝死症候群、毒品及药品过量（如奎尼丁、氯喹、氯丙嗪、胍乙啶等）、亚健康生活方式等。

三、发病机制

猝死是心、脑、肺等生命脏器发生急剧而严重的功能障碍，以至突然中止活动而直接造成的死亡。其发生机理分 5 类：

（一）心搏骤停

1.缺氧

缺氧条件下无氧代谢增多，酸性代谢产物蓄积，钾离子释出，抑制了心肌的收缩力、自律性和传导性，诱发心室停搏；急性缺氧可引起心电不稳定而导致快速性室性心律失常和心室颤动。

2.二氧化碳潴留与酸中毒

各种原因引起的窒息均可导致二氧化碳潴留及呼吸性酸中毒，直接抑制心肌收缩力及传导性，或兴奋心脏抑制中枢，引起心动过缓，也可因高血钾而致心室停搏。

3.自主神经功能障碍

迷走神经张力过高可直接引起心动过缓，甚至心室停搏；或通过冠状动脉痉挛而诱发心室颤动。手术操作时可因直接刺激或反射性兴奋迷走神经而导致心搏骤停。

4.电解质紊乱

高血钾可抑制心脏的传导性与收缩性，产生传导阻滞和心室停搏；低血钾则增强心肌兴奋性而诱发快速性室性心律失常和心室颤动。低血钙常与高血钾并存，可加重高血钾对心脏的麻痹作用。血镁对心脏的影响与血钾相似。

5.电生理异常

研究表明，心室肌复极的不均一性所致的心室复极离散与心室颤动的发生密切相关，心电图上表现为 QT 间期延长和 u 波高大。

（二）急性心脏排血受阻

突发的大动脉、心室流出道或房室瓣重度梗死，可使心脏排血突然受阻而导致猝死。

（三）急性心包压塞

急性心肌梗死后心脏破裂，主动脉窦瘤、梅毒性升主动脉瘤以及主动脉夹层等破裂使血流至心包，引起急性心脏压塞和休克，患者可即刻或在半小时内死亡。

（四）休克

各种类型的休克均可发生猝死。急性心肌梗死后并发心源性休克的病死率最高，患者常在 24 小时之内猝死。

（五）呼吸循环中枢功能损伤

严重的中枢神经系统疾病，如暴发性脑炎颅内大出血、延髓灰白质炎等皆可因直接损伤呼吸中枢和循环中枢而致猝死。

四、临床特征

猝死发生前可无任何先兆，部分患者在猝死前有精神刺激或情绪波动，有些出现心前区闷痛，并可伴有呼吸困难、心悸、极度疲乏感；或出现急性心肌梗死，伴有室性早搏。猝死发生时，心脏丧失有效收缩4～15秒即可有昏厥和抽搐，呼吸迅速减慢、变浅，以致停止。死前有些患者可发出异常鼾声，但有些可在睡眠中安静死去。

猝死可依次出现下列症状和体征：①心音消失；②脉搏触不到，血压测不出；③意识突然丧失，若伴抽搐，称之为阿斯综合征，发作可自限，数秒或1～2分钟可恢复，持续时间长可致死；④呼吸断续，呈叹息样，随后停止；⑤昏迷；⑥瞳孔散大。

判断心搏骤停最主要的特征是意识丧失和大动脉搏动消失。

五、辅助检查

（一）心电图检查

可出现以下3种表现：①室颤（或扑动）波型；②心室停搏，心电图直线，或仅有心房波；③心电机械分离，心电图呈缓慢畸形的 QRS 波，但不产生有效的心肌机械性收缩。

（二）早期不典型心电图改变

①巨大高耸 T 波，结合临床即可做出早期诊断；②进行性 ST 段改变：早期 ST 段变为平直，并向上斜形抬高可达 0.1mV 以上，变直的 ST 段连接高耸 T 波形成所谓"高敏 T 波"，继而发展为弓背向上的单向曲线；③早期 QRS 波改变：由于损伤心肌除极延缓出现"急性损伤阻滞"，VAT≥0.45 秒，QRS 时限延长可达 0.12 秒，且常有 R 波振幅增高，也有明显压低者。

（三）实验室检查

血酸度增高、电解质紊乱（如低血钾，或高血钾、低血钙等）。

六、诊断思路

（一）诊断

根据临床症状、体征及心电图可诊断，即：心音消失；大动脉搏动消失；血压测不出；意识突然丧失；呼吸停止或断续；瞳孔散大；心电图表现为室颤或直线。

（二）鉴别诊断

详细询问病史，对于不同原因引起的猝死鉴别诊断非常重要。

1.心脏性猝死

从发作开始到死亡仅数秒或半小时以内者，多属心脏性猝死。40 岁以上男性发生在公共场所或工作地点的猝死，不论有无心脏病史，均应首先考虑冠心病的可能。对既往有心脏疾病的患者，若近期出现心绞痛、晕厥或严重的心律失常，应警惕猝死的发生。

2.女性猝死

较少见，以肺动脉高压引起者居多。

3.婴幼儿猝死

大多因窒息或先天性心脏病所致。

4.发生于手术或侵入性检查过程中的猝死

以迷走神经张力过高引起的心搏骤停多见。

5.药物过敏猝死

多发生在注射青、链霉素等药物后 15 分钟之内。

6.药物中毒猝死

多发生于使用抗心律失常药或抗寄生虫药的静脉注射过程中，或于服药后数小时之内。

七、救治方法

迅速到达现场，实施心肺复苏（CPR）。心肺复苏按照胸外按压（C）、开放气道

（A）、人工呼吸（B）、除颤（D）和复苏药物应用（D）的顺序进行。

（一）胸外按压（C）

按压部位：两乳头连线中点；按压频率：至少 100 次/分；按压深度：至少 5cm，压下与松开的时间基本相等。保证每次按压后胸部回弹、尽可能减少胸外按压的中断。

（二）开放气道（A）

迅速去除患者口腔内异物，用仰头抬颏法或托颌法开放气道。最有效的方法为气管插管。

（三）人工呼吸（B）

采用球囊——面罩辅助通气、气管插管、喉罩通气、口对口（或口对鼻）人工呼吸，按压——通气比为 30：2. 避免过度通气。

（四）除颤（D）

早期使用心脏除颤复苏成功率比不用除颤明显升高，并且每延迟 1 分钟，复苏成功率就下降 7%～10%。因此，当心电图表现为心室颤动或无收缩图形，呈一直线时，应立即除颤，心脏除颤是心肺复苏的重要方法。单向波除颤每次均为 360J；双相波首次推荐 200J，第二次和随后的除颤用相同或更高的电量。除颤后应继续 CPR。

（五）复苏药物应用（D）

开放静脉通道以及时合理使用肾上腺素、胺碘酮、多巴胺、利多卡因、纳洛酮等药物。

CPR 成功标准：瞳孔由大变小，有眼球活动和对光反射；面色（口唇）由青紫、发绀转红润；颈动脉搏动可扪及，患者恢复自主心律和自主呼吸，收缩压维持在 90mmHg 以上。

第二章 常见院内急救

第一节 急诊室常见症状

一、高热

正常人的体温由大脑皮质和下丘脑的体温调节中枢控制，并通过神经、体液因素调节产热过程，使其保持动态平衡。当机体在致热原作用下或体温调节中枢的功能障碍时，使产热过程增加，而散热不能相应地随之增加或散热减少，使体温超过正常范围，称为发热。体温超过39.1℃称之为高热。高热是急诊中最常见的症状之一。

（一）病因

一般将发热分为感染性和非感染性。感染性发热占发热病因的50%～60%，其中细菌感染占40%，病毒感染占8%左右。各种病原体如细菌、病毒、肺炎支原体、立克次体、真菌、螺旋体及寄生虫等都可侵入机体形成局限性或全身性的感染，常引起高热。非感染性发热涉及胶原病、恶性肿瘤、变态反应、肉芽肿病、内分泌与代谢病、脑血管意外及中暑等。

发热在2周以内的发热称为急性发热。急性发热的病因多为感染性发热，主要病原体为细菌和病毒。而非感染性见于药物热、血清病、甲亢危象、溶血、痛风、急性白血病、中暑和脑出血等。

（二）发病机制

1.致热原性发热

包括外源性致热原和内源性致热原。

第一，外源性致热原不能透过血——脑脊液屏障，只能通过内源性致热原起作用。其致热原包括：①各种微生物病原体及产物；②炎性渗出物及无菌坏死组织；③抗原抗体复合物；④某些类固醇物质，尤其是原胆烷醇酮；⑤多糖体及多核苷酸、淋巴细胞激活因子等。

第二，内源性致热原能直接作用于体温调节中枢，透过血——脑脊液屏障。

2.非致热原性发热

是由于产热增多（如癫痫持续状态、甲状腺功能亢进症），散热减少（如广泛性皮肤病、心力衰竭等）及体温调节障碍（如脑炎、脑出血、中暑等）所致。

（三）临床表现

按体温的高低一般可分为低热（37.3～38℃）、中等度热（38.1～39℃）、高热（39.1～41℃）、超高热（41℃以上）。一般分为三个阶段。

1.体温上升期

常有疲乏、无力、肌肉酸痛、皮肤苍白、畏寒或寒战等现象。一般畏寒或寒战越明显，体温越高。体温上升有两种方式：

（1）骤升型

体温在几小时内达到最高峰，常伴有寒战。见于疟疾、大叶性肺炎、败血症、流感、急性肾盂肾炎、输液或某些药物反应。

（2）缓升型

体温逐渐上升，在数日内达高峰，多不伴寒战，如伤寒、结核病等。

2.高热期

指体温升高达高峰后持续一段时间。高热持续时间可因病因不同而异。如疟疾可持续数小时，大叶性肺炎可持续数天，伤寒可持续数周。此期寒战消失，皮肤发红、灼热感、呼吸加快，开始出汗并逐渐增多。

3.体温下降期

此期表现为汗多，皮肤潮湿。可有骤降和渐降两种方式。前者在数小时内迅速下降，常伴有大汗淋漓。常见于疟疾、输液反应。后者在数天内体温逐渐降至正常，如伤寒、风湿热等。

（四）诊断与鉴别诊断

不论什么原因引起的发热，常伴有其他症状或体征。伴随的症状或体征越多，越有利于诊断或鉴别诊断。常见的伴随症状或体征如下。

1.全身状况

若高热伴血压降低，烦躁或精神萎靡，四肢湿冷，要警惕感染性休克或败血症。

2.面容

呈醉酒貌，见于斑疹伤寒、流行性出血热等。面色苍白见于感染性休克、急性白血病、急性溶血、恶性组织细胞病。表情淡漠常见于伤寒、副伤寒。口周疱疹常见于大叶性肺炎、疟疾、流脑、流感等。

3.皮肤

发热伴巩膜、皮肤黄染常提示肝胆系统疾病、钩端螺旋体病、急性溶血、某些毒物中毒（如鱼胆中毒、一些毒蕈中毒）。皮肤或软组织有化脓灶往往为发病的原因或败血症的来源。皮肤出血点往往与传染病、血液病、流脑、感染性心内膜炎有关。

4.淋巴结大

见于局灶性化脓感染、白血病、淋巴瘤、传染性单核细胞增多症等。

5.肝脾大

常见于结缔组织病、白血病、急性血吸虫病、病毒性肝炎等。

6.昏迷

先发热后昏迷常见于中枢神经系统感染、中毒性菌痢、中暑等，先昏迷后发热常见于脑出血、巴比妥中毒等。

7.关节肿痛

应考虑风湿病、败血症、关节局部感染。

8.其他

如伴有心、肺、胸腔、腹腔等症状和体征要先考虑此器官病变所致发热。

（五）治疗原则

高热有明确病因的除对因治疗外，可积极退热。病因不明时慎用退热药、抗生素或肾上腺皮质激素，以免掩盖病情。若疑高热为感染所致，应在采集有关培养标本后，给予抗感染治疗。但当体温超过40℃，高热伴惊厥或谵妄，或中暑时应积极降温治疗。对于病情较重或有脱水者应适当补液，注意退热后大量出汗导致电解质紊乱或加重休克。

二、头痛

头痛是内科常见的症状，可表现急性突发性或慢性反复发作性头痛，其病因复杂，发病率高。病情轻重不一，有的不足为患，有的可危及生命。对任何一个以头痛为主诉的急诊患者，应力求查明病因，恰当处理，以免延误诊断及治疗。

（一）病因

1.颅内病变

①感染：脑膜炎、脑炎、脑脓肿等。

②脑血管病：脑出血、脑血栓形成、脑栓塞、蛛网膜下腔出血、高血压脑病等。

③颅脑外伤：脑震荡、脑挫伤、颅内血肿、脑外伤后遗症等。

④颅内占位：脑肿瘤、脑寄生虫病等。

⑤血管性头痛（包括偏头痛、丛集性头痛）、头痛型癫痫等。

2.颅外病变

颅骨病变、颈椎病及其他颈部疾病、三叉神经痛、头面部器官（眼、耳、鼻、齿）病变所致的头痛。

3.全身性疾病

头痛可以是全身性疾病的一个症状，如流感、肺炎等急性感染；高血压、心力衰竭等心血管疾病；乙醇、一氧化碳、有机磷和药物中毒等；尿毒症、贫血、肺性脑病、月经期头痛、中暑等。

4.神经官能症

神经衰弱及癔症性头痛等。

（二）临床表现

头痛表现特点与下列因素有关。

1.发作急缓

急性头痛指在数秒、数分钟、几小时甚至几天内突然发生的头痛，见于急性脑血管病、急性颅内感染、颅脑外伤等。慢性头痛见于颅内、外的慢性疾病，如脑肿瘤、脑寄生虫病、高血压、血管性头痛、鼻窦炎等。其中脑肿瘤可表现慢性头痛而进行性加重。血管性偏头痛可呈慢性病程反复急性发作。

2.发生部位

头面部浅在性头痛见于颅外疾病，如眼源性、鼻源性、齿源性头痛。深在性头痛见于颅内疾病。脑脓肿头痛大多位于病灶侧。偏头痛好发于一侧额颞。后枕部疼痛见于高血压、颅后窝肿瘤。全头部疼痛见于颅内、外急性感染。神经官能症性头痛多弥散于双侧或全头部。

3.发生时间与持续时间

早晨头痛加剧见于颅内肿瘤、鼻窦炎。长时间阅读后发生的头痛多为眼源性。三叉神经痛呈突发性闪电样发作，持续时间仅数十秒。长年累月的头痛，与情绪波动有关，多为神经官能性头痛。脑外伤性头痛发生的日期很明确。

4.严重程度

头痛程度与疾病的轻重通常无平行关系，每个患者对痛觉的敏感性也稍有差异。一般而言，三叉神经痛、偏头痛、脑膜刺激所致的头痛最为剧烈，而脑肿瘤的头痛在一个较长时间内可能较轻或仅为中度。

5.疼痛性质

可描述为搏动性、穿凿样、箍紧感、重压感、跳痛、刺痛、钝痛、胀痛等。面部阵发性电击样短促剧痛，沿三叉神经分支的支配区放射，为三叉神经痛的特征。搏动性痛或跳痛，见于高血压、血管性头痛、急性发热性疾病等。脑炎、脑膜炎、脑肿瘤多为剧烈钝痛。

6.伴随症状

伴发热，见于颅内、外急性感染。伴剧烈呕吐，见于颅内压增高。伴有眩晕，见于椎-基底动脉供血不足、基底动脉型偏头痛、小脑肿瘤等。伴有精神症状或癫痫样发作，见于急性感染、脑肿瘤、脑寄生虫病、脑血管病、头痛型癫痫等。伴视力改变，见于偏头痛、青光眼、颅内压增高等。伴脑膜刺激征提示脑膜炎或蛛网膜下腔出血。

7.诱发、加重或缓解因素

头痛加重与排便、咳嗽有关时，应考虑有颅内压增高；精神紧张而诱发者见于神经官能症；梗阻性脑积水，患者为减轻头痛常被迫采取某种头位或体位；偏头痛在应用麦角胺后可获缓解。

（三）辅助检查

1.头颅 CT 或 MRI

疑有颅内病变，病情允许应首选头颅 CT 或 MRI，可帮助鉴别颅内肿瘤、炎症、梗死、出血、外伤、寄生虫感染。

2.脑脊液

疑有脑炎、脑膜炎、蛛网膜下腔出血可考虑腰椎穿刺检查脑脊液，有助于诊断。

3.脑电图

有助于脑炎及头痛型癫痫诊断。

4.其他

根据临床资料可做适当的实验室检查，如疑脑猪囊尾蚴病，做血囊虫抗原抗体测定。疑为感染性疾病，可做血常规检查。

（四）诊断与鉴别诊断

头痛是一种信号，它具有保护功能，可提示患者及早就诊，根据头痛的临床表现，结合辅助检查，多能明确诊断。

对下列头痛则需进一步识别，若不及时诊断与处理预后凶险：①突发的急性严重头痛；②慢性头痛突然加重，进展恶化；③咳嗽、排便或用力屏气时，头痛发生或加重；④头痛初发于50岁以后；@头痛伴有眩晕、呕吐、血压增高、视物模糊、复视、癫痫样抽搐、视盘水肿、脑膜刺激征阳性，或有局灶性神经体征，如脑神经麻痹、偏瘫、病理征阳性，或有短暂性意识障碍，瞳孔缩小、扩大、两侧不等大。

（五）急诊处理

1.病因治疗

针对引起头痛的危重疾病，如急性感染、颅内出血、颅内压增高、颅脑外伤等采取相应治疗。

2.对症处理

在诊治病因同时，若患者主诉头痛剧烈，可给予镇痛、镇静药。有颅内压增高，应积极脱水、减轻脑水肿。高热引起的头痛，可用解热镇痛药。

（六）预后

头痛预后取决于明确病因后的治疗效果。

三、呕吐

呕吐是消化系统和腹膜疾病的常见症状，但也见于其他非消化系统疾病。呕吐可单独发生，但在呕吐前多有恶心，恶心时，患者表现为上腹部一种特殊不适的感觉，常伴有四肢发冷、皮肤苍白、血压降低、缓脉、头晕及唾液分泌增加等迷走神经兴奋症状。呕吐是胃内容物经口吐出体外的一种反射性动作，可将有害物排出，因此具有一定的保护作用，但是如果持久而严重恶心呕吐可引起失水、电解质紊乱、代谢性碱中毒，甚至导致贲门黏膜的撕裂而引起大出血。引起恶心呕吐的病因很多，如消化系统疾病、中枢神经系统疾病、泌尿系统疾病、心脏的病变、代谢系统疾病、药物及中毒等。

（一）病史

询问病史时要了解是否有不洁饮食、应用药物及刺激咽喉部等诱发因素、起病的缓急、腹部手术史、女性患者月经史、原发性高血压、冠心病及肾炎等。同时注意以下几点。

1.发生时间

晨起空腹时的恶心、呕吐，多见于妊娠、尿毒症、慢性咽喉部疾病和慢性酒癖者胃炎。

2.与进食的关系

食后即呕吐，尤其是餐后集体发病者，多由食物中毒引起；精神性呕吐也是餐后出现呕吐，但精神性呕吐多不费力，随口吐出；进餐6小时后呕吐或呕吐出隔夜食物，见于幽门梗阻。

3.呕吐物性状

呕吐出咖啡样液体为上消化道出血，如急性出血性胃炎、胃十二指肠壶腹部溃疡出血、胃癌及呕吐导致贲门黏膜撕裂等；呕吐物带胆汁而有粪臭者示小肠梗阻；有机磷农药中毒时呕吐物有大蒜样臭味。

4.伴随症状

呕吐伴腹泻，常见于急性胃肠炎或某些毒物中毒；呕吐伴发热多为感染性疾病；呕吐伴有剧烈腹痛，常见于急腹症；呕吐伴有腰部疼痛或两下腹痛并向大腿根部及会阴部放射，可能为泌尿结石；呕吐伴黄疸者多为肝、胆系病变；呕吐伴有眩晕、耳鸣，常见于梅尼埃病、原发性高血压，椎-基底动脉供血不足等；呕吐伴有剧烈头痛者，并且为无恶心、喷射性呕吐，要考虑脑部病变，如脑炎、脑膜炎、脑血管意外、颅脑外伤等；呕吐伴贫血、颜面水肿，可能为尿毒症。呕吐伴有严重的心前区绞痛及胸闷时，要考虑心绞痛或心肌梗死。

（二）体格检查

1.一般情况

注意神志、呼吸、脉搏、血压、体温、病容、皮肤情况以及有无贫血和黄疸等。对病危患者，检查时不能过于烦琐，可重点进行必要的体格检查后，先行抢救生命处理，待病情允许再做详细检查。

2.头颈部

头颈部是否有外伤，眼睑有无水肿，有无眼球震颤，咽喉部是否有炎症、扁桃体是否肿大，甲状腺是否肿大，颈项是否强直等。

3.腹部

观察腹部的外形是否膨隆，有无胃、肠蠕动波及肠型，腹式呼吸是否受限，有无手术切口瘢痕。触诊时注意腹壁是否僵硬，压痛及反跳痛，上腹有无振水声。听诊时注意肠鸣音是否亢进或伴有金属音等。

4.神经系统

应注意有无意识障碍，同时要检查瞳孔大小变化及对光反应是否存在，有无脑膜刺激征，有无偏瘫等神经系统的体征。

（三）辅助检查

1.一般检查

包括血、尿、粪常规，肝、肾功能，血 K^+、Na^+、Ca^{2+}.血糖，尿糖、尿酮，血、尿淀粉酶，血总胆红素、结合胆红素测定等检查。

2.影像学检查

对考虑有腹部疾病所引起的呕吐者可行腹部 X 线平片、腹部 B 超或 CT 检查；脑血管意外者可做头颅 CT 或 MRI 检查。

3.腹腔穿刺和腰椎穿刺

对疑有腹膜炎或腹腔内出血者可行诊断性腹腔穿刺。中枢神经系统感染和脑血管意外者可行腰椎穿刺测压，脑脊液检查及病原学检查。

4.其他

对育龄妇女有呕吐必须进行尿妊娠试验。对疑有甲状腺功能亢进者可行血 T_3、T_4、TSH检查。心电图检查可排除因心血管疾病所致呕吐。

（四）诊断与鉴别诊断

1.急性感染

急性胃肠炎、痢疾、沙门菌感染、急性病毒性肝炎等为呕吐的常见病因，虽然霍乱、副霍乱很少见，如不能及时诊断可造成严重后果。以上疾病均伴有腹泻症状，根据临床表现、大便镜检、培养，乙型肝炎和丙型肝炎相关抗原抗体及 ALT 的检测，诊断不困难。其他引起呕吐相关感染性疾病有颅内感染，尿路结石伴感染及腹腔、盆腔脏器感染，可根据病史、脑脊液、尿常规、血淀粉酶及妇科检查予以确定。因急腹症引起呕吐时，临床表现以腹部疼痛为主，按照腹部压痛位置，有无肌紧张、反跳痛，腹部 X 线，超声波，CT 检查以及腹腔诊断性穿刺可明确诊断。

2.胃肠道疾病

①急性胃黏膜病变、胃炎、消化性溃疡、胃癌及各种原因引起的幽门梗阻等胃部疾病时均有呕吐，可行胃镜检查来诊断。

②肠梗阻时除有严重呕吐外，还有腹胀、肛门停止排便排气症状以及肠梗阻体征。可行腹部X线检查、B超等检查予以确诊。

③急性肠系膜血管闭塞时，突发剧烈腹痛，同时伴有频繁呕吐和水样腹泻，但早期腹部体征不明显，仅有轻度压痛。于发病6～12小时后，病情恶化，腹部压痛、腹胀明显，肠鸣音减弱或消失，呕吐物和粪便带血，出现肠管坏死、腹膜炎、周围循环衰竭、休克体征。腹腔穿刺可抽出暗红血性液体。患者末梢血白细胞计数升高。动脉造影可协助诊断。

3.代谢紊乱

如慢性肾衰竭、糖尿病酮症酸中毒、低钠血症、水中毒、高钙血症等。由于引起呕吐病因较隐蔽，因此对不明原因的呕吐，诊断时应进行血糖、血尿素氮、血肌酐、血钙、血钠、尿糖、尿酮等检测。

4.神经系统疾病

引起颅内高压的疾病如颅脑外伤、高血压脑病、脑血管意外等均可引起呕吐。内耳迷路疾病、偏头痛等也可引起呕吐。尤其是有颅内高压伴脑疝者常可危及生命。由于基本疾病的临床表现明确，也可借助CT检查，诊断一般不困难。

5.中毒

有机磷农药、磷化锌、强酸强碱等腐蚀性毒物中毒，毒蕈、河纯鱼、鱼胆、棉籽油等误食，酗酒以及其他食物中毒等为常见引起呕吐的原因。药物中毒常见的有洋地黄制剂、吗啡类、抗生素及抗肿瘤药物等，可据病史及体格检查做出诊断。

（五）急诊处理

呕吐的处理主要应针对病因、呕吐、呕吐并发症及对症用止吐药物四方面。

1.对病因明确者

原发病严重者，如急性重症胰腺炎、严重脑血管意外、严重脑外伤、急性心肌梗死等应及时治疗原发病。

2.体液补充与酸碱平衡维持

由于严重呕吐可引起胃酸及钠、钾丢失导致碱中毒、血容量减少，因此，必须及时补充液体、钾、钠电解质，同时纠正酸碱平衡紊乱。

3.对并发症者

如严重呕吐致呕吐引起贲门黏膜撕裂，发生上消化道出血，应进行紧急止血治疗。

4.对症用止吐药物

（1）胆碱能药物

作用于上消化道的化学感受器，阻断迷走神经的冲动传入呕吐中枢，如阿托品1mg 肌内注射，东莨菪碱 0.6mg 肌内注射。

（2）抗组胺药物

此类药物作用于迷路和化学感受器触发区，常用的有苯海拉明、异丙嗪等。

（3）氯丙嗪、奋乃静

能抑制延髓呕吐化学感受区，大剂量时能抑制呕吐中枢，因此有较好的止吐效果。甲氧氯普胺（胃复安、灭吐灵）有类似止吐机制，同时有促进胃排空作用，10mg口服或肌内注射。多潘立酮（吗丁啉）是通过加快胃排空而起止吐作用，用法 10mg口服或肌内注射；恩丹西酮对因化疗药物所引起的呕吐效果较好，可在化疗前给予。

（六）预后

呕吐的预后取决于引起呕吐的原发病以及呕吐所致的并发症，如严重脑血管意外、严重的颅脑外伤、脑膜炎及脑炎、急性坏死出血性胰腺炎等预后较差。呕吐导致严重的水、电解质酸碱失衡和（或）贲门黏膜撕裂导致大出血时预后也较差。

四、急性腹泻

腹泻是指大便次数增多，量增加，或带有黏液、脓血或未消化的食物。腹泻原因很多，但急诊室常见为急性起病的感染性腹泻。由于每个人排便习惯差别很大，所以腹泻的标准也因人而异，腹泻轻者可不经治疗自愈，重者可危及生命。

（一）病史

询问病史应注意以下几点。

1.起病情况

是否有不洁进食、旅行、聚餐等病史，腹泻是否与高脂肪餐摄入有关，或与紧张、焦虑有关。

2.次数、量和性状

腹泻的次数和大便量有助于判断腹泻的类型及病变的部位，粪便量大、粪便稀薄为分泌性腹泻，病变部位多在小肠；便量少、伴有脓血为渗出性腹泻；次多量少多与直肠激惹有关，反之病变部位较高。

3.伴随症状

发热、腹痛、里急后重、贫血、水肿、营养不良等对判断病因有很大的价值。

4.其他

有无用药史（抗生素、导泻药、抗酸药等）感染 HIV 的危险因素、其他全身性疾病（糖尿病、硬皮病、甲状腺功能亢进症、慢性胰腺炎等）既往手术史、饮酒史及喂养宠物等。

（二）体格检查

1.一般情况

观察神志，测量体温、脉搏、血压及有无脱水体征，皮肤黏膜有无出血，浅表淋巴结有无肿大，甲状腺有无肿大等。

2.腹部检查

检查有无包块、压痛（局限性或弥漫性）、腹膜刺激征、杂音、肝脾大及有无腹部膨隆。

3.直肠指检

有无肿块、肛周脓肿、瘘管，同时注意观察指套有无肉眼血便。

（三）辅助检查

1.粪便常规

粪便常规是腹泻患者的一项基本检查：①外观可了解粪便为水样便、黏液血便、鲜血便或米泔样便，以及是否混有未消化的食物；②显微镜检查可了解红细胞、白细胞及病原体情况；③粪便的隐血检查。

2.粪便病原学检查

可涂片染色找病原菌；对疑沙门菌、志贺菌、霍乱弧菌和耶尔森菌等引起者，应做细菌培养并行药敏试验。

3.全血细胞计数

严重细菌感染或炎症性肠病可有白细胞增多，出血和慢性吸收不良可导致贫血。

4.血电解质检查

若腹泻严重有脱水时，可有电解质紊乱和酸碱失衡。

5.其他

X线腹部平片、钡剂灌肠造影和纤维结肠镜检查等。

（四）诊断与鉴别诊断

1.细菌性食物中毒

（1）金黄色葡萄球菌

由于摄入被污染的食物而引起，常见的食物有淀粉类（如剩饭、粥、面食等）牛奶及乳制品、鱼、肉、蛋类等。食物中含有毒素，经过2～5小时的潜伏期，很少超过6小时，暴发严重恶心、呕吐、腹痛、水样泻。症状一般持续24～48小时。

（2）副溶血性弧菌

由于摄入腌制的食物或生的受污染的咸水海产品引起，腹泻由内毒素所致，潜伏期6～48小时，起病急，症状包括腹痛、腹泻，可为血样便。感染为自限性，1周内缓解。

（3）大肠埃希菌（产毒菌）

耐热和不耐热的内毒素（存在于水或食物中）是造成半数以上旅行者腹泻的病因。通常在到达一个地方后1周内出现症状，临床表现为水样腹泻伴呕吐、腹痛。最近从污染的肉食中发现一种产生内毒素的、非浸润性大肠埃希菌（$O_{157}:H_7$）可引起急性、严重危及生命的出血结肠炎。

（4）产气荚膜梭菌

腹泻是由于摄入的这种厌氧带孢子的梭状杆菌释放的内毒素（包括A和C型）所引起。这种细菌多存在于污染的肉类罐头或肉类食品中。潜伏期6～8小时，A型引起无发热的水样泻，一般持续24～48小时，C型在少数情况下可导致暴发性，发生可危及生命的梗阻出血性空肠炎。

（5）螺杆菌

属革兰阴性杆菌，可分别产生两种内毒素，其一是耐热的毒素，常在油炸食品中，潜伏期2～4小时，症状包括恶心、呕吐、持续12小时以内。另一为不耐热的毒素，常存在于冷藏的肉内或蔬菜中，潜伏期6～8小时，主要症状为腹泻，持续24～36小时。

（6）霍乱弧菌

是霍乱弧菌引起的烈性肠道传染病，病理变化系由其产生的不耐热的内毒素引起，能导致严重、致命性腹泻，腹泻为无色的、淘米水样便，一天失液量可达20～25L，腹泻常伴有呕吐。主要是通过污染水或食物感染，潜伏期1～3天，此病目前在我国较少见。

2.细菌感染性腹泻

（1）志贺菌属

为革兰阴性不动杆菌，通过粪-口途径传播，潜伏期36～72小时，轻型多无全身中毒症状，仅有水样便、轻度发热不适；重型者（细菌性痢疾）表现为高热、黏液脓血便、里急后重；中毒型者甚至有休克、脑水肿表现。

（2）空肠弯曲菌

这些细菌通过侵入回肠末端引起黏膜破溃。由于食畜类、贝类、奶类及受污染的水引起。潜伏期1～4天，症状包括发热、腹痛（类似于阑尾炎或胰腺炎）水样便也可发展为血样便，可自限。粪便细菌培养和涂片镜检有助于确立诊断。

（3）沙门菌属

细菌侵入肠黏膜，多数由污染的食物引起，尤其是畜类食物。症状包括腹痛、稀水便、寒战、发热，以上症状在8～48小时内出现，2～5天后可减退。伤寒沙门菌常导致典型的持续性发热，短暂的腹泻、头痛、腹痛、菌血症、白细胞减少、玫瑰疹，可以发生肠道出血和肠穿孔。

（4）肠道耶尔森杆菌

细菌通过污染的食物感染，侵入肠道引起腹泻。常同时有发热、腹痛、腹泻，严重时有血便。此外回肠末端感染引起肠系膜淋巴结大，可类似阑尾炎。

3.其他微生物感染性腹泻

（1）细小病毒

可发生于任何年龄，有腹泻、水样便，伴有呕吐，病程1～5天，可自限。诊断主要根据大便内没有白细胞、没有明显不洁饮食史，症状自限性等特点进行排除性诊断。

（2）阿米巴痢疾

病原体为阿米巴，常见于旅行者、集体生活者。主要受累部位为盲肠，也可累及直肠，并出现溃疡，从而导致便痛及里急后重的症状。典型者粪便呈果酱样，有腐臭，镜检仅有少许白细胞、红细胞，常有夏科-雷登结晶，可找到阿米巴滋养体，乙状结肠镜检查，见黏膜大多正常，有散在溃疡。

（3）贝氏等孢子球虫病

一种球虫寄生病，是AIDS患者腹泻的常见病因。临床表现为水样泻，血中嗜酸性细胞增多。通过粪便找虫卵可确定。

（4）隐孢子虫

可引起免疫功能低下者发生小肠结肠炎。可经水源传播。免疫功能缺陷者和AIDS患者表现为大量的、持续性腹泻，可同时有呼吸道受累。

（5）白色念珠菌

该菌为一条件致病菌。当机体抵抗力下降时，白色念珠菌可引起胃、肠道的感染，表现为严重腹泻。

4.非感染性腹泻

克罗恩病、溃疡性结肠炎急性发作、急性肠道缺血、变态反应性肠炎、过敏性紫癜、服用某些药物如氟尿嘧啶、利舍平及新斯的明等引起腹泻。

（五）急诊处理

急性腹泻时由于大量肠液丢失导致血容量及相应的电解质紊乱。如果失液量不是很大，能口服，应尽量鼓励口服补液盐。当出现严重容量不足时，应静脉补充晶体，如生理盐水或林格液，每小时250～500mL，根据患者的腹泻量、血压、脉搏和尿量调整补液量和补液速度，同时注意电解质的补给。

如果考虑腹泻是由于细菌感染所致者，在补液同时给予抗生素。抗生素在细菌培养及药物试验未明确以前，可根据临床表现及粪便情况经验性选择抗生素。喹诺酮类（18岁以下或孕妇患者慎用），诺氟沙星200mg，口服，每天3次；环丙沙星250mg，口服，每天2次。如不能口服液者可静脉补液，防止脱水。还可选用氨苄西林、阿米卡星、复方甲基异恶唑等。

对怀疑阿米巴感染者可用甲硝唑；白色念珠菌感染者可用氟康唑；溃疡性结肠炎急性发作可用水杨酸偶氮磺吡啶口服，辅以皮质激素灌肠。50%的AIDS相关的腹泻患者查不到病原体，最近研究表明使用阿奇霉素有一定的效果。

对于无中毒症状的成人，可适当使用缓泻药。洛哌丁胺，首剂4mg，每次便后2mg，每日总量可达12mg；也可选用次水杨酸铋，

（六）预后

大多数单纯性腹泻的患者预后是好的，但如为严重腹泻导致大量肠液的丢失，电解质紊乱者预后较差。

第二节　脓毒症

一、基本概念

脓毒症是机体受到明确的病原微生物（如细菌、病毒、真菌、寄生虫）感染引起的全身炎症反应综合征（SIRS），受到广泛重视。脓毒症常与其他器官感染重叠，由于有的感染很易找到病灶，就以常用感染灶部位命名而不用脓毒症，如肺炎、疖肿而不用脓毒症。但是有40%左右患者的血培养阳性，却找不到感染灶；或血培养阴性，但有明确的感染临床表现，故而统称之为脓毒症。脓毒症是严重感染、重症创伤、大手术后、重症胰腺炎和休克等常见的并发症，进一步发展可导致脓毒性休克、急性呼吸窘迫综合征（ARDS）和多脏器功能障碍综合征（MODS）。在美国每年至少有75万例严重脓毒症新发病例，在疾病死亡原因中占第11位，仅次于心血管疾病，脓毒症患者最终死亡原因大多是多器官功能衰竭。

二、常见病因

脓毒症是机体内一系列病理生理变化的动态过程，实际上是SIRS不断加剧、恶化的结果。脓毒症主要由革兰阴性菌和革兰阳性菌引起，常见的有产ESBL的肠杆菌科、多耐药的葡萄糖非发酵菌，以及耐甲氧西林的金黄色葡萄球菌（MRSA），亦可由病毒或真菌引起。

三、发病机制

脓毒症发病机制非常复杂，涉及感染、炎症、免疫、凝血及组织损害等一系列问题，并与机体多系统、多器官病理生理改变密切相关。

炎症介质的介导是脓毒症发生机制中的重要环节。单核/巨噬细胞系统受内毒素脂多糖（LPS）的刺激，释放肿瘤坏死因子（TNF）和白介素（IL）-1、IL-8等炎症介质，促进了炎症反应，且TNF和IL-1两者有协同作用，IL8对组织炎症的持久损害有重要影响。花生四烯酸的代谢产物血栓素-2（血管收缩剂）、前列腺环素（血管扩张剂）及前列腺素E_2均参与发热、心动过速、呼吸急促、心室灌注异常和乳酸酸中毒

的发生。这些炎症介质的产生也会导致内皮细胞的功能障碍,从而启动了局部反应,包括促进白细胞的黏附和迁移,凝血酶的生成和纤维蛋白的形成,局部血管活性的改变、通透性增加,导致细胞凋亡。再加之宿主的免疫放大反应,促进了异位炎性反应的循环、凝血系统激活以及细胞间的相互作用,最终导致微血管内血栓形成、低氧血症和器官功能障碍。在脓毒症中,炎症反应途径、凝血途径以及其他细胞反应相互交织和相互影响,共同发挥作用。由于细胞因子在脓毒症中有重要的诱导促凝作用,因此发生脓毒症时凝血功能紊乱很常见,其中30%~50%的患者会发生弥散性血管内凝血(DIC)。

四、诊断思路

脓毒症和严重脓毒症的诊断标准。

1.感染

证实或疑似存在感染,同时含有下列某些征象:①体温大于38.3℃或小于36℃;②心率每分钟大于90次或大于不同年龄段正常心率2个标准差;③每分钟超过30次;④意识改变;⑤明显水肿或液体正平衡每千克体重大于20mL超过24小时;⑥高血糖:血糖大于7mmol/L(无糖尿病史)。

2.炎症反应参数

①外周血白细胞计数>12.0×10⁹/L,或C4.0×10⁹/L,或计数正常,但不成熟白细胞>10%;②C反应蛋白(CRP)>正常2个标准差;③前降钙素(PCT)>正常(<0.5ng/mL)2个标准差。

3.血流动力学参数

①低血压:收缩压(SBP)<90mmHg;平均动脉压(MAP)<70mmHg,或成人SBP下降>40mmHg;②混合静脉血氧饱和度(SvO₂):<70%;③心脏指数<3.5L/(min m²)。

4.器官功能障碍参数

①低氧血症:PaO₂/FiO₂<300mmHg;②急性少尿:尿量<0.5mL/(kg·h)至少2小时;③肌酐增加>44.2μmol/L;@凝血异常:国际标准化比值(INR>1.5或部分凝血活酶时间(APTT)>60s;⑤血小板<100×10⁹/L;⑥肠梗阻:肠鸣音减弱或消失;⑦高胆红素血症:总胆红素>70μmol/L。

5.组织灌注参数

①高乳酸血症:血乳酸(BLA)>3mmol/L;②毛细血管充盈时间延长或皮肤出现花斑。

符合感染参数中的两项以上和炎症反应参数中的一项以上指标即可诊断为脓毒症。在脓毒症的基础上出现血流动力学参数、器官功能障碍参数、组织灌注参数中的任何一项以上指标者诊断为严重脓毒症(包括MODS)。

五、救治方法

脓毒症治疗主要是综合治疗，集束化治疗（SSCB）是综合治疗的体现，免疫调理治疗对炎症介质平衡、调整起到积极的作用。机体的免疫状态在脓毒症的发生、发展过程中处于一种免疫细胞过度激活和淋巴细胞受抑制的双相性异常或紊乱状态，对免疫抑制状态的调整已成为当前治疗的热点。

1.早期目标治疗（EGDT）

确诊脓毒性休克后6小时内进行液体复苏，且要达到以下目标：中心静脉压（CVP）达 $8\sim12cmH_2O$；平均动脉压（MAP）$>65mmHg$；中心静脉血氧饱和度（ScvO$_2$）或 $SvO_2\geq70\%$。液体复苏效果与液体性质无关，主要与输液量有关。液体复苏后血压仍不满意者可用升压药，首选去甲肾上腺素。液体复苏后 SvO_2 仍小于 70% 者可输血，维持红细胞压积在 30% 左右。之后若 SvO_2 仍小于 70%，可应用多巴酚丁胺，提高心输出量和氧输送。

2.小剂量氢化可的松注射液

推荐使用小剂量氢化可的松注射液静脉滴注，$<300mg/d$，持续 $5\sim7$ 天。亦可采用甲基强的松龙针剂静脉滴注或推注，$40\sim80mg/d$。

3.抗生素治疗

①诊断为重症脓毒症后1小时内，在获得有关标本，并进行细菌培养后，应该立即静脉使用抗生素；②初始经验性抗感染治疗尽量覆盖可能的病原体；③在抗生素使用 $48\sim72$ 小时后，应结合临床和细菌培养进行抗生素再评价。抗生素使用时间一般为 $7\sim10$ 天，可根据临床反应调整。

4.严格控制血糖

要将重症脓毒症患者的血糖维持在 $8.3mmol/L$ 水平。早期每 $30\sim60$ 分钟监测一次血糖，血糖稳定后每4小时监测一次血糖。

5.碳酸氢盐的使用

严重的酸中毒（如血 $pH<7.15$）往往使休克难以纠正，并可导致脏器损伤，故应纠正。对伴有较严重代谢性酸中毒患者，建议给予 5% 碳酸氢钠使血 pH 值接近 7.35 左右，应杜绝矫枉过正，如血 $pH>7.45$。防止氧解离曲线左移，加重组织缺氧。

6.预防深静脉血栓

应该通过小剂量肝素或低分子肝素来预防重症脓毒症患者深静脉血栓的形成。对于使用肝素有禁忌的感染者（如血小板减少、严重的凝血机制障碍、活动性出血、近期的颅内出血），推荐使用机械预防措施，如逐渐加压袜（GCS）或间歇压迫器（ICD）。

7.免疫调理

（1）胸腺素

可以诱导和促进 T 淋巴细胞、NK 细胞分化和成熟，提高 IL-2 的产生和受体表达水平，增强巨噬细胞的吞噬功能。

（2）免疫球蛋白

合理补充免疫球蛋白，不仅可清除病原体内持续存在的病毒与细菌毒素，对病毒和细菌感染引起的免疫缺陷状态也有调节作用，能迅速控制病毒与细菌所致的感染。

（3）干扰素（IFN-γ）及其诱导物

IFN-γ可使血浆中 IL-6、TNF-α 水平及单核细胞 HLA-DR 的表达增加，从而改善脓毒症患者的免疫状态，提高患者存活率。

（4）乌司他丁

乌司他丁是从人尿液中分离纯化的一种广谱的、典型的 Kuniz 型蛋白酶抑制剂，可以抑制体内广泛分布的丝氨酸蛋白酶活性，具有减少炎症细胞浸润、抑制多种炎症因子和介质释放、消除氧自由基的功能，起到抗炎、减少细胞与组织损伤、改善微循环与组织灌注等作用。

8.床边血液净化（CRRT）治疗

CRRT 是利用物理学原理通过对流、吸附作用达到清除血液中特定物质的方法。一般在发病后 48～72 小时进行 CRRT 治疗，有利于减轻过度炎症反应。高流量的 CRRT 能够明显改善脓毒性休克时的血管阻力、减少血管活性药物的剂量，并能够迅速改善高热、呼吸急促、心动过速等全身炎症反应。

第三节　血流感染

一、基本概念

败血症是由各种病原微生物（细菌或真菌）和毒素侵入血流所引起的血液感染，主要临床表现：骤发寒战、高热、心动过速、呼吸急促、皮疹、肝脾肿大以及精神、神志改变等，严重者可引起休克、弥散性血管内凝血（DIC）和多脏器功能障碍综合征（MODS）。菌血症只是细菌一过性侵入血循环，不久即被机体防御功能抑制或清除，虽可获阳性血培养结果，却并没有相应的临床症状。目前把败血症和菌血症统称为血流感染。近年来，随着广谱抗生素、激素的广泛应用以及创伤性诊疗技术的广泛开展，血流感染的发病率有逐年增高的趋势，同时随着静脉导管技术的广泛应用，导管相关性血流感染（CRBSI）的发病率也随之上升。

二、常见病因

（一）危险因素

①机体屏障功能的完整性受到破坏，如手术、创伤、动静脉置管、气管插管等；

②引起机体免疫力下降的原因，如激素、化疗、免疫抑制剂等的使用，人类免疫缺陷病毒（HIV）感染；③昏迷、营养不良、高龄等也是血流感染的危险因素。

（二）病原学

血流感染的病原菌随着各种操作技术的开展及抗感染药物的应用而不断变化，革兰阳性菌如凝固酶阴性葡萄球菌（CNS）、金黄色葡萄球菌（金葡菌）、肠球菌、真菌引起的血流感染发病率增加，而革兰阴性菌引起的血流感染相应减少。许多大宗的研究结果显示，位居血流感染前几位的病原菌为金葡菌、CNS、念珠菌属、大肠埃希菌、肺炎克雷白菌、肠球菌属和肠杆菌属。念珠菌属占医院血流感染的第4位，与20世纪80年代相比，发病率增加了2～5倍。我国文献报道，血流感染中革兰阳性菌占57.19%，革兰阴性菌占35.96%。革兰阳性菌中以CNS分离率最高（40.75%），已成为医院血流感染的第1～3位病原菌，并认为CNS是CRBSI的重要病原菌。引起血流感染病原菌的耐药性亦逐渐增加，甲氧西林耐药的金黄色葡萄球菌（MRSA）、产ESBLs的革兰阴性菌以及其他耐药菌株不断出现。据报道，在血流感染中MRSA约占30%，耐碳青霉烯类的铜绿假单胞菌约占12%。

三、发病机制

各种病原微生物（细菌或真菌）侵入血流，然后大量繁殖、释放毒素及代谢产物，或毒素直接侵入血流，引起血流感染，出现一系列临床表现。

四、临床特征

血流感染并无特征性临床表现，主要有发热、寒战、皮疹、肝脾肿大、呼吸急促，或过度通气、意识障碍，外周血白细胞总数增加、核左移、血小板减少等。病情严重者可有脏器灌注不足的表现，如低氧血症、高乳酸血症、少尿、低血压，甚至休克、DIC、MODS。不同病原菌的血流感染临床表现各有特点，而不同群体，如老年人、婴幼儿、孕妇，以及烧伤、AIDS患者等的血流感染也各有临床差异。

（一）CNS血流感染

CNS为医院感染的首位，在ICU中最为多见。CNS血流感染常为异物如人工瓣膜、人工关节、各种导管及起搏器等留置体内而致。中性粒细胞减少者尤易发生表皮葡萄球菌血流感染，常由静脉输液导管带入感染。通常CNS由于毒力较低，症状相对较轻，预后也较好。有时除发热外没有其他症状，诊断只能依赖血培养结果。但CNS又是血培养最可能污染的病原菌，故CNS血流感染的诊断应包括：①血培养至少有多次不同部位的阳性结果；②数次分离到的CNS的耐药菌应相同；③临床排除其他原因所致发热或病情恶化。

（二）金葡菌血流感染

社区获得性金葡菌血流感染多为青壮年和体力劳动者，原发病灶常为疖、痈、伤口感染；医院获得性金葡菌血流感染多为机体防御功能低下者，常通过口腔黏膜及呼吸道入侵所致。临床表现较典型：急性发病，寒战高热，皮疹可有瘀点、荨麻疹、猩红热样皮疹及脓疱疹等；关节症状较明显，大关节疼痛，有时红肿。金葡菌血流感染的另一特点是迁徙性损害，常见多发性肺部浸润，甚至形成脓肿；其次有肝脓肿、骨髓炎、关节炎、皮下脓肿等。

（三）肠球菌属血流感染

近年来肠球菌属血流感染日益增多，是医院感染常见的机会感染病原菌。引起血流感染的肠球菌属中55.2%为粪肠球菌，28%为屎肠球菌。肠球菌属血流感染原发病灶以尿路感染居多，其次是褥疮、外科切口感染、腹腔感染、消化道肿瘤；但有40%的患者并无明显的原发病灶。肠球菌属血流感染继发于呼吸道感染者较少见。医院肠球菌属血流感染常为复数菌所致，多合并其他革兰阴性杆菌血流感染，常常症状较重，预后较差。

（四）革兰阴性菌血流感染

以铜绿假单胞菌、大肠埃希菌和肺炎克雷白菌为多见。近年发现一些居于肠道内过去很少致病的不动杆菌、沙雷菌、产碱杆菌、肠杆菌亦可引起血流感染。革兰阴性菌血流感染以医院感染为多，起病多有发热，发热可能是唯一症状，缺乏感染定位症状。临床过程凶险，40%左右的患者可发生脓毒性休克，有低蛋白血症者更易发生休克，严重者出现MODS、DIC等。铜绿假单胞菌血流感染占医院血流感染的13.6%，是血流感染的第4~7位病原菌，常见于免疫功能低下人群。危险因素有血液系统恶性肿瘤、粒细胞减少、糖尿病、器官移植、严重烧伤、大面积皮肤破损、应用肾上腺皮质激素、AIDS、化疗、泌尿道溃疡、静脉导管、尿道装置或导尿管、手术及早产儿等。大肠埃希菌血流感染占医院血流感染的10%左右，常见的有创性检查治疗及原发病灶为静脉导管、气管插管、泌尿生殖道、胃肠道、胆道或呼吸道感染，以尿路感染，尤其是有尿路梗阻者最为常见。肺炎克雷白菌血流感染占医院血流感染的8%左右，常见的有创性检查治疗及原发病灶为静脉导管、尿道、下呼吸道、胆道、手术创面和气管插管。

（五）厌氧菌血流感染

厌氧菌感染中，80%~90%为脆弱类杆菌，其他有厌氧链球菌、产气荚膜梭菌等。厌氧菌血流感染常为复数菌感染，原发病灶以肠道最为多见，约占50%，其次为女性生殖道、下呼吸道、头颈部以及皮肤软组织感染。厌氧菌血流感染临床特征有：①病变组织分泌物腐臭，可含有气体，并可有荚膜形成；②产生外毒素（如产气荚膜梭菌的α毒素）可导致溶血，脆弱类杆菌内毒素可直接作用于肝脏而造成肝损害和黄疸。黄疸发生率可高达10%～40%；③厌氧菌所产生的肝素酶可使肝素降解，易引起脓毒性血栓性静脉炎；脓栓脱落而致迁徙性病灶；④产气荚膜梭菌血流感染患者可发生严重的溶血性贫血、黄疸和肾衰竭；⑤对血流感染一般常使用β-内酰胺类和氨基糖苷类抗生素，但长期应用反而症状加重，因为需氧菌减少致厌氧菌感染加剧。

（六）念珠菌属血流感染

真菌血流感染病原菌以念珠菌属占绝大多数，念珠菌属血流感染中以白念珠菌最多，占50%左右，非白念珠菌主要有光滑念珠菌、克柔念珠菌、近平滑念珠菌和热带念珠菌。近年来念珠菌属血流感染发病率明显增多，已占血流感染的第4位，而且非白念珠菌血流感染逐渐多于白念珠菌血流感染，光滑念珠菌已成为引发成年人念珠菌感染的第二大病原体，仅次于白念珠菌。虽然光滑念珠菌的致病性与毒性均不及白念珠菌，但由于它对唑类抗真菌药物存在先天性或获得性耐药，因此其危害性不亚于白念珠菌感染。念珠菌属血流感染大多数病例都是免疫功能低下的患者（肿瘤、白血病、慢性肝或肾病、AIDS等），且多数发生在医院内，如长期接受皮质激素或（和）广谱抗生素治疗，静脉置管、透析疗法、肿瘤化疗、高能营养等。亦可伴有细菌性血流感染。一般发生在严重原发病的病程后期，病情进展缓慢，毒血症状可较轻，临床并无特征性表现，易被原发病和同时存在的细菌感染所掩盖。

五、辅助检查

（一）病原学检查

血流感染中血培养最为重要，宜在抗生素应用前及寒战、高热时采血，应在不同部位采血2次以上送检，每次间隔约1小时。每次抽血量至少5～10mL，总血量需要20～30mL，增加采血量有助于提高血培养的阳性率。必要时可同时做需氧菌、厌氧菌和真菌培养，也可做L型（细菌胞壁缺陷型）培养。骨髓培养阳性率较高，还应以脓液、脑脊液、胸腹水、瘀点（斑）做细菌培养，以增加检出病原菌的机会。

（二）血常规

外周血白细胞总数明显升高，中性粒细胞增高，出现核左移及细胞内中毒性颗粒，甚至有类白血病表现。机体免疫力差和少数革兰阴性菌血流感染的白细胞总数可降低，但中性粒细胞多数增高；部分血流感染患者可有血小板减少及凝血机制异常。

（三）内毒素

革兰阴性菌感染者，内毒素水平升高。细菌内毒素检测是诊断和监测细菌性感染的一个重要参数。

六、诊断思路

（一）诊断标准

1.血流感染

（1）血流感染临床诊断

发热，体温超过38℃或低热，体温低于36℃，可伴有寒战，并合并下列情况之一：①有入侵门户或迁徙病灶；②有全身中毒症状而无明显感染灶；③有皮疹或出血点、肝脾肿大、外周血中性粒细胞增多伴核左移，而无其他原因可解释；④收缩压低于90mmHg，或较原收缩压下降超过40mmHg。

（2）血流感染病原学诊断

在临床诊断的基础上，符合下述两条之一即可诊断。①血培养分离出病原微生物。若为常见皮肤寄植菌，如类白喉棒状杆菌、肠杆菌、CNS、丙酸杆菌等，需在不同时间采血两次或多次培养阳性；②血液中检测到病原体的抗原物质。

2.CRBSI

①有中心静脉置管史，插管超过24小时出现发热，体温超过38.5℃，除外其他部位的感染，导管细菌培养阳性，拔管后体温恢复正常。②导管和血或成对血培养（即分别从导管和其他外周血管采血）均培养出同种细菌。

（二）鉴别诊断

1.成人斯蒂尔病

属变态反应性疾病，临床可见发热、皮疹、关节痛和白细胞增多。病程较长，且有缓解期，无毒血症状，皮疹呈短暂反复出现，血培养阴性，抗生素治疗无效，应用肾上腺皮质激素及吲哚美辛等可使体温下降、临床症状缓解。

2.恶性组织细胞增多症

多见于青壮年，起病急，有不规则发热伴畏寒、消瘦、贫血、进行性衰竭等。肝、脾淋巴结肿大较显著，有出血倾向，全血细胞减少。骨髓涂片及淋巴结活检可找到异常组织细胞，抗生素治疗无效。

七、救治方法

1.抗菌药物应用

抗菌药物根据药代动力学（PK）和临床药效学（PD）分为浓度依赖性和时间依赖性抗菌药物。①浓度依赖性抗菌药物（如氨基糖苷类和氟喹诺酮类）要保证每次药量达到足够的血浓度，氨基糖苷类药物的血药浓度：峰值/MIC值为8～10.则有效率＞90%；氟喹诺酮类药物的AUC/MIC＞100时疗效好；②时间依赖性抗菌药物（如β-内酰胺类）要注意药量与给药间隔时间，能让病原菌接触到超过MIC浓度的药物即可，但此药物必须维持足够长的时间才能取得临床疗效。应用β-内酰胺类药物务必使其给药间隔时间的百分数（T-MIC%）达到40%以上，因为即使使用了敏感的β-内酰胺类药物，如果T-MIC%不足40%，那么临床就不会有效。

选择联合用药的理由：①扩大抗菌谱，覆盖各种可能的病原菌；②复数菌血流感染逐渐增多，联合用药可能获得最适当的抗菌范围；③单一抗菌药物较易诱导细菌产生耐药性，联合用药可获得"低诱导"和"低选择"的效果。

抗菌药物治疗后无迁徙性病灶，可在退热后4～5天考虑停药，若病原菌在难以清除的病灶（心瓣膜、骨关节）中，抗生素使用期必需适当延长，至少3周以上；或在体温下降正常、临床症状基本消失后继续用药7～10天。

（1）CNS血流感染

若血培养CNS阳性或怀疑为CRBSI时，应立即拔除静脉导管，并使用有效的抗感染药物。CNS感染常为医院感染，因而甲氧西林耐药CNS（MRCNS）约占80%。治疗MRCNS所致血流感染，首选万古霉素或去甲万古霉素，并常需联合磷霉素或利福平，也可选用奎奴普丁、达福普汀等新抗生素。

（2）金葡菌血流感染

研究表明：社区获得性金葡菌血流感染中MRSA占25%，医院获得性金葡菌血流感染中MRSA占40%，在血液透析和腹膜透析患者中MRSA更为多见。金葡菌血流感染的治疗首选苯唑西林或氯唑西林，青霉素过敏的患者可选用头孢拉定、头孢唑林等第一代头孢菌素，若怀疑病原菌为MRSA，则首选万古霉素、去甲万古霉素，亦可选用替考拉宁、利奈唑胺。

（3）肠球菌属血流感染

药敏结果显示：屎肠球菌比粪肠球菌更为耐药，粪肠球菌对氨苄西林和万古霉素耐药率分别为27%和3.35%，而屎肠球菌对氨苄西林和万古霉素耐药率约为81%和50.5%。肠球菌属血流感染可选用青霉素或氨苄西林联合庆大霉素；氨苄西林耐药肠球菌属可选用万古霉素或利奈唑胺，对万古霉素耐药肠球菌属目前尚无有效药物。体外敏感显示奎奴普丁、达福普汀对所有屎肠球菌敏感。

（4）革兰阴性菌血流感染

产ESBLs的革兰阴性菌主要是大肠埃希菌和肺炎克雷白菌，约占42.53%。第一、第二、第三代头孢菌素、庆大霉素、环丙沙星对大肠埃希菌均有良好的抗菌作用，但中国大肠埃希菌对喹诺酮类药物的耐药率高达50%以上。耐药率较高的大肠埃希菌引起的血流感染应选用β-内酰胺/β-内酰胺酶抑制剂或头孢吡肟，若产ESBLs的菌株感染应选用碳青霉烯类如亚胺培南、美罗培南等。肺炎克雷白菌血流感染的治疗应根据药敏结果选用第三代头孢菌素、氟喹诺酮类、氨基糖苷类或β-内酰胺/β-内酰胺酶抑制剂。若产ESBLs的肺炎克雷白菌引起的血流感染，可选用碳青霉烯类药物。铜绿假单胞菌常为泛耐药菌株，近年来耐药率呈上升趋势。铜绿假单胞菌引起的血流感染，可选用头孢他啶或头孢哌酮/舒巴坦、氨曲南联合阿米卡星，也可选用碳青霉烯类。

（5）厌氧菌血流感染

厌氧菌血流感染首选治疗药物为甲硝唑、替硝唑；厌氧球菌感染也可选克林霉素、红霉素；革兰阴性菌及厌氧菌混合感染可选用哌拉西林/三唑巴坦、美罗培南或亚胺培南。

（6）念珠菌属血流感染

白念珠菌血流感染首选氟康唑，若无效或非白念珠菌血流感染可选用伊曲康唑、伏立康唑、两性霉素B或两性霉素B脂质体。光滑念珠菌在暴露于氟康唑4天以后，对氟康唑、伊曲康唑、伏立康唑均产生稳定的耐药性。还有研究发现，如果仅针对光滑念珠菌感染，则只有38%的患者对伏立康唑有效。因此，根据目前的临床用药指南推荐，对于病情不稳定、先前接受过唑类抗真菌药治疗，尤其是对氟康唑耐药的念珠菌血流感染（如光滑念珠菌）的患者，最好选用除氟康唑、伏立康唑之外的其他药物进行治疗。

2.CRBSI的处理

在决定CRBSI的治疗时，是否需要拔除导管是最重要的决策，先要根据病原菌的毒力（CNS属低度毒力，而金葡菌及念珠菌属中、高度毒力）及并发症（如低血压、静脉脓毒性血栓及栓塞性疾病、心内膜炎、放置导管局部感染等）将CRBSI的危险性分为低、中、高3类，再来决定是否需要拔管。由低度毒力病原菌引起的无并发症的CRBSI常不引起深部感染，属低危险性，对抗菌药物治疗有效者暂可不拔除导管；由中、高度毒力病原菌引起的CRBSI，且有严重基础疾病或免疫障碍者伴有导管相关并发症者都属高危患者，均应拔除导管，并且要及时使用敏感的抗菌药物治疗，病情需要时可在适当时候，在另一部位重新放置血管导管。

3.肾上腺皮质激素应用

血流感染伴有明显的毒血症状，如重要器官心、脑、肺、肝、肾出现中毒性病变及脓毒性休克时，在有效抗生素治疗下，可静脉滴注地塞米松5～10mg/d或氢化可的松200～400mg/d，治疗2～3天，毒血症状缓解或休克纠正后即可停用。

第四节　贫血

一、贫血急诊评价

贫血是指血循环中红细胞计数、血红蛋白浓度和（或）血细胞比容低于正常值的一组临床症候，并不是一个独立的疾病，贫血是由多种病因、不同发病机制而产生的综合征。如果在非高原地区，成年人血红蛋白（Hb）男性Hb＜120g/L、女性Hb＜110g/L、孕妇Hb＜100g/L即为贫血。除性别、年龄、生理状况不同，正常人的Hb值略有差异外，在判断贫血时也需注意有无脱水或血液稀释等诸因素的影响。

（一）临床分类

贫血的分类方法较多，临床常用的如下两种方法：

1.按红细胞形态学分类

依据红细胞平均体积（MCV）、红细胞平均血红蛋白（MCH）和红细胞平均血红蛋白浓度（MCHC），主要分为三种类型：

（1）小细胞低色素性贫血 MCV<8μm³，MCH<26pg，MCHC<0.31。此类贫血见于缺铁性贫血、海洋性贫血及铁粒幼红细胞贫血、部分慢性疾病所导致的贫血等。

（2）正常细胞贫血 MCV80～94/μm³，MCH26～32pg，MCHC0.31～0.35。此类贫血见于再生障碍性贫血、多数慢性系统性疾病所致的继发性贫血、某些溶血性贫血及急性失血性贫血。

（3）大细胞性贫血 MCV>9μm³，MCH>32pg，MCHC0.31～0.35。此类贫血见于巨幼细胞性贫血、甲低性贫血、脾切除术后贫血等。

2.生理学分类

（1）红细胞生成减少

①造血物质缺乏：如缺铁性贫血；叶酸或维生素 B_{12} 缺乏巨幼细胞贫血。

②骨髓造血功能障碍：如再生障碍性贫血；慢性系统性疾病（慢性炎症、感染、尿毒症、肝病、肿瘤、结缔组织疾病、内分泌疾病等）所致的继发性贫血；骨髓浸润（白血病、多发性骨髓瘤、骨髓纤维化等）所伴发的贫血，骨髓增生异常综合征。

（2）红细胞破坏过多（溶血性贫血）

①红细胞内异常：如红细胞膜的异常（如遗传性球形红细胞增多症）；红细胞内酶的缺乏（如葡萄糖-6-磷酸脱氢酶缺乏、丙酮酸激酶缺乏）；红细胞内血红蛋白异常（如海洋性贫血、异常血红蛋白病）；阵发性睡眠性血红蛋白尿。

②红细胞外的异常：如免疫性溶血性贫血；物理、化学、生物因素引起的溶血性贫血；脾功能亢进。

（3）失血

①急性失血性贫血。

②慢性失血性贫血。

生理学分类可通过网织红细胞测定，骨髓涂片常规检查或普鲁兰铁粒染色，或骨髓活检等了解红细胞有否大量丢失或破坏、骨髓造血状态、红细胞的增生与成熟等情况。

3.按贫血的严重程度分类

①轻度血红蛋白>90g/L，但低于相应正常值下限。

②中度血红蛋白为60～90g/L。

③重度血红蛋白为30～60g/L。

④极重度血红蛋白＜30g/L。

此外还有按遗传性或获得性，按骨髓增生程度进行分类等方法。

（二）病理生理机制

贫血致血液的携氧能力降低，不能维持组织的正常氧供应与氧和作用，因此，产生组织缺氧和机体相应的代偿状态。轻度贫血者可无明显变化，中、重度贫血者则出现上述病理生理学改变，常有代偿性心搏出量增加和血液重新分布，以保障脑、心肌、肺、肝、肾、胃肠、肌肉等主要组织和器官的血供与氧供。此外，贫血时血红蛋白对氧的亲和力也下降，在组织内其携带的氧很容易释出，利于增加组织内的氧供。在组织缺氧状态时红细胞生成素的产生增多，可加速祖细胞向红细胞系增殖及分化，促使红细胞释放，产生应激性网织红细胞增加。如果贫血较重，组织缺氧难以纠正，患者处于失代偿状态，再加上引起贫血的各种疾病等诸因素，将会使患者出现一系列组织缺氧的状态。

（三）病因

1.红细胞丢失过多

急、慢性失血后贫血，比如各种创伤，血液病或消化道疾病或妇产科等疾病引起的急性出血，如钩虫病、痔出血、女性月经量过多或消化道小量慢性失血等，均系红细胞丢失过多引起的贫血。但需注意，慢性较长时间的出血，除可引起失血性贫血外，多因长期失血，不仅丢失了红细胞，同时也容易伴有铁的丢失，可发生失血继发缺铁性贫血。

2.红细胞破坏过多

（1）红细胞自身缺陷

可因红细胞膜的异常，如遗传性球形或椭圆形红细胞增多症等，可因红细胞血红蛋白的异常，如海洋性贫血或异常血红蛋白病。也可因红细胞酶的缺陷如G6PD酶或丙酮酸激酶缺乏症等均可引起红细胞破坏过多的溶血性贫血，以上多为遗传性溶血性贫血。像阵发性睡眠性血红蛋白尿，其病因尚难肯定，多认为属获得性红细胞内在缺陷的溶血性贫血。

（2）红细胞外异常

可因免疫因素致红细胞破坏过多，如自身免疫性溶血性贫血，血型不符的输血反应等。可因生物因素如溶血性链球菌或支原体或疟原虫等感染致红细胞破坏过多，也可因某些化学物质如蛇毒、苯、铅等作用或物理因素，如大面积烧伤或机械性损伤等因素导致红细胞破坏，还可因脾功能亢进致红细胞破坏增加而发生贫血。

（3）红细胞生成减少

造血物质铁或叶酸或维生素B_{12}因摄入不足、吸收障碍、需要过多或慢性丢失等因素导致其缺乏或不足，可影响红细胞的生成。此外，骨髓造血功能低下，骨髓异常造血或骨髓受到肿瘤细胞浸润或红细胞生成素缺乏等因素均使骨髓造血功能发生障碍，导致红细胞生成减少引起贫血。

（四）临床特征

1.贫血的有关症状

心悸、气短、乏力、头晕、耳鸣、运动或体位突然变换时症状更为明显，严重者可晕厥。可能伴有出血、黄疸、失血或营养不良等其他症状。

2.贫血的相关体征

皮肤、口唇、齿龈、睑结膜、甲床苍白，心率稍快，慢性贫血者全心扩大，心前区可闻及轻度收缩期吹风性杂音。部分患者可伴巩膜黄染、皮肤或黏膜出血、浅表淋巴结肿大或肝脾肿大等体征。

3.实验室检查

全血常规可查血细胞计数，红细胞指数，网织红细胞计数，血涂片观察红细胞形态、大小及染色，有无红细胞碎片或有核红细胞，白细胞分类，有无幼稚细胞，血小板的分布及形态等。骨髓涂片常规及相关染色检查，必要时骨髓活检，也可依据需要行血清铁、叶酸、维生素 B_{12} 的检测或溶血方面的试验。贫血虽有共同的临床特征，但由于贫血的病因与类型不同，常伴有各自不同的临床表现，见本节有关贫血常见的急危重症阐述。

（五）诊断思路

1.首先确立贫血的存在

在非高原地区成年人血红蛋白（Hb）含量，男性 Hb＜120g/L、女性 Hb＜110g/L、孕妇 Hb＜100g，并排除水肿等因素引起的血液稀释或脱水等因素导致的血液浓缩状态对血红蛋白浓度的影响时可诊断为贫血。

2.常见贫血的病因诊断

①失血性贫血：为各原因引起的急、慢性失血后的贫血。急性失血为正常红细胞大小、正色素性贫血，但慢性、小量、长期失血可引起失血继发缺铁性贫血，此时多为小红细胞、低色素性贫血。外科、内科、妇产科等专业发生急、慢性失血的疾病很多，需通过病史、体检和化验以及参考跨专业的知识进行诊断。慢性失血性贫血尚需与铁粒幼细胞贫血鉴别。

②营养不良性贫血以巨幼细胞贫血为多见，为大红细胞、正色素性贫血，常伴白细胞和血小板减少。

③溶血性贫血：不论获得性还是遗传性溶血性贫血均系红细胞破坏过多而引起贫血，不仅有贫血的表现还可有黄疸、脾大、网织红细胞增高，相关溶血试验异常等改变，溶血严重者可发生"溶血危象"。急性溶血导致骨髓造血功能衰竭时还可发生"再障危象"，此时，需与再生障碍性贫血进行鉴别。

④再生障碍性贫血：不仅骨髓生成红细胞减少，同时伴白细胞和血小板减少，网织红细胞低减，骨髓象示增生低下。

⑤骨髓异常造血或骨髓受到肿瘤侵占或低增生性白血病也可表现出贫血伴白细胞和（或）血小板减少。

以上是贫血常见病因，临床诊断时需依据病史、体征和血液学及相关化验进行鉴别诊断，以助查出确切的贫血病因，有利于病因治疗。

二、再生障碍性贫血

（一）概述

再生障碍性贫血（AA，简称再障）是由化学、物理、生物等多种因素或尚未明确的原因引起的造血干细胞及造血微循环境的损伤，骨髓中造血细胞明显减少，红髓萎缩，被脂肪髓代替，以全血细胞减少为特征的一组骨髓造血衰竭性综合病征，临床表现为贫血、出血和感染。国内目前分为急性或重型再障和慢性再障两型。根据再障诱发的原因不同又可分为原发性和继发性再障。

（二）病理生理机制

无论原发性或继发性再障，其干细胞、造血微环境和免疫因素是再障发生的主要机制，分述以下三个方面：

1.干细胞缺乏或功能异常

再障患者的干/祖细胞培养减低，干细胞缺乏是发生再障的重要因素。

2.造血微环境的损伤

造血微环境包括各种基质细胞（成纤维细胞、巨噬细胞、内皮细胞、脂肪细胞等）及其所分泌的体液因子，造血祖细胞的自我更新和增殖，各系血细胞的发育和成熟均依赖骨髓微环境中的基质细胞和提供必需的造血生长因子，所以造血微环境的损伤是发生再障的基础。

3.免疫损伤

免疫因素可抑制骨髓造血，有人认为T淋巴细胞可介导再障的发生。

（三）病因

原发性再障无明显病因可寻查，继发性再障可有如下病因：

1.化学因素

药物致再障较为常见，比如氯霉素、索米痛片、磺胺类、抗肿瘤药物等可诱发再障。非药物性的化学物质如苯、油漆、杀虫剂等同样可致再障。

2.物理因素

X线、放射性核素可引起再障。

3.生物因素

病毒感染如肝炎病毒、EB病毒等感染，细菌感染如粟粒性结核、败血症等均是导致再障的病因。

4.其他因素

席汉病等内分泌异常，SLE等自身免疫性疾病的免疫因素也能是发生再障的原因。

（四）临床特征

再障可呈急性型（亦称重型再障 I 型）病情危重，常危及生命。也可以是慢性再障（轻型再障），较长期生存，预后良好。慢性再障病程中病情恶化，临床、血象、骨髓象与急性再障相似称为重型再障 n 型。

1.急性再障或重型再障

临床表现起病急，贫血呈进行性加重，严重时头晕、耳鸣、心悸、气短、乏力等。皮肤可有紫斑，口腔与鼻黏膜出血，尿血或便血，咯血，女性患者阴道流血，严重者颅内出血。因血白细胞减少，本病易并发不同程度的感染，多为细菌性，如皮肤、呼吸道、泌尿系或胃肠感染较常见，重者易扩散至败血症。化验血象示全血细胞减少，中粒细胞绝对值 $< 0.5 \times 10^9/L$，网织红细胞 $< 1\%$，绝对值 $< 15 \times 10^9/L$，骨髓象示多部位增生低下，三系造血细胞明显减少，非造血细胞明显增多，骨髓小粒中非造血细胞及脂肪组织也增多。

2.慢性再障

临床表现起病缓慢贫血、出血或感染较轻。一般无淋巴结或肝脾肿大。化验血象示全血细胞及网织红细胞减少，程度较急性再障为轻。骨髓象示三系或两系减少，至少一个部位增生不良，如果增生尚好，红系中常有晚幼红比例增高，巨核细胞明显减少，同样骨髓小粒中非造血细胞及脂肪细胞也增多。全身骨髓扫描检查示造血细胞总体减少。

（五）诊断思路

有引发再障的物理、化学、生物因素或免疫病，内分泌病或无明显原因出现了贫血、出血与感染的临床表现，但一般无肝脾肿大。化验全血细胞减少，网织红细胞绝对值减少，骨髓至少有一个部位增生低减或重度减低，必要时骨髓活检示造血组织减少，脂肪组织增加。一般抗贫血药治疗无效。虽然再障的特征性表现为全血细胞减少，及（或）骨髓增生低下，但并非再障特异独有的改变，尚需排除其他类似疾病如：阵发性睡眠性血红蛋白尿并再障危象、骨髓增生异常综合征-难治性贫血、低增生性急性白血病、骨髓转移性肿瘤、脾功能亢进、重度巨幼细胞性贫血等。

（六）鉴别诊断

1.阵发性睡眠性血红蛋白尿（PNH）

AA 与 PNH 均系干细胞性疾病，有时 AA 与 PNH 并存，两者需仔细鉴别，甚至需予以追查。两者并存时虽临床表现相近，但 PNH 有发作性血管内溶血，可出现酱油色尿，除血象和骨髓的检查外，尚需查酸溶血试验、糖水试验、蛇毒溶血度等，阳性者有助 PNH 的诊断。

2.骨髓增生异常综合征–难治性贫血（MDS–RA）

本病的骨髓呈病态和无效造血，部分患者骨髓呈低增生性，与 AA 难以鉴别，需进一步做骨髓活检，必要时行染色体检查或基因的检测，对于 MDS–RA 与 AA 的鉴别有参考价值。

3.低增生性急性白血病

患者常呈现全血细胞减少的血象，但进一步行骨髓象的检查则两者各有所异。

4.骨髓转移瘤

肿瘤细胞侵占了正常骨髓，影响了骨髓的造血功能，骨髓涂片中可见到转移瘤细胞，骨髓象不同于 AA。

5.巨幼细胞贫血

严重者可出现全血细胞减少，但为大红细胞性贫血，粒细胞核呈多分叶，骨髓增生活跃或明显活跃，以红系增生为著，有较多巨幼红细胞，中粒细胞巨幼变，巨核细胞也可巨样变，不同于 AA 的骨髓象，而且血清叶酸和 B_{12} 定量检查结果低减。

6.脾功能亢进

多有各种原因引起的脾脏肿大，破坏血细胞增多，故末梢血呈全血细胞计数减少，但 AA 一般无脾脏肿大，骨髓检查示增生低下，两者有所差异。

（七）急诊处理

1.避免可疑的致病因素

比如：回避接触 X 线或放射性物质，对骨髓有抑制或损伤的药物或化学物质应避免应用或接触，对各种感染应尽早有效地治疗。

2.全身支持治疗，控制并发症

（1）一般措施

对粒细胞 $<0.5 \times 10^9$/L 者应给予保护性隔离，做好皮肤、口腔、鼻咽、肛门的清洁护理，增强患者的营养，保持休息与治疗环境的清洁卫生。

（2）输血治疗

依据病情需要酌情输新鲜全血或成分血，以减轻患者的症状，改善全身一般状态，但需注意不能输入有可能作为供髓者的血。

（3）防治感染

选用强有力的广谱抗生素，尽早有效地防治各种感染的并发症。

3.急性重型再障的救治

（1）骨髓移植

对于 40 岁以下确诊为 AA 者，有合适的同胞供髓者行骨髓移植是治疗重型 AA 的最有效的方案。需注意应控制给拟行骨髓移植者输血，尤其是不应输家族成员的血。

（2）免疫抑制疗法

①大剂量甲泼尼龙冲击治疗，按20mg/（kg d）静脉滴注，用于重型再障。

②抗胸腺细胞球蛋白（ATG）按10～15mg/（kg d）加入生理盐水250～500mL中静脉滴注，持续4小时以上，连用5天。用药前给苯海拉明和解热剂及泼尼松40mg/（m² d）口服，ATG过敏试验可采用10mg加入生理盐水100mL静脉滴注1小时，同时观察有无发热、皮疹、白细胞或血小板减少等不良反应。本法对无条件采用骨髓移植的重型再障有效，若与大剂量甲泼尼龙或环抱素甲泼尼或雄激素联合应用可提高疗效。

③环抱素（CSA）按2～10mg/（kg d）口服，也可与雄性激素或ATG联合应用。

（3）刺激骨髓造血

①造血细胞因子：对于AA者严重粒细胞缺乏伴发热、感染时可用重组人类粒细胞集落刺激因子（GCSF）或粒细胞-巨噬细胞集落刺激因子（GM-CSF）3～5μg/（kg d）皮下注射，每日1次，可增加粒细胞。EPO3000U/d，皮下注射，每日1次，可提高Hb。

②雄激素：临床常选用的有丙酸睾酮100mg肌内注射，每日1次。司坦唑醇2mg口服，每日3次。达那唑0.2g口服，每日3次。美雄酮10mg口服，每日3次。本类制剂单用对重型AA无效，对慢性再障可获70%左右疗效。

4.慢性再障的治疗

①雄激素为首选有效药物，具体用药详见前述。②山莨菪碱（654-2）10mg口服，每日3次。③中医药治疗以补肾为主，可与雄激素联合应用，能提高疗效。

2.脾切除

脾切除可减轻出血，但不能改善骨髓的造血功能。

3.治疗进展

胎肝及脐血输注或移植，对一些AA患者有效，以刺激造血的功效为主。

（八）病因治疗

部分原因尚未明了的AA可重点从自身免疫方面进行调整与改善，配合综合性治疗。因接触或治疗或意外事故有放射性核素或射线损伤骨髓者应立即回避和停止接触放射损伤。因药物或化学物质过敏、过量或毒副作用致骨髓发生造血功能障碍者应立即停止应用此类药物，停止接触有关化学物质，辅以抗过敏或解毒、排毒等治疗。因病毒和细菌感染引起的再障，应及时选用抗病毒或抗生素有效地控制感染。

三、溶血性贫血

溶血性贫血是由于红细胞的破坏增速，超过了造血补偿能力而发生的贫血。临床表现随其发生溶血的急与缓而有所差异，治疗措施也各有不同。

（一）临床分类

溶血性贫血按先天与后天可分为两大类，即先天性（或遗传性）溶血性贫血和后天获得性溶血性贫血。也可按发病机制分为红细胞内异常和红细胞外异常两类溶血性贫血。临床多用于此种分类法，红细胞内异常溶血性贫血，包括红细胞膜结构与功能缺陷，珠蛋白异常也称血红蛋白病或红细胞酶的缺陷引起的贫血。红细胞外异常溶血性贫血包括免疫，感染、化学、物理、机械或代谢因素引起的溶血性贫血及阵发性睡眠性血红蛋白尿。

（二）病理生理机制

溶血性贫血者的红细胞寿命缩短，容易被破坏，其机制如下：

1.红细胞膜的异常与损伤

①细胞膜支架异常，使红细胞呈球形或椭圆形，发生形态改变的红细胞容易在单核–巨噬细胞系统内破坏。②细胞酶的缺陷，如丙酮酸激酶缺乏的红细胞膜阳离子通透性发生异常，使红细胞内 K^+ 漏出，而 Na^+ 增加，破坏了红细胞的稳定性。③细胞膜吸附抗体和补体，使红细胞易在单核–巨噬细胞系统内破坏或在血管内溶血。④细胞膜的化学成分发生异常变化也使红细胞容易破坏。

2.血红蛋白分子结构异常

使红细胞硬度增加，难以通过微循环，易被单核–巨噬细胞系统吞噬。不稳定血红蛋白病者的红细胞易被脾脏阻滞而清除。

溶血性贫血者的红细胞破坏增加的主要病理生理变化是红细胞的异常现象，血红蛋白分解代谢加快及红细胞系统代偿性增生：

（1）红细胞的异常现象

红细胞可呈球形、椭圆形、镰形、棘形、靶形等形态改变。自身抗体和补体损伤红细胞的膜，引起巨噬细胞系统吞噬红细胞现象，当血内有冷凝集素，红细胞可发生自身凝集现象。在红细胞膜的边缘还可见到海因小体。球形红细胞的渗透性、脆性增加，然而靶形、镰形红细胞则对低渗盐水的抵抗力增强。红细胞有缺陷者红细胞的寿命是缩短的，容易被破坏。

（2）血红蛋白大量分解

可致血浆游离血红蛋白增高，血清结合珠蛋白减少，可出现血红蛋白尿、含铁血黄素尿。而血胆红素增高，如果超过肝脏清除能力可出现黄疸，慢性溶血者肝功能异常或并发胆石症。血红蛋白大量分解可致尿胆原增加，粪胆原排出量也增多。

3.红细胞代偿性增生

表现为网织红细胞增多、周围血涂片中可见幼红细胞，骨髓中幼红细胞明显增生。

（三）病因

先天或遗传因素致红细胞的结构与功能异常，红细胞酶的缺陷或珠蛋白的异常，使红细胞寿命缩短，容易破坏，发生溶血。后天获得性溶血主要引发因素有免疫因素介导的免疫性溶血性贫血，也可因药物引起，或其他化学物质或感染或毒素或物理或机械损伤或某些代谢因素或阵发性睡眠性血红蛋白尿均系红细胞外异常，引起微血管或大血管内溶血。

（四）临床特征

发生溶血的急与缓不同，其临床特征也有差异。

1.急性溶血性贫血

发病很急，腰背酸痛，体温升高，面色苍白，皮肤和巩膜黄染，严重者循环衰竭或急性肾功能衰竭或骨髓造血功能衰竭，也称之为"再障"危象。

2.慢性溶血性贫血

发病缓慢，可有轻度贫血和黄疸，也可有肝脾肿大，血浆游离血红蛋白轻度增高，多无血红蛋白尿，常伴有肝功能异常或胆石症。

发生溶血时血红细胞计数与血红蛋白降低，网织红细胞增加，血涂片可能见到幼红细胞或红细胞碎片或红细胞形态异常。血游离胆红素增高，血浆游离血红蛋白增加，尿胆原增高，粪胆原增加，骨髓幼红细胞明显增生，某些溶血性贫血尚有相应的辅助检查，如直接或间接抗人球蛋白试验、酸溶血试验、糖水试验、红细胞脆性试验、蛇毒溶血试验等供临床参考。

（五）诊断思路

①首先判断是否有溶血性贫血的存在，除有急、慢性溶血性贫血的临床特征外还有红细胞破坏过多及幼红细胞代偿性增生的依据，若幼红细胞明显增生，但仍存在贫血者伴有血红蛋白尿或其他血管内溶血征象时，均应考虑溶血性贫血的存在。②确立溶血性贫血的类型与病因，识别是先天性（遗传性）溶血性贫血，如遗传性球形红细胞增多症、遗传性椭圆形红细胞增多症、海洋性贫血、镰形细胞性贫血或遗传性丙酮酸激酶或G6PD酶或谷胱甘肽合成酶缺陷的等溶血性贫血。后天获得性溶血性贫血则多有免疫、药物、化学物质、感染、机械损伤、物理因素等引发溶血。③与其他非溶血性贫血或继发性溶血性贫血进一步鉴别。

（六）鉴别诊断

1.非溶血性、其他类型的血液病性贫血鉴别

如缺铁性贫血或巨幼细胞贫血，恢复期的早期也可能会有贫血和网织红细胞增加的表现，除细胞形态异常不同外，尚有血清铁或血叶酸、维生素B12的减低。再生障碍性贫血则全血细胞减少，网织红细胞减低，骨髓象示三系均减少，以上表现均不同于溶血性贫血。

2.与其他骨髓肿瘤性疾病继发性贫血鉴别

如白血病、骨髓癌瘤转移、骨髓纤维化等并发贫血，临床无典型溶血的表现，而且骨髓可见白血病细胞或转移癌细胞或纤维组织增生。

3.与其他系统疾病引起的继发性溶血性贫血鉴别

如系统性红斑狼疮等免疫性疾病引起的免疫性溶血性贫血与原发自身免疫性溶血性贫血不同，前者除有原发疾病的临床特征外，尚有特异的免疫化验异常。

（七）救治程序

原则是尽快控制急性溶血，改善贫血状态，治疗病因。

①应用肾上腺皮质激素对控制急性溶血有益，可酌选琥珀酸氢化可的松，每日200～300mg加入葡萄糖溶液中静脉滴注或选泼尼松，初始每日总量约1mg/kg体重，用药1周左右红细胞可回升，症状会好转，待红细胞及血红蛋白恢复正常后逐渐减肾上腺皮质激素的剂量，用维持量治疗约6个月。给药3周无效者改用或并用其他治疗。②输血疗法在急性溶血时可暂缓贫血症状和改善病情，为减少输血和溶血反应，回避免疫因素干扰，可酌选生理盐水洗涤的红细胞。③治疗进展：a.对免疫因素介导的溶血性贫血可选用免疫抑制剂，如环磷酰胺，每日量2mg/kg体重或选硫唑嘌呤，每日量2mg/kg体重，约半数有效。b.脾切除对重度遗传性球形红细胞增多症或免疫性溶血性贫血肾上腺皮质激素治疗无效者可切除脾脏，约有60%左右患者近期有效。

（八）病因治疗

①因药物介导的药物免疫性溶血性贫血应立即停用本药与回避类似或容易致敏的药物。②由病毒、细菌、疟原虫、支原体感染因素致病者，及时选用抗病毒抗生素、控制疟疾或支原体感染的药物。③因蛇毒毒素引起的急性溶血，应用抗蛇毒血清治疗。④因苯、砷化氢的化学物质引起溶血时应立即停止接触此类化学物质。酌情进行解毒、驱毒等治疗。⑤因大面积严重烧伤发生溶血者，努力治疗和控制烧伤。

第五节　休克

一、脓毒性休克

（一）基本概念

脓毒性休克，即感染性休克，是指由于细菌、真菌、病毒和立克次体的严重感染，特别是革兰阴性细菌感染引起的休克，在充分液体复苏情况下仍持续存在组织低灌注（由感染导致的低血压、乳酸增高或少尿）。脓毒性休克是临床常见的休克类型，是严重感染所致多器官功能衰竭（MOF）的一个发展阶段。

（二）常见病因

1.革兰阴性杆菌

是引起脓毒性休克的最常见病原体，其分泌的内毒素在休克的发生、发展中起重要作用，如大肠杆菌、绿脓杆菌、变形杆菌、痢疾杆菌引起的脓毒症、腹膜炎、化脓性胆管炎等。

2.革兰阳性球菌

如金黄色葡萄球菌、肺炎球菌等引起的脓毒症、中毒性肺炎等。

3.病毒及其他致病微生物

流行性出血热、乙型脑炎病毒，立克次体、衣原体等感染均可引发休克。

（三）发病机制

脓毒性休克的发病机制极为复杂，其发生、发展与病原体及其毒素激活各种免疫应答细胞释放炎症介质（TNF、IL-1、IL-2、IL-6等）、激活体液免疫系统产生活性因子有关。产生的各种内源性炎性介质和细胞因子作用于内皮细胞、平滑肌细胞、白细胞、血小板以及各种组织实质细胞，导致微循环障碍、失控性炎症反应、凝血机制异常和全身多个脏器或系统功能的损害。按血流动力学特点分为两种类型：高动力型休克（高排低阻型休克）和低动力型休克（低排高阻型休克）。

1.高动力型休克

多由革兰阳性菌感染释放外毒素所致。血流动力学特点是：外周阻力低，心输出量增加。临床表现为皮肤呈粉红色、温热而干燥，少尿，血压下降，乳酸酸中毒等，又称为暖休克。本型休克的发生、发展与下列因素有关：①微血管扩张：细菌内毒素刺激机体生成 TNFIL-1 和其他细胞因子，作用于内皮细胞引起 NO、PGI_2、IL-2、PGE_2、缓激肽、内啡肽、组胺等的释放，导致血管扩张；脓毒性休克时血管平滑肌细胞膜上的 ATP 敏感性 K^+ 通道被激活，使细胞膜超极化，减少 Ca^{2+} 通过电压依赖性通道进入细胞，从而使血管扩张，外周阻力降低。休克早期，交感肾上腺髓质系统兴奋，儿茶酚胺释放增加，可作用于动静脉吻合支的 β 受体、动静脉短路开放，真毛细血管网血液灌注量明显下降，组织缺血缺氧，乳酸酸中毒，后期可发展成为低动力型休克。②心输出量增加：脓毒性休克早期，心功能尚未受到明显损害，交感肾上腺髓质系统兴奋，使心肌收缩力加强，心输出量增加；外周血管扩张、心脏射血阻力减小，也可使心输出量增加。

2.低动力型休克

多由革兰阴性菌感染释放内毒素引起。血流动力学特点是：外周阻力高，心输出量减少，血压下降。临床表现与一般低血容量性休克相似，皮肤黏膜苍白、四肢湿冷、少尿、血压下降、乳酸酸中毒等，又称为冷休克。本型休克的发生、发展与下列因素有关：①微血管收缩：严重感染引起交感-肾上腺髓质系统强烈兴奋，去甲肾上腺素、血管紧张素Ⅱ，血栓素、内皮素等大量释放；增多的活性氧自由基可灭活 NO、损伤血管内皮细胞，使 PGI_2 合成减少，扩血管物质不足，导致外周血管包括小动脉和小静脉广泛收缩。②心输出量减少：内毒素、酸中毒及心肌抑制因子可直接抑制心肌，使心肌收缩力减弱；微循环瘀血，大量血液淤积在真毛细血管网中，回心血量减少，导致心输出量下降。

脓毒性休克时，由于多种炎性细胞因子释放、前列腺素及白三烯生成增加、补体激活、缓激肽释放，可使内皮细胞和白细胞活化、黏附、相互作用，导致毛细血管损伤、通透性增强，有效循环血量进一步减少；血小板活化因子生成增加，可促进 DIC 的形成，继而产生的纤维蛋白降解产物又通过影响凝血系统而引发出血倾向。这一系列连锁反应加重休克，使病情恶化。

（四）临床特征

脓毒性休克，有感染病史，尤其是急性感染史以及近期手术、创伤、器械检查和传染病史，广泛非损伤性组织破坏和体内毒性产物的吸收也易引起脓毒性休克。既有与原发感染相关征象和全身性炎症反应，又有微循环障碍引起的一系列休克的表现。

1.全身表现

临床上脓毒性休克以"冷休克"占多数，患者末梢血管痉挛、外周阻力增加，心排出量降低，表现为肢体湿冷、口唇和肢端发绀，脉细速。部分革兰阳性菌感染所致的休克表现为"暖休克"，由于动一静脉短路的形成，患者四肢温暖、皮肤干燥、心率快、心跳有力。两种类型休克的本质均为微循环灌注不良，组织均处于缺血、缺氧状态。

2.中枢神经系统

轻者烦躁不安，重者昏迷或抽搐。

3.肾脏

少尿或无尿，尿量<0.5mL/（kg·h）。

4.肺

主要表现为呼吸急促，PaO_2 和 SaO_2 下降，皮肤和口唇发绀等。

5.心脏

常发生中毒性心肌炎、急性心力衰竭和心律失常，休克加重。

6.胃肠

脓毒性休克时胃肠可发生血管痉挛、缺血、出血、微血栓形成，肠源性肺损伤，肝功能各项酶和血糖升高。

7.血液系统

血小板进行性下降，各项凝血指标下降，微血栓形成，全身性出血。

（五）辅助检查

1.血常规

血常规变化的特点有助于与其他休克的鉴别以及对病情严重程度的判断。脓毒性休克时，白细胞计数明显增加，部分严重感染患者可降低；发生 DIC 和有出血倾向者，血小板计数减少。

2.尿常规

休克时尿量减少或无尿，尿液呈酸性，尿比重升高。当发生肾功能受损时，尿中可出现蛋白、红细胞和管型，尿比重降低或固定。

3.血生化指标

血生化指标可反映代谢、脏器功能及凝血系统的改变。休克时血钾、丙酮酸和乳酸升高；肝功能受损时，转氨酶、乳酸脱氢酶、胆红素和血氨可升高；肾功能不全时，血尿素氮和肌酐升高；心肌损伤时，血浆磷酸肌酸激酶及其同工酶升高。发生DIC时，凝血酶原时间延长、纤维蛋白原降低、纤维蛋白降解产物增多、血浆鱼精蛋白副凝试验阳性。

4.血气和血乳酸分析

休克状态下组织缺氧引起代谢性酸中毒，血 pH 和二氧化碳结合力降低。发生ARDS时，血氧分压明显降低、血氧饱和度下降。血乳酸的升高提示组织灌注不足，其程度可作为判断休克严重程度和预后的指标。当静脉血乳酸浓度大于等于 5mmol/L即可诊断为乳酸酸中毒；超过 8mmol/L 时，提示预后极差。

5.病原体检查

应对脓毒性休克患者的血、尿、粪、创面渗出液、胸水、腹水等进行病原体分离和培养，并做药物敏感试验，以指导临床用药。对于革兰阴性菌感染者，可检测血中内毒素水平。

6.胃黏膜内 pH（pHi）

pHi代表了胃黏膜的供血、供氧情况，反映内脏微循环灌注水平，可以判断休克的严重程度及复苏是否有效。

7.炎症因子水平

休克时尤其是脓毒性休克，致炎性细胞因子如肿瘤坏死因子（TNF）、白细胞介素（IL）、血小板活化因子（PAF）等的表达均可增多。

（六）诊断思路

严重感染的患者如出现呼吸困难、呼吸性碱中毒、少尿、低血压、中心静脉压升高、周围血管阻力降低和乳酸血症（＞4mmol/L）等表现，要考虑到脓毒性休克的可能。呼吸困难是脓毒性休克早期有价值的体征，应高度重视。

1.感染灶的定位与定性

表现为发热（个别病例体温可不升反降）、发冷、心动过速、呼吸加快，疑似脓毒性休克患者，立即查血常规，如血白细胞及中性粒细胞增多、中性白细胞中中毒颗粒及空泡存在、血小板减少，并有DIC的阳性发现，则表明有脓毒性休克存在的可能。

随后应做系统检查，寻找原发感染灶，多数情况下均能找到。需反复做细菌培养，培养阴性时应做真菌与厌氧菌培养。抽血可通过血管内留置导管，但注意应先消毒接头、停止输液，并把最初抽到的3～5mL血标本弃掉，再抽血做血培养。

如能找到导致脓毒性休克的原发病灶，如皮肤感染或已引流的深部感染，可首先做脓液细菌涂片以确定革兰阳性或阴性、球菌或杆菌等，然后做脓液培养。尿培养应常规进行，其他体液或分泌物如脑脊液、腹水、痰及粪便的培养视临床需要而定。

2.诊断要点

①临床上有明确的感染灶。

②有全身性炎症反应综合征（满足下列两项或两项以上条件者）：①体温＞38℃或＜36℃；②心率＞90次/分；③呼吸频率＞20次/分；④血白细胞＞$12×10^9$/L或＜$4×10^9$/L，或幼稚细胞＞10%。

③收缩压低于90mmHg或较基础血压下降超过40mmHg，或血压依赖输液或血管活性药物维持。

④有组织灌注不良的表现，如少尿超过1小时、急性意识障碍等。

⑤可能在血培养中发现有致病微生物生长。

（七）救治方法

1.初始评估和一般措施

包括呼吸循环支持，吸氧，补液，心电、血氧、血压监测，建立静脉通路，置入中心静脉和动脉导管，必要时行机械通气。

2.液体复苏

所有全身性感染患者均需补充液体。低血压成人患者每补500mL等张晶体液需评价患者临床状态，直至灌注恢复正常，一般总量达4～6L。如患者经积极补液后（通常大于4L）仍无好转或有容量负荷超载的迹象，考虑使用心血管活性药物刺激受抑制的心血管系统。在脓毒性休克时毛细血管通透性增加，不论晶体、胶体均可通过毛细血管壁进入组织间隙，过多的液体负荷可导致ARDS、腹腔间隙高压综合征（ACS）、脑水肿、心功能衰竭等严重后果，因此应密切监测容量状况。

早期液体复苏是脓毒性休克治疗最重要的措施，在最初6小时内达到以下目标：①CVP达到8～12cm H_2O；②MAP≥65mmHg或SBP≥90mmHg；③尿量≥0.5mL/（kg·h）；④中心静脉或混合静脉氧饱和度（$ScvO_2$或SvO_2）≥70%。

具体方法：30分钟内先给晶体液500～1000mL或胶体液300～500mL。根据血压、心率、尿量及肢体末梢温度的监测调整补液量。当CVP达8～12cm H_2O，但$ScvO_2$＜65%或SvO_2＜70%，血细胞比容＜30%，血红蛋白（Hb）＜70g/L时，应输注红细胞使血细胞比容＞30%，Hb升至70～90g/L。如血小板＜$5××10^9$/L时，应立即给予血小板悬液1～2U。

3.抗感染治疗

包括清除感染灶及应用抗生素：对于可以切开引流的感染灶，应尽早引流脓液。对于有手术指征的外科感染，应在积极抗休克的同时，做好手术准备，清除感染灶。脓毒性休克时使用抗生素治疗应遵循以下原则：①尽早、足量应用抗生素，不需等待细菌培养和药敏试验结果；②对不明原因的感染，可经验性、联合、广谱应用抗生素；③对病情严重、进展迅速者，直接选用较强的抗生素；④静脉给药为主；⑤注意抗生素的毒不良反应，如出现脏器损害，应及时调整用药，并辅以脏器功能保护措施； 根据细菌培养和药敏试验结果，合理选择抗生素。

4.血管活性药的应用

脓毒性休克属于分布性休克，早期快速的液体复苏能迅速纠正低血容量状态。如果快速的液体复苏后短期内无法达到目标灌注压、无法纠正组织低灌注，应尽早应用血管活性药物和（或）正性肌力药物。如果条件允许，所有需要升压药的患者应尽可能迅速放置动脉导管，以连续性检测动脉压。推荐首选的血管活性药物是去甲肾上腺素（NE）。如果 NE 效果不明显，可联合或选择肾上腺素，或者 NE 联合 0.03U/mm 的血管加压素以升高至目标平均动脉压或下调 NE 的用量。垂体后叶素为 1∶1 催产素和血管加压素，价格低廉，在提升血压方面与血管加压素无差异，而对冠状血管的收缩和抗利尿效果较弱，因此从药理角度而言，血管加压素在脓毒性休克治疗中似乎并无优势。多巴胺，仅限于心律失常风险极低、心输出量低下或心动过缓的患者。去氧肾上腺素治疗感染性休克仅限于以下情况：①NE 导致严重的心律失常；②高心输出量和血压持续偏低；③作为"正性肌力药/升压药联合低剂量垂体后叶素而平均动脉压仍未能达到目标值"时的补救性治疗。目前不推荐低剂量的多巴胺用于保护肾功能。有充足的血容量和平均动脉压，而仍存在持续的组织低灌注或合并心功能障碍（心脏充盈压升高、心输出量降低），应静脉泵入多巴酚丁胺［最高达 20μg/（kg·min）］。组织灌注不足引起的乳酸血症、血 pH≥7.15 的患者不建议使用碳酸氢钠改善血流动力学或减少升压药的使用。

5.糖皮质激素

目前指南不推荐常规应用糖皮质激素治疗脓毒性休克。对于既往有使用皮质类固醇激素或肾上腺功能不全的休克患者，可以使用维持量或应激量的激素；脓毒性休克患者对液体复苏和血管收缩药治疗无反应时，可在有效抗感染的前提下考虑应用皮质类固醇激素。推荐静脉给予氢化可的松 200～300mg/d，连续 3～5 天。虽然 Meta 分析表明，糖皮质激素可以降低病死率，但并没有足够的证据证明在脓毒性休克的患者中，低剂量的激素可以降低病死率。促肾上腺皮质激素兴奋试验并不能决定脓毒症休克患者是否需要激素治疗。

6.其他

加强营养支持，控制血糖，纠正水、电解质、酸碱平衡紊乱。

①在诊断严重感染/感染性休克 48 小时内，应尽早给予肠内营养，如果肠道完全不能耐受，从静脉输注葡萄糖补充热卡；在诊断严重感染/感染性休克 7 天内，避免在肠道不耐受的情况下，强制给予足热卡肠内营养，可以允许肠内营养不超过 500kcal/d，可采用肠内营养+静脉输注葡萄糖的营养策略，也应尽量避免全肠外营养。

②对于连续 2 次血糖≥180mg/dL 的患者，应当制订血糖控制方案，其目标血糖应控制在＜180mg/dL。当患者在接受葡萄糖输注和同步胰岛素泵入时，应当每 1～2 小时

监测1次血糖，当血糖和胰岛素泵入剂量稳定时，可以每4小时监测1次。若患者出现低血糖，应当及时调整胰岛素治疗方案。

③根据血生化和血气分析结果进行纠正，如代谢性酸中毒给予5%碳酸氢钠150～250mL/次，静脉滴注。脓毒性休克时常伴有低镁血症，在纠正电解质失衡时应注意补镁。

7.防治并发症

加强器官支持、避免MODS的发生。

（1）ARDS与机械通气

应给予6mL/kg潮气量机械通气，控制平台压≤30cmH$_2$O，中重度ARDS应给予高PEEP联合肺复张以维持肺泡复张。对于PaO$_2$/FiO$_2$＜100mmHg的ARDS患者，可以给予俯卧位通气以改善氧合。建议患者床头抬高30°～45°，预防呼吸机相关性肺炎。对于严重感染引起的ARDS患者，在血流动力学稳定、组织低灌注改善后，予以限制性液体管理策略，以减轻肺水肿、改善氧合。机械通气期间应客观评估患者病情，适时进行自主呼吸测试（SBT）和脱机试验，尽早脱机拔管，缩短机械通气时间。

（2）预防应激性溃疡

所有严重感染患者都应预防应激性溃疡。有应激性溃疡风险的脓毒性休克患者应常规给予H$_2$受体阻滞剂或质子泵抑制剂，以预防应激性溃疡。当患者存在应激性溃疡、消化道出血时，质子泵抑制剂的治疗效果要优于H$_2$受体阻滞剂。

（3）预防深静脉血栓形成（DVT）

严重感染是DVT的高危险因素。若无禁忌证，应使用小剂量肝素或低分子肝素预防DVT。有肝素使用禁忌证（血小板减少、重度凝血病、活动性出血、近期脑出血）的患者，推荐使用物理预防措施（弹力袜、间歇加压装置）。对于严重感染且有DVT史的高危患者，应联合应用药物和物理性措施进行预防。

二、过敏性休克

（一）基本概念

过敏性休克是指抗原进入被致敏的机体内与相应抗体结合后发生I型变态反应，血管活性物质释放，导致全身的毛细血管扩张，通透性增加，血浆渗出到组织间隙，致使循环血量迅速减少而引发休克。过敏性休克是过敏性疾病最严重的状况。

（二）常见病因

引起过敏性休克的抗原物质主要有：

1.药物

抗生素（如青霉素及其半合成制品）、麻醉药、解热镇痛消炎药、诊断性试剂（如磺化性X线造影剂）等。

2.生物制品

异体蛋白，包括激素、酶、血液制品（如白蛋白、丙种球蛋白等）、异种血清、疫苗等。

3.食物

某些异体蛋白含量高的食物，如蛋清、牛奶、虾、蟹等。

4.其他

昆虫咬伤、毒蛇咬伤、天然橡胶、乳胶等。

过敏性休克的发生是机体对于再次进入的抗原免疫反应过强所致，其发病的轻重缓急与抗原物质的进入量、进入途径及机体免疫反应能力有关。

（三）发病机制

过敏性休克只发生于对某些变应原有超敏反应的机体。过敏性休克属于I型变态反应，即速发型变态反应。其发生的基本机制是：变应原进入机体后形成相当量的IgE抗体，IgE抗体具有亲细胞的特性，能与肥大细胞和嗜碱性粒细胞结合，特别是与小血管周围的肥大细胞和血液的嗜碱性粒细胞结合，IgE抗体持久地被吸附在这些细胞的表面，使机体处于致敏状态。当同一变应原再次进入机体时，变应原就可以与上述细胞表面的IgE抗体结合，所形成的变应原-IgE复合物能激活肥大细胞和嗜碱性粒细胞，并使之脱颗粒，释放出大量组胺、白三烯、激肽等血管活性物质；抗原与抗体在细胞表面结合，还可激活补体系统，并通过被激活的补体进一步激活激肽系统，组胺、缓激肽、补体C3a、C5a等可引起后微动脉和毛细血管前括约肌舒张，并使毛细血管壁通透性增高，外周阻力显著降低，真毛细血管大量开放，血管内液体进入组织间隙增多。血管活性物质可使一些器官的微静脉和小静脉收缩，大量血液淤积在微循环内，使静脉回流和心输出量急剧减少，动脉血压骤降。另外，组胺能引起支气管平滑肌收缩，造成呼吸困难。

过敏性休克发病非常迅速，治疗过程中如不及时使用缩血管药物如肾上腺素、异丙肾上腺素等抢救，患者可在数秒钟至数分钟内死亡。

（四）临床特征

过敏性休克是一种极为严重的过敏反应，若不及时进行抢救，重者可在10分钟内发生死亡。临床表现为用致敏药物后，迅速发病，常在15分钟内发生严重反应。少数患者可在30分钟甚至数小时后才发生反应，称迟发性反应。

1.病史

有用药或毒虫刺咬等致敏原接触史。在典型的过敏性休克中，患者或旁观者可提供：接触可能的致敏原后，很快出现皮肤和其他临床表现的病史。然而，临床上这一病史常缺如。一方面由于患者不能回忆致敏原接触史，另一方面是致敏原接触史的重要性没有被患者和医师所重视。例如，当询问用药情况时，患者可能不提及非处方药。另外，临床医师可能忽略了过敏反应虽然通常迅速发作，但症状也可迟至接触后3～4天出现。

2.发作时表现

多为突发，大多数患者过敏性休克发生于接触（常为注射）抗原5分钟内，有的几十秒钟内便可发病，一旦起病，患者在极短时间内陷入休克状态。

3.早期表现

过敏反应几乎总是累及皮肤，超过90%的患者合并荨麻疹、红斑或瘙痒症。患者还可出现眼痒、流泪、头晕、胸闷、气短以及腹部不定位的隐痛或绞痛。上呼吸道通常亦受累，表现为鼻塞、打喷嚏或卡他性鼻炎，继之则可出现喉头水肿和支气管水肿的呼吸道症状：呼吸窘迫、发绀等。

4.呼吸和循环衰竭表现

患者可表现为呼吸困难、面色苍白、四肢厥冷、发绀、烦躁不安、脉搏细弱，血压显著下降，心动过速，在非常严重的过敏反应中也可以表现为心动过缓。当患者表现为休克而又无其他明显病因时，应考虑到过敏性休克的可能。

5.其他特征

（1）血管性水肿

水肿累及皮肤深层和黏膜表面。通常无瘙痒，为非可凹性水肿。最常见部位：嘴唇、口腔、上呼吸道、手掌、脚掌和生殖器。当上呼吸道受累，或由于支气管痉挛、黏膜水肿引起下呼吸道受损时，可出现喘息或喘鸣。

（2）皮肤

典型的皮肤病变是荨麻疹，并伴强烈的瘙痒。皮损呈红色，高于皮面，有时中心发白；边界常不规则，大小不一。皮疹可相互融合形成巨型荨麻疹，有时真皮受累，表现为弥漫性红斑和水肿。

（五）诊断思路

诊断依据：有过敏史和过敏源接触史；休克前或同时有过敏的特有表现；有休克的表现。当患者在做过敏试验、用药或注射生物制剂时突然出现过敏和休克表现时，应立即想到过敏性休克的发生。

（六）救治方法

一旦出现过敏性休克，应立即就地抢救。患者平卧，立即吸氧，建立静脉通路。

1.立即脱离过敏源

停用或清除引起过敏反应的可疑物质。结扎或封闭虫噬或蛇咬部位以上的肢体，减少过敏毒素的吸收，应注意15分钟放松一次，以免组织坏死。

2.应用肾上腺素

肾上腺素是抢救的首选用药。立即皮下或肌内注射0.1%肾上腺素0.5～1mL，如果效果不满意，可间隔5～10分钟重复注射0.2～0.3mL。严重者可将肾上腺素稀释于5%葡萄糖液中静脉注射。

3.糖皮质激素的应用

常在应用肾上腺素后静脉注射地塞米松，随后酌情静脉点滴，休克纠正后可停用。

4.保持呼吸道通畅

喉头水肿者，如应用肾上腺素后不缓解，可行气管切开；支气管痉挛者，可用氨茶碱稀释后静脉点滴或缓慢静脉注射。

5.补充血容量

迅速静脉点滴低分子右旋糖酐或晶体液（林格液或生理盐水），随后酌情调整。注意输液速度，有肺水肿者，补液速度应减慢。

6.血管活性药的使用

上述处理后血压仍较低者，可给予去甲肾上腺素、间羟胺、多巴胺等缩血管药，以维持血压。

7.抗过敏药及钙剂的补充

常用异丙嗪或氯苯那敏肌内注射，10%葡萄糖酸钙10～20mL稀释后静脉注射。

三、低容量性休克

（一）基本概念

低血容量性休克是指各种原因引起的循环容量丢失，导致有效循环血量与心排血量减少、组织灌注不足、细胞代谢紊乱和功能受损的病理生理过程。休克的程度与失血量和速度有关。低血容量休克是各种休克类型中相对容易逆转的一种，主要死因为组织低灌注、大出血、感染及再灌注损伤等所导致的多器官功能障碍综合征（MODS）。提高救治成功率的关键在于尽早去除休克的病因，同时尽快恢复有效循环，维持组织灌注，以改善组织细胞氧供，重建氧的供需平衡，恢复正常的细胞功能。

（二）常见病因

1.失血

大量失血引起休克称为失血性休克。常见于以下情况：外伤，如肝脾破裂；消化道大出血，如消化性溃疡出血、食管静脉曲张破裂；妇产科疾病，如异位妊娠破裂；动脉瘤破裂等。

2.脱水

中暑、严重吐泻、肠梗阻引起大量水电解质丢失。

3.血浆丢失

大面积烧伤、烫伤、化学灼伤。

4.严重创伤

骨折、挤压伤、大手术等，又称为创伤性休克。

（三）发病机制

低血容量性休克常见于大失血、失液、严重创伤、严重腹泻、呕吐等所致血浆或其他液体丧失后。这些原因可以导致有效循环血量减少、回心血量不足，使心输出量和动脉血压降低。颈动脉窦及主动脉弓上的压力感受器对平均动脉压及脉压下降甚为敏感，反射性引起交感神经张力增高，肾上腺髓质系统兴奋，分泌肾上腺素（E）和去甲肾上腺素（NE）都是儿茶酚胺激素，这类激素可引起小血管收缩，外周阻力增高，同时对心肌有正性肌力作用，出现代偿性心动过速和收缩力增加。

低血容量性休克的发生，主要取决于循环血量的丧失量和速度，以及机体的代偿能力。机体代偿主要通过即发的血管收缩和缓慢的"自体输液"两种方式。如果循环血量减少的量和速度未超过机体的代偿程度，基本无不良后果。一般15分钟内的失血量少于全身血量的10%，机体通过代偿可使平均动脉压及组织灌流量维持稳定。但若快速失血占全血量的15%～25%，尽管机体充分发挥代偿，仍不能维持平均动脉压和组织灌流量，随即出现休克。当急性失血量超过全血量的一半，可致迅速死亡。

低血容量性休克引起的继发性功能代谢改变可加重血流动力学障碍，其中较为重要的有：①代谢性酸中毒可降低血管平滑肌对儿茶酚胺的反应性，使血管收缩的代偿功能降低；②功能性细胞外液容量减少，使有效循环血量降低，加重组织灌流不足。功能性细胞外液减少的主要原因与休克时组织细胞缺氧、ATP生成减少、细胞膜钠泵失灵、钠离子和水进入细胞及胶原纤维内有关。患者出现典型的休克表现：面色苍白、四肢湿冷、心动过速、脉压小、少尿、血压下降。因此，采用输入比预计失血量大2～3倍的平衡盐溶液，对恢复功能性细胞外液量、纠正细胞内外液电解质浓度、降低血液黏度、改善微循环灌流有较好的效果。

创伤性休克和烧伤性休克虽属于低血容量性休克，但由于大量的组织损伤，其发生、发展要比单纯失血性休克复杂得多。

（四）临床特征

当总血容量突然减少了30%～40%，患者会出现静脉压下降、回心血量减少、心排出量下降；如果超过总血量的50%，会很快导致死亡。一般失血量估计：

1.休克指数（脉率/收缩压）

休克指数为0.5，说明正常或失血量为10%；休克指数为1.0，说明失血量为20%～30%；休克指数为1.5，说明失血量为30%～50%。

2.血压

收缩压＜80mmHg，失血量约在1500mL以上。

3.失血量

凡有以下一种情况，失血量约在1500mL以上：①面色苍白、口渴；②颈外静脉塌陷；③快速输平衡液1 000mL，血压不回升；④一侧股骨开放性骨折或骨盆骨折。

（五）辅助检查

1.全血细胞分类计数

红细胞计数、血小板，有时需要动态观察。足够的血红蛋白对休克时维持氧输送很重要。血小板在应激初始阶段上升，在弥散性血管内凝血时下降。

2.凝血机制

测PT、APTT分析患者是否存在凝血机制紊乱，如存在，可输新鲜冷冻血浆。

（六）诊断思路

患者有失血或失液的病因或病史以及相应的临床表现；体征符合休克的诊断标准；结合实验室检查结果即可诊断。患者卧位收缩压降低不明显时，由仰卧位变为直立位时出现收缩压下降10mmHg以上或心率增快20次/分以上，表明血容量减少了20%～25%。高血压患者收缩压下降20～30mmHg或下降30%以上，即提示处于休克状态。儿童的出血性休克，由于其代偿机制较强，一旦出现血压降低，提示出血严重。

（七）救治方法

低血容量性休克救治的关键是恢复有效循环血量。主要包括病因治疗和抗休克治疗。对于失血性休克，急诊救治的原则是：尽快控制出血、恢复有效循环血容量。

1.初步评估及紧急处理

对心跳、呼吸骤停者立即行心肺复苏。对病情危急者采取边救治、边检查、边诊断，或先救治后诊断的方式进行抗休克治疗。同时采取以下措施：①尽快建立两路以上静脉通道补液、使用血管活性药；②吸氧，必要时气管内插管和/或机械通气；③监测脉搏、血压、呼吸、中心静脉压、心电图等生命指征；④对开放性外伤，立即行止血、包扎和固定；⑤向患者或陪护者询问病史和受伤史，并做好记录；⑥查血型、交叉配血、血常规、血气分析、血生化；⑦留置导尿，定时测尿量；⑧全身查体以查明伤情，必要时进行胸、腹腔穿刺和床旁超声、X线等辅助检查，在血压尚未稳定前限制搬动患者；⑨对多发伤患者原则上按胸、腹、头、四肢等顺序进行处置；⑩确定手术适应证，做必要的术前准备，进行救命性急诊手术。

2.病因治疗

及时止血是救治失血性休克最重要的手段。对难以止血和不明原因出血者，可边补充血容量，边实施进一步的止血措施和寻找出血原因、部位。

3.抗休克治疗

（1）补充血容量

失血性休克在治疗上扩容与止血同时进行。原则上"需多少，补多少"。当失血量大于全血量的15%时，需要输液。一般是"先晶后胶"，补液的种类根据病因和失血（液）量选择。出血量少于20%时，可用晶体液代替输血；失血量达全血量的40%

以上时，以输全血为主，辅以部分晶体液或低分子右旋糖酐。大量出血致休克者，必要时可从动脉输血。输液过程中，应根据血压、脉搏、尿量及临床表现调整输液速度和输液量。

（2）纠正酸碱失衡

失血性休克，由于组织灌注不足产生酸中毒，影响微循环血管对血管活性药物的反应性，加重休克。轻度酸中毒可随循环的恢复而改善，重度酸中毒应适当补碱。首选5%碳酸氢钠100～150mL，按2～3mL/kg，用5%葡萄糖稀释后静脉滴注，再根据血气分析结果调整用量。

（3）合理使用血管活性药物

适用于早期未能及时补液，输血后血压不能恢复的患者。常用拟交感类药物，如多巴胺、多巴酚丁胺、间羟胺和去甲肾上腺素等。

（4）防治器官功能衰竭

低血容量性休克患者易发生急性肾衰。因此，当治疗后血压恢复而尿量少于20mL/h时，应警惕肾衰。如静脉注射呋塞米20～200mg后尿量仍无改善，则按肾衰处理。还应注意凝血功能和心肺功能有无障碍。

第三章　ICU监护技术

第一节　心电监护技术

一、设备要求

（一）床边心电监护仪

设置在患者床边，通过导线直接从人体引入心电信号，可以独立地进行病情监测，显示心电波形并自动记录。

（二）无线遥测心电监护仪

通过佩戴于患者身上的无线电发射器将患者的心电信号发射至遥测心电监测仪内的无线电接收器，遥测半径一般在30～100m。

（三）中央心电监测系统

由一台中央监测仪和多台床边监测仪组成，床边监测仪的心电信号通过导线遥控输入中央监测台，中央台可有4～16个显示通道，可以同时监测多例患者的生命体征。

二、监测方法

（一）准备工作

当患者进入ICU时，接通主机电源。有中央控制台的ICU则可依次输入患者的姓名、性别、年龄、民族、血型、身高、体重、诊断、工作单位及联系电话等资料，并校正日期，调整荧屏辉度及对比度，调整合适的脉冲、报警的音量等。

（二）心电监测

第一，按导联线颜色连接患者身上的电极，红、黄、绿、黑和白色导联线分别连接右肩、左肩、左下腹、右下腹和剑突下部位的电极片。

第二，选择合适的导联：监测心率宜选择肢体导联，观察ST-T改变宜选择胸导联。应选择波形较典型的导联，因为高大的P或T波导联作为心率监测，显示的心率可能是实际心率的2倍。

第三，可将心率报警限设置在60～100/min，可及时发现心动过缓或过速。

第四，心律失常报警可分为以下三等。①威胁生命的报警，监护仪发出尖锐的低调声。②严重心律失常报警，监护仪发出持续的高频声。③劝告性报警，监护仪发出持续的低频声。停搏（ASY）、室性心动过速（V_TA）和加速性室性自主节律（AVR）属威胁生命的心律失常，只要打开主机电源，报警即处于激活状态。其他心律失常报警贮存功能需临时设置。遇到安装起搏器的患者尚需激活下列功能键；如起搏心律未感知、未发现、未捕捉及起搏心律。

第五，心律失常的准确判断还需要做完整的心电图。

（三）监测心电图时主要观察指标

①定时观察并记录心率和心律。

②观察是否有P波，P波的形态、高度和宽度。

③测量PR间期、QT间期。

④观察QRS波形是否正常。

⑤观察T波是否正常。

⑥注意有无异常波形出现。

（四）影响心电监测的几种情况

①心电图导线或电极松动或连接不当。

②电极放置或粘贴不当，如毛发、烧伤组织、皮肤等。

③体动，如寒战、颤抖、外接操作或膈肌运动等。

④手术室设备，如电刀、体外循环机、激光设备、冲设备、诱发电位监测设备、电钻和电锯等。

⑤患者与外科医师、护士或麻醉医师接触。

三、临床意义

心电监护系统的优点在于它属于无创检查，可广泛应用，不仅对急性心脏病可持续监护，必要时予以记录，而且一旦出现心律失常，临床医护人员可予以准确、及时地处理。心电监护系统不仅用于重症患者的监护和指导处理，还用于麻醉手术期间的监护及判断处理，及各种内、外科患者的监护，以便医护人员了解患者的心搏情况并予以及时正确的诊治。

第二节 生命体征监护技术

一、体温监护

（一）设备要求

目前体温监测中常用的有电子温度计、液晶温度计和红外传感器等。

（二）监测方法

1.测温部位包括皮肤、鼻咽、食管、膀胱、直肠、腋窝和鼓膜。

2.测温方法

（1）口腔温度

置舌下测，一般患者用。如张口呼吸、饮食可致误差；麻醉和昏迷患者及不合作者不适用。

（2）腋窝温度

上臂紧贴胸壁成人工体腔，探头置腋顶部，温度近心体温。腋窝测温方便、无不适，较稳定，是体温监测常用。

（3）随肠温度

即肛温，置肛门深部，小儿插2~3cm，成人6~10cm。

（4）血液温度

通过Swan-Ganz导管法测血液温度。

（5）鼻咽温度和深部鼻腔温度

于鼻咽或鼻腔顶，可反映脑温。随血液温度改变迅速，是测定体内温度常用部位。缺点是受呼吸影响，操作要轻柔，防鼻出血。出血倾向及已肝素化不宜用。

（6）食管温度

置食管上段，受呼吸道影响；置食管下1/3.近心房所测温度与血液温度相近。对血液温度改变反应迅速。

（7）鼓膜温度

血供丰富，近下丘脑。与脑温相关性良好，是中心体温最准部位。

（三）临床意义

①判别患者末梢循环的状态。

②评价体温对循环和血容量的影响。

③评价麻醉对体温的影响。

④评价小儿等体温不稳定患者的动态变化。

二、呼吸监护

（一）设备要求

常用监护仪。

（二）监测方法

第一，一般监测：观察患者神志、自主呼吸频率、胸廓运动、心率、血压、口唇和甲床发绀、球结膜水肿以及双肺的呼吸音是否对等。

第二，除一般观察外，主要是连续动态监测患者的肺容量、通气功能、换气功能、小气道功能，氧气、二氧化碳、气道反应性及呼吸动力学等指标。

第三，监测异常呼吸型。

①哮喘性呼吸。

②紧促式呼吸。

③浮浅不规则呼吸。

④叹息式呼吸。

⑤蝉鸣性呼吸。

⑥鼻音性呼吸。

⑦点头式呼吸。

⑧潮式呼吸。

⑨深快呼吸。

（三）临床意义

①连续监测呼吸功能指标的变化有助于评估患者的病情，了解患者对治疗的反应和判断预后。

②机械通气中连续测定呼吸功能指标，有助于了解基础病理生理学改变，指导各通气模式及通气策略的正确应用，预防和及时发现机械通气的并发症。

③呼吸系统疾病各种并发症也可通过良好的监护来预防。

三、脉搏监护

（一）设备要求

常用监护仪。

（二）监测方法

①常用部位桡动脉、股动脉、颈动脉等。

②观察内容主要观察患者的脉搏频率、强弱及节律是否整齐。

③异常脉搏

第一，生理性变化：脉搏可随年龄、性别、情绪、运动等因素而变动。一般女性比男性稍快。幼儿比成人快，运动和情绪变化时可暂时增快，休息和睡眠时较慢。

第二，脉搏的速率、节律、强度发生不规则的变化，如速脉、间歇脉、交替脉、奇脉等。

（三）临床意义

脉搏反映心脏节律、血管张力及外周循环等状态。通过监测脉搏能了解心脏收缩、射血、动脉弹性及血液在大动脉前进的情况，是发现心律失常、血管容量及心脏瓣膜结构与功能异常的简便方法，但特异性不高，应结合其他监测方法，做出准确判断。

四、血压监护

（一）设备要求

动脉血压监测可分为无创血压监测和创伤性测压法。

①无创血压监测常用的血压计有水银柱式、气压表式和电子血压计。

②创伤性测压通过周围动脉捕管，通过溶有抗凝药的液体与检压计相连，通过换能器把机械性的压力波转变为电子信号，经放大由示波屏直接显示压力波形和数字标出压力数值，可连续记录、贮存。

（二）监测方法

1.人工袖套测压法

（1）指针显示法

用弹簧血压表测压。袖套充气使弹簧血压表指压表指针上升，放气指针逐渐下降，当出现第一次指针摆动时为收缩压，但舒张压不易确定。

（2）听诊法

袖套充气后放气，听到第一声柯氏音即为收缩压，至柯氏音音调变低或消失为舒张压。

（3）触诊法

袖套充气使桡动脉或肱动脉搏动消失，再放气至搏动出现为收缩压，但舒张压不易确定。在低血压、休克或低温时，听诊法常不易测得血压，可用触诊法测量收缩压。

2.电子自动测压法

采用振荡技术，上臂缚上普通橡胶袖套，测压仪内装有压力换能器、充气泵和微机等，能定时的使袖套内自动充气和排气，当袖套充气压迫肱动脉时，动脉搏动消失，接着逐渐排气，由于动脉搏动的大小就形成袖套内压力的变化。通过压力换能器又形成振荡电信号，经放大器将信号放大，振荡幅度最大时为平均动脉压。收缩压通常取自压力振荡由最大的25%升高至50%时，舒张压取自压力振荡下降达80%时。

3.创伤性动脉压监测

桡动脉常为首选。也可采用肱、股、足背和腋动脉。动脉内插管成功后，用导管连接到弹簧血压计进行直接测压或通过换能器使机械能变换为电信号，经放大后显示和记录。

（三）临床意义

动脉血压与心排血量和总外周血管阻力有直接关系，反映心脏后负荷，心肌耗氧和做功及周围组织、器官的血流灌注，是判断循环功能的有用指标。

第三节　有创血流动力学监护技术

一、设备要求

带血流动力学监测功能的监护仪一台；带体外起搏功能的除颤仪一台；敷料包与器械包；常规药与急救药；一副外鞘管；Swan-Ganz导管一根。

二、监测方法

（一）导管置入

1.预热校正

将连接各种传感器终端的插件放入监护仪的插件屋或插孔，预热并校正规定的时间（一般为数分钟到30min）。

2.患者体位

清醒患者置管前做一些简单的说明，解除患者的顾虑以求得患者的配合。给患者吸氧或呼吸机支持。仰卧位，必要时右肩背部垫高，头偏向左侧暴露右颈内静脉，用甲紫标记胸锁乳突肌两个分叉。

3.消毒铺单

助手递给手术者消毒纱布，手术者用碘氟消毒右颈部皮肤2遍（上至下颌缘、下抵上胸部、对侧到颈前正中线、内侧到颈后正中线），铺单（先铺治疗巾、后铺中单）。

4.局部麻醉

手术者用带7号针头的5ml注射器，抽取2%的利多卡因3～4ml；在右侧胸锁乳突肌锁骨头的内侧缘。与甲状软骨水平线的交点处进针麻醉皮肤、皮下组织。

5.检查气囊

助手在导管置入前先冲洗导管，然后缓慢使气囊充气1～1.5ml，在水杯中检查气囊完整性。

6.穿刺放鞘

临床医师首选右颈内静脉,因为进路弯曲度最少,不影响患者手动,不影响胸部手术。穿刺针在上述麻醉进针点与皮肤成30°,沿右侧乳头方向进针,见到回血后从穿刺针或注射器的后孔置入导引钢丝,退出穿刺针;用手术刀切开穿刺点的皮肤、皮下组织,将扩张管套上8~8.5F(小儿用4-5F)的外鞘管,经导引钢丝扩张皮肤、皮下组织,边进外鞘管边退扩张管,从外鞘管侧管抽到回血后完全退出扩张管,置入外鞘管并与皮肤固定。

7.导管入鞘

把Swan-Ganz导管消毒保护套的头端套入外鞘管的末端并旋紧,将Swan-Ganz导管成J形的前20cm顺着心脏的血流方向,然后把导管头对准外鞘管末端的单向孔轻轻推入以免损伤气囊。

8.推进导管

导管进入15cm左右出现右心房波形,将气囊缓慢充气1~1.5ml,继续推进导管。

9.导管定位

导管一旦进入右心室流出道后出现肺动脉波形,放气囊后再推进导管1~2cm,再充气囊观察是否出现肺动脉嵌顿波形;反之,再放气囊后推进导管1~2cm,再充气囊直至出现肺动脉嵌顿波形。

10.术后检查

用手术贴膜或消毒纱布包扎穿刺点,清点和擦洗手术器械。术后X线胸片检查导管位置,气囊嵌顿时导管尖端位于右下肺野最理想。

(二)导管维护

连接冲洗装置每2h冲洗导管一次(冲洗液250ml含肝素500U),波形出现衰减随时冲洗;怀疑血凝块堵塞导管时,宜先回抽,不应高压冲洗导管腔。手术切口定期换药。

(三)导管拔除

原则上导管放置不超过4~7d,反之,感染机会增加;拔管前揭掉贴膜、消毒皮肤、拆掉缝线,确认气囊处于放气状态,将导管头退到鞘管内,然后连同鞘管一起拔出体外,纱布压迫包扎;拔除导管后冲洗检查导管是否有血栓形成,必要时做导管内血液微生物培养。

三、临床意义

(一)体、肺循环各部位压力测量

压力换能器置于右心房水平,打开三通开关与大气相通,归零校正;测量中心静脉压(CVP)、肺动脉压(PAP)、平均动脉压(MAP)。

（二）热稀释法心排血量测定

用 10ml 玻璃空针抽取 4℃以下无菌冰盐水 10ml，在呼吸周期的同一时间点，均匀而快速地从中心静脉孔注入导管，等待数秒钟后监护仪计算出第一次测量值。再重复以上操作 2 次，取 3 次的均值输入计算机（正常值：4～6L/min）。

（三）血流动力学计算

将身高、体重等一般指标、各部位压力指标以及心排血量指标依次输入计算机，得出血流动力学参数的结果。

第四节 机械通气、呼吸力学监测

一、设备要求

①呼吸机，现场急救、转运途中及急诊抢救选用便携式呼吸机。临床应用宜选用功能较齐全、性能良好的呼吸机。通气时间超过 24h 者，应配湿化器。

②简易呼吸球囊，每间 ICU 病房应备 1～2 个。

③气道护理盘，粗细适宜的吸痰管数根，纱布数块，气道湿化用无菌生理盐水 1 瓶，注射器 2 个（分别用于注射湿化水和气管内导管气囊充气、放气），无菌镊 2 个和盛有冷开水的治疗杯 2 套（分别用于气道内吸引和口腔内吸引）。

④人工气道（气管插管或气管切开套管）。

⑤吸引器。

二、监测方法及意义

（一）机械通气监测及意义

1.人工气道的监测

①口腔卫生情况，防止误吸及吸入性肺炎。

②导管的固定牢固，防止脱落。

③气管切开创面清洁，防止感染。

④气囊的充足情况，防止通气不足。

2.气道湿化监测

①呼吸机加温湿化，防止气道干燥。

②雾化吸入，湿化痰液，促进排痰。

3.分泌物吸引监测

①吸引部位如口腔、鼻咽腔、气道情况，利于病情判断。

②吸引方法的合理性，防止继发性损害。

4.呼吸机管路监测

①压缩泵空气过滤网。

②连接管道：24～36h更换清洁、消毒，84消毒液浸泡30min，清水洗冲。

③加温湿化器：塑料部分清洗消毒同管道。有与管路连接的金属部分可用碘尔康棉球擦拭后清水冲洗，晾干备用。

（二）呼吸力学监测及意义

1.气道阻力监测

由于正常气道阻力大部分来自于大气道，而吸入80%氦和20%氧的氦氧混合气可降低气道阻力，临床上可用于上呼吸道阻塞患者。

2.胸和肺顺应性监测

顺应性与压力和容量之间的关系可以用公式表示：顺应性=容量改变/压力改变。肺、胸廓顺应性也可按以下公式表示：肺顺应性=肺容量改变/经肺压，胸廓顺应性=肺容量改变/经胸壁压。又可分为静态顺应性和动态顺应性两种。静态顺应性系指在呼吸周期中，气流暂时阻断测得的顺应性；动态顺应性指在呼吸周期中，气流未阻断时测得的肺顺应性。前者相当于肺组织的弹力，不受时间的限制，主要影响因素是肺组织的应变性或弹性；后者受时间的限制，主要影响因素是气道阻力。不同呼吸频率肺动态顺应性常以实际测定值与相同潮气量是静态顺应性比值表示。正常人即使呼吸频率>60/min，能保持在0.8以上。动态顺应性：使用呼吸机的患者，若记录各不同送气量及其相应的气道内压，则可获得一系列顺应性表值，称为动态顺应性。若将这一系列数值绘成曲线，即为压力-容量变化曲线。因气道压峰值中包括使用压力的组抗成分（呼吸道非弹性阻力），故动态顺应性可因气道、肺实质及（或）胸壁异常而降低。由此。若动态顺应性下降幅度超过肺、胸廓顺应性下降幅度，则提示存在气道阻力增大，如支气管痉挛、痰液阻塞、气管内插管扭曲或气流流速过快等。正常值：50～100ml/cmH$_2$O）。

3.顺应性环与阻力环监测

即压力-容量环（PV环），或压力-容量曲线，主要用于测定呼吸系统压力和容量之间的关系，亦反映肺动态顺应性的变化。可采用定标注射器和测压计来测定压力-容量曲线，患者预先吸入纯氧，注射管中也预充氧气，患者呼气至静息状态下呼气末容量（功能残气量），注射器与气道相连，用注射器阶段变化50～100ml容量时测量压力变化，可测定充气和放气时压力-容量曲线。下拐点和上拐点可由压力-容量曲线测得，它表明PEEP水平设定应高于下拐点以防止肺泡萎陷，平台压设定应低于上拐点，以避免肺泡过度膨胀。压力-容量环的临床应用时要注意，准确测量需深度镇静，且经常需肌松药，精确测量拐点十分困难，还受肺及胸壁的影响。

（三）机械通气呼吸力学监测意义

从力学的观点对呼吸运动进行分析，它有助于更全面了解呼吸的生理、病理生理和发病机制。呼吸的力学机制包括呼吸动力、胸和肺的顺应性、气道阻力、呼吸功等。呼吸运动时，由于胸腔体积的变化，影响胸腔内和肺内压力的变化，并由此产生动力，驱使气体自空气吸入肺或由肺呼出。呼吸动力主要来自呼吸中枢支配下的胸腔体积变化和肺组织的弹性回缩，这些构成了肺泡与大气压之间的压力差，使得气体在吸气时进入肺内，呼气时排出。呼吸功是指空气进出呼吸道时，用以克服肺、胸壁和腹腔内脏器官阻力而消耗的能量。在平静呼吸时，呼吸肌收缩所做的功基本均用于吸气时，而肺的弹性回缩力足以克服呼气时空气与组织的非弹性阻力。呼吸力学监测对了解肺功能状况，尤其是肺力学改变，有相当重要的价值，有些呼吸机附有这些监测装置。通过对呼吸力学的监测，可全面了解肺功能状况，有利于合理掌握呼吸机治疗的指征，并有助于判断和分析病情或肺功能障碍的严重程度及类型。通过对呼吸力学的监测，还可指导调节呼吸机各参数和模式，临床上常根据肺功能测定所得的数据对患者肺功能障碍严重程度、类型进行判断和分析，指导机械通气各参数和模式的设置及调节，有的放矢地应用不同的通气模式和功能，最大限度地降低各种通气模式的不良反应。通过对呼吸力学的监测，帮助合理掌握脱机的标准，在全面了解患者的肺功能状况的基础上，合理掌握脱机、拔管的肺功能指标，尽可能地改变单凭主观分析和判断、缺乏客观指标的脱机、拔管法，减少或消除脱机、拔管过程中的盲目性，提高脱机和拔管的成功率。

第五节　床旁血液净化监测技术

一、设备要求

（一）基本要求

高通量滤器或低通量透析器，连接管，穿刺导管或双腔导管，血泵，输液泵，注射泵，置换液和透析液；集液器。

（二）连续性肾替代治疗CRRT机器

可行连续性静脉–静脉血液滤过（CVVH）、连续性静脉–静脉血液透析（CV-VHD）、连续性静脉–静脉血液透析滤过（CVVHDF）。同时具有液体平衡控制系统和安全报警系统。

二、监测方法

1.血管通路的建立

首选双腔中心静脉导管。动脉孔在远心端，静脉孔在近心端，相距2～3mm，血液再循环量＜10%。常用穿刺部位有股静脉、颈内静脉、锁骨下静脉。一般流量50～150ml/min。其他通路还包括内瘘、人工血管、肘正中静脉等。

2.管道连接和预充

根据病情需要选择血滤器或透析器。

3.抗凝方法

（1）全身肝素抗凝法

首次剂量15～30U/kg，维持剂量5～15U/（kg h），过量以鱼精蛋白中和。

（2）局部肝素化法

动脉端肝素600～800U/h，静脉端鱼精蛋白5～8mg/h，滤器部分血PTT维持130s，

（3）低分子肝素法

法安明首剂量15～20U/kg，维持剂量7.5～10U/（kg h）。

（4）无肝素抗凝法

主要针对高危患者及凝血机制障碍者。

（5）局部枸橼酸盐抗凝法

静脉端以氯化钙中和，易发生碱中毒。仅适用于连续性动–静脉血液透析（CAVHD）、CVVHD、连续性动–静脉血液透析滤过（CAVHDF）、CVVHDF。

4.技术模式

包括连续性动–静脉血液滤过（CAVH）、CVVH、CAVHD、CVVHD、CAVHDF、CVVHDF、缓慢连续性超滤（SCUF）、高容量血液滤过（HVHF）、持续高通量透析（CHFD）、血浆置换（PE）和连续性血浆滤过吸附（CPFA）。

三、临床意义

（一）急性肾衰竭

对于急性肾衰竭（ARF）患者，传统的血液透析可加重脏器的损害，特别是重症患者。当需要清除体内大量水分时，对于ARF合并心血管系统不稳定、严重容量负荷过多、脑水肿、高分解代谢以及需要大量补体时应选用CBP治疗。特别是CAVHDF或c≤HDF大大提高了慢性肾衰竭患者的生活质量。

（二）S1RS和MODS

由感染或非感染因素刺激宿主而触发的全身炎症反应，期间产生大量炎症介质，最终导致机体对炎症过度反应和失控而引起的临床综合征。SIRS使全身内皮细胞和实质细胞受损，发展至不可逆休克和MODS。目前认为没有哪一种炎症介质起决定性作用，早期发现和干预SIRS是治疗的关键。MODS是SIRS的发展结果，也是大量炎性介质和细胞因子对机体损伤的结果。连续性血液净化（CBP）可通过体外循环对流和吸附作用清除炎症介质，改善SIRS的反应过程和预后，也使SIRS和代偿性抗炎反应综合征（CARS）处于新的平衡，稳定机体内环境，对防治MODS有重要意义。

（三）ARDS

ARDS也是常见的一种危重病，SIRS患者中25%发生ARDS，而ARDS又是MODS中常见的受累器官。CBP治疗均可改善ARDS的预后。其不但清除炎性介质，同时对于肺水的清除也有益，能使肺内分流下降，改善了氧合功能。

（四）重症胰腺炎

一种非感染性SIRS，其发病机制是胰蛋白酶的活化，消化自身胰腺组织，同时胰蛋白酶进入血液，作用于不同的细胞，释放出大量血管活性物质和炎性介质，导致胰腺坏死、炎性反应、血管弥漫性损伤和血管张力改变，引起多器官功能不全。应用CBP治疗重症胰腺炎，同时辅以腹腔灌洗或外科引流，可取得良好疗效。

（五）严重水、电解质紊乱

1.高钠血症

高钠血症致血晶体渗透压增高，从而导致细胞内脱水。对此患者如采用CBP治疗，效果更佳且安全。可根据患者的原发病情况和血液生化检查决定其净化方式和透析液或置换液的内容。

2.低钠血症

低钠血症其晶体渗透压低，从而导致细胞内水肿，根据患者的病因及合并症情况选择净化方式，如合并水中毒则以血滤为主，合并酸碱失衡可做血液透析或血液透析滤过。

3.高钾血症

血液净化特别是血液透析是纠正高钾血症的有效方法。一般内科常规方法是促使钾离子从细胞外向细胞内转移，这些均是临时性应急办法，不如血液净化方便、迅速。

4.低钾血症

应用血液透析或血液透析滤过将透析液中钾离子浓度调至510mmol/L，做净化2～4h血钾即可达到315mmol/L左右，然后根据血钾水平再决定透析液中钾的含量或者决定从静脉补钾的速度及量。血液净化纠正低钾血症既迅速又安全。

5.水中毒

对任何原因所致的全身严重水潴留，凡一般常规方法治疗疗效不佳者，可采用CAVH或CVVH。

（六）肝衰竭

治疗范围为暴发性肝衰竭、慢性重型肝炎、慢性肝炎重度黄疸、胆汁淤积性肝病以及肝极量切除术和肝移植前后的肝支持替代治疗。对并发严重感染、肝肾综合征、肝性脑病的终末期肝病患者也可起到辅助治疗作用。血液净化的方式有血浆置换、血液灌流、血液吸附、体外肝辅助治疗（原代肝细胞培养、单克隆细胞株滤器）、体外肝灌流等。

（七）药物或毒物中毒

当内科治疗效果不佳或伴有严重脏器损害时，应及时应用 CBP。CBP 的超滤液中含血浆中的所有药物，其含量取决于血浆药物浓度和与蛋白的结合力，只有游离的药物才能被滤出，血液净化在中毒治疗中的目的如下。

①在毒物动力学上有效，即能显著增加毒物的排出。

②在临床上有效，即能缩短中毒患者的病程和（或）减轻病重程度。

③相比于其他治疗方法，如对症和解毒拮抗药治疗，具有良好的效价比和较小的风险。

第六节　血气分析监测技术

一、设备要求

全自动血气分析仪一般都包括 pH 电极、恒温装置、放大器、数字显示器、打印机和 CO_2 混合气体等。仪器应昼夜开机有利于机器的稳定，并应配备两套电极以避免一套电极老化时出现较大结果误差。

二、监测方法

（一）标本的采集和保存

尽量使用动脉血标本，针头进入血管后不要用力回抽，应让动脉血液自动流入注射器，作为判断所抽的血为动脉血的依据。血标本采集后应立即将针头部封死，并立即送检，最好在 20min 内测定完毕；特殊情况下可将标本放在冰水中，并置于冰箱中，但保存一般不应超过 2h。

（二）血气分析仪测定

按不同仪器操作规范向仪器注入适量血标本，分析仪自动处理标本并屏显和打印结果。血气分析中的项目和指标很多，除了 pH、PO_2、PCO_2 是由相应的电极直接测得以外，其余指标均是由 Siggaard-Andersen 列线图表通过血气分析仪附有的电脑装置间接得到。

三、临床意义

（一）酸碱平衡指标

第一，pH2 由血气分析仪中的 pH 电极直接测得，主要反映酸碱内稳状态总的情况，是主要的酸碱平衡失调诊断指标。动脉血 pH 正常值为 7.35～7.45（7.40），人体赖以生存的极限 pH 为 6.80～7.80。pH 直接代表机体的酸碱状况，pH＞7.45 为碱血症，＜7.35 为酸血症，pH 值正常也不能表明机体没有酸碱平衡失调，需要结合其他指标综合分析。

第二，$PaCO_2$：动脉血 CO_2 分压，指以物理状态溶解在血浆中的 CO_2 分子所产生的分压，由血气分析仪中的 CO_2 电极直接测得。正常值 35～45mmHg。$PaCO_2$ 是主要的呼吸性酸碱平衡失调的指标，并可反映肺泡通气情况，一般情况下，＞45mmHg 提示呼吸性酸中毒，＜35mmHg 提示呼吸性碱中毒。

第三，碳酸氢根（HCO_3^-）：有标准碳酸氢根（SB）和实际碳酸氢根（AB）之分，正常情况下两者是相等的，即 SB–AB。正常值 22～27mmol/L，平均 24mmol/L。SB 与 AB 均代表体内 HCO_3 含量，因此也是主要的碱性指标，酸中毒时减少，碱中毒时增加。两者的区别在于 SB 仅反映代谢因素，不能反映体内 HCO_3 的真实含量，而 AB 反映体内 HCO_3 的真实含量。AB 与 SB 的差值，反映呼吸对酸碱平衡影响的程度，有助于对酸碱失衡类型的诊断与鉴别诊断。

①当 AB＞SB 时，提示呼吸性酸中毒，AB＜SB 时，提示呼吸性碱中毒。

②当 AB=SB，但均低于正常值时，提示失代偿性代谢性酸中毒。

③当 AB=SB，但均高于正常值时，提示失代偿性代谢性碱中毒。

第四，碱剩余或碱储备（BE）：表示体内碱储备的增加与减少，是判断代谢性酸碱失衡的重要指标。正常值 ± 3mmol/L。正值为碱储备，负值这碱缺失，碱中毒时增加，并呈正值；酸中毒时减少，并呈负值。

（二）氧合状况的指标

1.PaO_2

指动脉血液中物理溶解的氧分子所产生的分压。正常值一般为 80～100mmHg。PaO_2 是判断缺氧和低氧血症的客观指标，一般只有当＜60mmHg 时，临床才可诊断低氧血症。

2.SaO_2

指动脉血液中血红蛋白在一定氧分压和氧结合的百分比，即氧合血红蛋白占血红蛋白的百分比。正常值 95%～97%。SaO_2 仅仅表示血液内氧与血红蛋白结合的比例，与 PaO_2，不同的是它在某些情况下并不能完全反映机体缺氧的情况，尤其是当合并贫血或血红蛋白减低时，此时虽然 SaO_2 正常，但却可能存在着一定程度的缺氧。

第四章　心肺脑复苏

第一节　心脏骤停

心脏骤停（CA）是指各种原因（心脏和非心脏原因）引起的心脏有效泵血功能突然丧失，导致血液循环停止，全身重要脏器严重缺血、缺氧的临床急症状态。发生CA的患者不一定有心脏基础疾病或全身其他的基础疾病，可能发生于任何人、任何时间、任何场合。发病后若不立即进行积极心肺复苏，患者可能在极短的时间内死亡。

心脏骤停与心脏性猝死（SCD）的概念不尽相同。SCD是指由于各种心脏原因引起的短时间内发生的（一般在症状出现后1h内）突然死亡。SCD的患者绝大多数有心脏结构异常，主要包括冠心病、肥厚型心肌病、心脏瓣膜病、心肌炎、非粥样硬化性冠状动脉异常和结构性心电异常等。另外，尚有一些暂时的功能性因素（如心电活动不稳定、冠状动脉痉挛、心肌缺血及缺血后再灌注等），也可能使心脏发生不稳定的情况。其他如自主神经系统不稳定、电解质紊乱、过度劳累、情绪压抑及使用导致室性心律失常的药物等心外因素也可能诱发SCD。

一、心脏骤停的常见原因

AHA和ILCOR认为诱发心脏骤停最常见的原因归结为5"H"和5"T"。5"H"是指低血容量（hypovolemia）、低氧血症（hypoxia）、氢离子（酸中毒）[hydrogenion（acidos1s）]、高/低钾血症（hyper-/hypokalemia）、低体温（hypothermy）。5"T"是指中毒（toxins）、填塞（心包）[tamponade（pericardiac）]、张力性气胸（tension pneumothorax）、心肌梗死（thrombos1s of the coronary artery）、肺血管栓塞（thrombos1s of the pulmonary vasculature）。

（一）低血容量

低血容量是指体内或血管内的体液、血液或血浆大量丢失，引起的有效血容量急剧减少。引起低血容量的常见原因包括：严重腹泻、剧烈呕吐、大量排尿或大面积烧伤时可导致体液、血浆的大量丢失；食管胃底静脉曲张破裂出血、胃肠道溃疡侵蚀血管出血时可导致血液的大量丢失；肌肉挫伤、骨折、肝脾破裂等创伤出血时也可导致血液的大量丢失。

（二）低氧血症

低氧血症是指血液中氧含量过低，主要表现为动脉血氧分压与血氧饱和度下降，是呼吸衰竭的重要临床表现之一。若未及时进行氧疗或呼吸支持，患者可因心、脑等全身重要脏器严重缺氧而发生心脏骤停，引起低氧血症的常见原因：①呼吸系统疾病：严重感染、呼吸道阻塞性病变的急性发作或急性加重、重症哮喘、各种原因引起的急性肺水肿、肺血管疾病和胸部创伤等引起通气和（或）换气功能障碍可导致缺氧的发生。②中枢神经系统疾病：脑卒中、颅内感染、颅内占位、颅脑外伤、高位脊髓病变或创伤、重症肌无力等呼吸中枢抑制或神经−肌肉传导系统障碍也可导致缺氧的发生。

（三）酸中毒

酸中毒是指体内血液和组织中的酸性物质堆积、表现为血液中氢离子浓度上升、pH 下降。引起酸中毒的常见原因：

1.代谢性酸中毒

各种原因引起的休克导致的酸中毒、酮症酸中毒、乳酸酸中毒、肾小管酸中毒、尿毒症性酸中毒、药物或毒物引起的酸中毒。

2.呼吸性酸中毒

①颅内病变或外伤引起的呼吸中枢活动抑制，使通气减少而二氧化碳蓄积。②催眠镇静药物（如吗啡、巴比妥钠等）引起的呼吸抑制所致通气不足。③各种原因导致的呼吸肌麻痹（如脊髓灰质炎、吉兰−巴雷综合征、重症肌无力等）引起的通气不足。④胸廓畸形（如脊柱侧弯、强直性脊柱炎等）引起的通气不足。⑤气道异物、喉头水肿和呕吐物误吸等引起的气道阻塞所致通气不足。⑥严重妨碍肺泡通气的肺部疾病，如阻塞性肺病、支气管哮喘、严重肺间质性病变等。⑦环境气体中二氧化碳浓度过高致过多二氧化碳吸入等。

（四）高/低钾血症

高钾血症可通过影响自律细胞的自律性、心肌细胞静息电位、复极过程，以及通过间接影响动作电位的形成和传导速度，引发包括室速、室颤在内的各种心律失常，也可通过抑制心肌，使心肌收缩力减弱、心脏扩大并于舒张期发生停搏。引起高钾血症的主要原因有：①钾的摄入量过多。②排除减少。③组织破坏，主要见于严重组织损伤，如各种急性溶血反应、大量肌肉损伤等。

低钾血症可导致心肌细胞及其传导组织的功能障碍，引起心脏自律性细胞兴奋性下降，房室交界区的传导减慢，异位节律细胞的兴奋性增强，引发多种心动过缓或心动过速性心律失常，甚至室性心动过速和心室纤颤。严重的低钾血症还可导致的心肌功能和结构改变，直接诱发或加重心功能不全，特别是基础心功能较差的患者。低钾血症时，患者发生洋地黄中毒的可能性更高。引起低钾血症的常见原因：①摄入不足。②丢失增多，③药物使用不当：大量使用排钾利尿药物而补钾不足、使用泻药不当造成患者严重腹泻等。

（五）低体温

低体温是指核心体温降至新陈代谢和生理功能所需温度以下的状态。严重低体温可能导致细胞新陈代谢显著减慢，甚至停止，患者可能出现呼吸显著减慢和致命性快速或缓慢心律失常。引起低体温的常见原因：①环境温度过低。②影响体温调节功能的躯体疾病：甲状腺功能减退、肾上腺功能低下、低血糖等。③药物使用不当：巴比妥类药物和吩噻嗪类药物可能影响患者下丘脑的体温调节功能，乙醇可以使血管扩张和中枢神经系统调节功能抑制，胰岛素、甲状腺药物或类固醇药物的使用也可能导致低体温。

（六）中毒

中毒是指毒物进入体内，发生毒性作用，使组织细胞破坏、生理功能障碍，甚至引起死亡的现象。中毒后由于毒物种类的不同，可能导致损伤的重点脏器也不同，但最终都可能发生多器官功能障碍从而引发心脏骤停。

（七）心包填塞

心包填塞是指外伤后心脏破裂或心包内血管损伤造成心包腔内的血液积存或者心包因炎症或肿瘤导致大量液体渗出造成心包腔内的液体积存。由于心包的弹力有限，急性心包大量积血或积液可限制心脏舒张功能，使回心血量急剧降低，心输出量也显著降低，引起急性循环衰竭，进而导致心脏骤停。

（八）张力性气胸

张力性气胸可能造成：①患侧肺脏被完全压缩萎陷，丧失通气和换气功能。②纵隔被压力推向健侧，使与心脏连接的大血管发生扭曲和受压，影响回心血量进而影响心输出量。③健侧肺脏部分被压迫，影响健侧肺的通气和换气功能。若未立即进行排气减压，可造成严重气体交换障碍，静脉回流受阻，心输出量下降，严重者最终导致心脏骤停。

引起张力性气胸的常见原因：①胸部创伤导致的肺大泡破裂，或较大、较深的肺裂伤，或支气管破裂。②自发性气胸的胸膜破口形成上述单向活瓣。

（九）急性心肌梗死

急性心肌梗死患者未及时进行再灌注治疗，坏死的心肌将会导致心肌收缩力减弱、顺应性减低、心肌收缩不协调或严重心律失常，结果导致射血分数降低，心输出量减少、心源性休克，甚至心脏骤停。

（十）肺栓塞

肺栓塞是指各种栓子阻塞肺动脉系统，阻断血液供应所导致的严重临床状态。肺栓塞的直接机械阻塞作用和栓塞后化学性与反射性机制引起肺动脉收缩，肺动脉压开始升高，右心后负荷增高，进而引起右心功能不全。随着右心压力的增高，室间隔可能左移，使左心功能受损，心输出量降低，低血压休克，冠脉缺血，甚至心脏骤停。

引起肺血管栓塞的常见原因包括：①血栓栓塞。②脂肪栓塞。③羊水栓塞。④空气栓塞。

二、病理生理

（一）缺血缺氧

心脏骤停后短时间内即可出现动脉血氧分压降低，同时由于酸中毒的存在，血红蛋白氧离曲线右移，导致氧饱和度下降。即使立即给予有效的心肺复苏，患者在自主循环恢复前仍然存在动脉血氧合不足和毛细血管内血流速度缓慢的状态，组织器官可发生严重缺氧。

不同器官对缺血缺氧的敏感性和耐受性不同，同一器官的不同部位也不一样。脑是人体中缺血、缺氧最敏感的重要器官，特别是大脑皮质、海马和小脑的神经元细胞最易在缺血、缺氧状态下发生损伤。此外，脑组织对缺血、缺氧的耐受性还受到环境温度、患者身体基础状态和原发疾病等的影响。如果体温正常，心脏骤停约4min后，大脑细胞就开始发生不可逆的缺血、缺氧损害。如果心脏骤停10min内未积极复苏，神经功能可能严重受损，很难恢复到发病前的水平。其次，心脏也是易受缺血、缺氧损伤的器官，可能发生起搏、传导、收缩和舒张等多方面的功能障碍。骨骼、肌肉、胃肠道和肾脏等组织器官对缺血缺氧的耐受能力可能比脑和心脏稍强一些。

（二）酸中毒

循环停止后，组织器官血流灌注受损，氧和养供显著减少，机体很快从有氧代谢向无氧代谢转变。无氧代谢产物——乳酸的堆积和二氧化碳的潴留会导致机体发生酸中毒。有研究检测患者外周静脉血标本发现，室颤发生后10min内，血液pH可以从正常迅速降低至6.8。而组织细胞酸中毒的发展可能更快，影响可能也更严重。循环停止4min后，脑组织的pH会显著降低，直接导致组织细胞不可逆损伤。心肌组织也会在循环停止早期发生酸中毒，引起心肌收缩力减退、窦房结自律性降低、心肌室颤阈值降低，以及对儿茶酚胺产生抵抗。

（三）神经内分泌及代谢改变

心脏骤停后，内源性儿茶酚胺、血管紧张素、精氨酸加压素、内皮素及心房利钠肽等血管活性物质的水平可发生显著的反应性变化。一方面是机体对血流动力学恶化和组织低灌注状态所产生的保护性反射，另一方面高浓度的这些物质也可能带来心肌、血管等器官内的细胞损害，造成组织器官功能的进一步恶化。

由于心脏骤停死亡率高，抢救机会稍纵即逝，抢救时间窗短暂、对施救者的抢救技能熟练程度和快速反应能力提出了极高的要求。因此，认识并掌握心脏骤停发病的病因和病理生理，有助于快速评估患者状况和推进心肺复苏的进程，提高心肺复苏的成功率。

三、引发心脏骤停的常见心律失常

（一）心室纤颤

心室纤颤，又称室颤（VF），是指心脏电活动的紊乱引起心室肌纤维不规则、不同步的收缩，导致心脏不能正常地将血液泵出的一种致命性临床状态。心肌纤维有机械活动，但不能协调一致的收缩，故不能产生前向血流。临床上，无法扪及患者的颈动脉或者股动脉搏动。根据室颤波幅的大小，可分为粗颤和细颤两种类型。心室纤颤常常发生于有基础性心脏疾病的患者，最多见于缺血性心脏病，也可见于心肌病、心肌炎和其他心脏病理情况及电解质紊乱和心脏毒性药物过量。VF也可能发生于无确切心脏病理改变或其他明确原因的情况下，即"原发性室颤"，院外心脏骤停患者中约1%为原发性室颤。

心室纤颤时心电图表现为心电波形、振幅与频率均极不规则，无法辨认P波、QRS波群、ST段与T波，频率达150～300次/min。

（二）无脉性室性心动过速

无脉性室性心动过速（PVT）是指心室极快速的电活动，心脏不能正常的机械收缩和舒张，心脏充盈极端不良，心输出量为零或接近零的一种致命性临床状态。心脏有活动，但不能有效泵血。临床上，无法扪及患者的颈动脉或者股动脉搏动，血压测不出，故称之为"无脉性室性心动过速气若不及时救治，患者可在极短的时间内进展为心室纤颤。

心电图表现为连续、宽大畸形的QRS波群，节律较规则，频率150～250次/min。因此，当临床上发现心电图显示为宽QRS波心动过速时，首先应摸脉搏并监测患者的血流动力学，以便明确患者的心律类型，尽早开始适当的抢救处理。

（三）无脉电活动

无脉电活动（PEA）是指心脏有心电活动，能去极化，但不能同步产生有泵血功能的机械活动。临床上无法扪及颈动脉或股动脉搏动，是一种终末心律表现，死亡率极高。PEA 分为两种类型：①心脏的电活动完全不能引起机械活动，即"电机械分离"。②心脏的电活动可以引起非常微弱的心肌收缩，但无法产生足够的前向血流来形成脉搏和血压，只能在超声下看到心脏的微弱活动。

心电图表现为缓慢性心律，如各类房室传导阻滞、室性自主心律和室性逸搏等。因此，当临床上发现心电图显示为缓慢性心律失常同时患者出现意识障碍时，应首先摸脉搏并监测患者的血流动力学，以明确患者是否为 PEA，以便尽早开始适当的抢救处理。

（四）心脏停搏

心脏停搏是指心脏完全无电活动和机械活动的致命性心律，是一种严重的终末心律，复苏成功的可能性极低。心脏停搏在心电图上表现为一条直线。

四、临床表现

心脏骤停是临床常见的急危重症，救护人员必须掌握心脏骤停的临床表现，以便快速而准确的对其进行识别，并尽早开始抢救。临床表现：①突然意识丧失或抽搐。②大动脉（股动脉、颈动脉）搏动消失。③突发面色苍白或发绀。④叹气样呼吸，继之呼吸停止。⑤不能闻及心音。⑥不能测出血压。⑦瞳孔散大、固定。⑧肛门括约肌松弛。

第二节　心肺脑复苏

心脏骤停发生后，尽早开始积极心肺复苏，建立人工循环、气道和人工通气，有利于终止心脏骤停后病理生理上的恶性循环，减轻缺血缺氧、酸中毒及内源性血管活性物质等对重要脏器的损害，真正实现心肺脑的复苏。

一、生命链

"生命链"是心肺复苏中贯穿始终的重要概念。AHA 和 ILCOR 设计了紧密相扣的五连环来表示针对心脏骤停患者的急救理念。成人"生命链"的五环包括：立即识别心脏骤停并启动急救系统，尽早心肺复苏，着重胸部按压，快速电除颤，有效的高级生命支持，心脏骤停后综合治疗。五个环节相互独立而又紧密关联，仅注重某一个环节或未注意实施某一个环节，都可能导致心肺复苏的存活率降低。因此，心脏骤停后有效的复苏取决于生命链中五个环节紧密地配合。

二、成人基本生命支持

基本生命支持（BLS）是心脏骤停后挽救生命的基本措施。成人 BLS 的基本内容包括：立即识别心脏骤停并启动急救系统、尽早心肺复苏，快速电除颤，即成人生命链的前三环。

有效的基本生命支持能够产生 25%-33% 的心输出量和 60～80mmHg 的收缩压，对于心脏和大脑的供血和供氧非常重要。它能延缓室颤转变为 PEA 或心脏停搏的时间，增加电击除颤终止室颤的成功率，使心脏恢复有效节律，产生有效灌注的全身循环。尽早识别和开始 CPR 是提供有效心肺复苏的前提，即刻的 CPR 能够使室颤所致心脏骤停患者的生存概率提高 2～3 倍，开始 CPR 的时间越晚，心脏的顺应性就越差，复苏成功的可能性就越小，预后也就越差。

（一）立即识别心脏骤停并启动急救系统

当发现成人无反应（无身体活动或对刺激无反应）时或者目击成人突然倒下时，首先需要确认环境安全，然后开始评估患者的情况。

1.复苏体位

开始基本生命支持之前，尽量将患者置于复苏体位。理想的体位是让患者仰卧在坚硬的平面上（如地面、木板等）。如果患者躺在柔软的平面上（如弹簧床），应将木板或其他面积较大的坚硬平面且厚度较薄的物体放在患者和床之间或将患者小心地移到地面上。如果患者躺在充气床垫上，应该在复苏前将床垫放气。

确定或怀疑患者有头颈部创伤时，只有在环境不安全或患者处于俯卧位时才能移动患者，不恰当的移动可能会加重患者颈部的损伤。需要移动患者时，应采用"滚动"的方式来调整患者的体位。如果现场只有一名救护人员，术者应跪在患者一侧，一手固定患者的头颈部，另一只手固定患者的前胸部，两手协同将患者翻转过来。若现场有两名以上救护人员，可以一人固定患者的头颈部，另一人转动患者躯干，两人密切配合，使头、颈和躯干作为整体翻转，而避免相对转动带来的损伤。

2.检查意识

检查意识实际上就是检查患者有无反应。检查时应拍患者肩部，并在患者双耳旁大声呼叫："××，你怎么了？"。应注意避免拍打患者头部、面部或颈部，尤其是对于怀疑或确定有颈椎损伤的患者更是如此，以免造成头、颈和躯干的相对移动，加重颈椎的损伤。

3.呼救

对于非专业的救护人员，当发现患者无反应时，应立即拨打急救电话，启动当地的急救系统。拨打电话时应向派遣人员告知患者的地点、发生的事件、患者的数量和情况，以及已经采取的措施，同时还要做好准备回答派遣人员提出的问题，并接受派遣人员的指示。只有当派遣人员建议挂断电话时才能结束通话。

4.检查呼吸

非专业的救护人员可以在派遣人员的指导下通过扫视患者检查患者有无呼吸。如果患者无呼吸，或者呼吸不正常（如只有叹气样呼吸），就应该考虑患者发生了心脏骤停，需要立即行心肺复苏。专业的救护人员可在检查意识后立即扫视患者检查呼吸，确认患者无反应、无呼吸或呼吸不正常时再拨打急救电话，启动急救系统。

5.检查脉搏

非专业人员只要发现患者无反应、无呼吸或呼吸不正常就可以考虑患者发生了心脏骤停，无需检查脉搏。专业人员发现患者无反应、无呼吸或呼吸不正常后可以检查颈动脉搏动。检查脉搏的方法是：救护人员位于患者一侧，将食指和中指放于甲状软骨处，并轻轻向同侧移动至气管与胸锁乳突肌之间的纵沟内，感觉颈动脉搏动。需要注意的是，检查的时间应控制在10s以内，若仍不能扪及患者的脉搏，则应立即开始胸部按压。

（二）尽早心肺复苏

1.胸部按压

胸部按压是指有节律的按压胸部（胸骨的上2/3与下1/3的交接处为按压点）以形成暂时的人工循环的方法。按压产生的血流可为脑和心肌提供至关重要的氧和营养物质，对室颤患者可以增加电击除颤成功的可能性。

（1）胸部按压的机制

目前尚不清楚，主要有"心泵机制"学说和"胸泵机制"学说。"心泵机制"学说认为心脏在胸骨和胸椎之间受到挤压，形成心室和大动脉之间的压力梯度，这种压力梯度驱使血液从心脏流向体循环和肺循环。放松胸部时，胸廓回弹恢复原形，心脏不再受到挤压，左、右心室的压力下降，血液从静脉回流到心脏，左右心室重新充盈。由于主动脉瓣防止血液倒流的作用，主动脉内血液不能逆流，形成一定的主动脉舒张压和冠脉灌注压。

胸部按压可能两种机制都在发挥作用。对于不同人群，两种机制发挥作用的比例不同。如儿童、体格瘦小和胸壁塌陷的患者，由于胸壁弹性差，按压时可能以"心泵机制"为主；成人和肥胖患者因为胸壁弹性较好，按压时则可能以"胸泵机制"为主。

（2）胸部按压方法

①救护人员的位置：进行按压的救护人员应位于患者一侧，并根据患者位置的高低分别可采取跪、站、垫踩脚凳等方式来调整救护人员的手臂与患者胸部的位置关系，以保证按压时救护人员的手臂能保持垂直于患者胸部。②按压的技术要点（A～I）：A.按压部位——成人基本生命支持时，按压位置以胸骨的上2/3与下1/3的交接处为按压点，寻找的方法为剑突上4～5cm或双乳头连线与胸骨相交的中点。B.按压手法——按压时将一手掌根部置于胸骨上选定的按压部位，另一手重叠其上，两手十指相扣，指尖向上翘，手指不要触及胸壁和肋骨。按压时，救护人员的两臂必须伸直，且与胸壁垂直，让肩关节始终位于患者胸骨的正上方。按压过程中，应避免肘关节屈曲。C.按压深度——为了保证按压的有效性，按压胸骨的深度应为至少5cm。足够的按压深度是有效的CPR的关键因素之一。按压的深度与救护人员的按压力量和疲劳程

度有关。D.按压频率——胸部按压的频率至少应达到100次/min。E.按压与放松的时间比例——目前推荐的胸部按压与放松的时间比例为1：1。F.放松的要求——放松时要让胸廓充分回弹。胸廓回弹不充分可能引起胸内压明显增高，导致冠脉压降低、心脏指数降低及心肌和脑血流灌注降低。G.中断的要求——心肺复苏时，救护人员常常因为检查脉搏、分析心律、开放气道或人工呼吸等活动而中断胸部按压。中断胸部按压可能减少重要脏器的灌注，减少中断胸部按压的频次和时长可能改善心脏骤停患者的临床预后。因此，非专业人员和专业人员（＜10秒）均应尽量减少为判断自主循环是否恢复而中断胸部按压。H.按压人员的更换——救护人员的疲劳可能导致按压频率不够或按压深度不足。心肺复苏1min之后，救护人员就可能出现疲劳，导致按压深度变浅。因此，现场有2名或2名以上的救护人员时，应该每2min更换按压人员，以保证按压的质量。更换按压人员可以在使用自动体外除颤仪（AED）除颤等操作的同时进行，以减少对按压的中断。每次更换人员都应该在5s内完成。I.按压过程中的转运——由于在移动患者时很难进行有效的胸部按压，推荐发现患者心脏骤停后，在原地进行心肺复苏。只有在环境不安全时，才考虑转移患者后再行心肺复苏。

（3）胸部按压有效的标志

①按压时可扪及颈动脉或股动脉搏动，可测得血压（收缩压＞60mmHg）。②患者皮肤、黏膜、甲床等色泽由发绀转红润。③散大的瞳孔变小。④$ETCO_2$升高，是判断复苏效果的可靠指标。⑤可出现自主呼吸。⑥神志逐渐恢复，可有眼球活动，睫毛反射与对光反射出现，甚至手足抽动，肌张力增加。

（4）并发症

胸部按压较常见的并发症是肋骨骨折。按压位置不正确或手指接触胸廓都可能导致胸骨、剑突及肋骨骨折，损伤心脏和（或）腹部脏器，导致内脏穿孔、破裂及出血。尤其是老年人骨质较脆而胸廓有缺乏弹性，更易发生肋骨骨折。

2.开放气道

心肺复苏以胸部按压开始，按压30次后开放气道。当患者出现神志障碍时，咽部肌肉群松弛可能导致舌根部后坠阻塞气道。舌及会厌均与下颚相连，将下颚向上推可以使舌与会厌抬起而远离咽后壁，从而使气道恢复通畅。

（1）仰头抬颏法

仰头抬颏法是最常用的开放气道的手法。"仰头"是指救护人员位于患者一侧，一手放于患者的前额，用手掌把额头用力向下压，使患者头后仰。"抬颏"是指救护人员另一只手的食指和中指放在下颌骨的一旁，将下颌向上抬，避免舌根后坠阻塞气道。

（2）托下颌法

如果怀疑患者有颈椎损伤，开放气道时为尽量避免头颈部的相对移动，以免加重颈椎损伤，可以使用托下颌法。救护人员位于患者头侧，双手分别托住患者的双侧下颌角，用力向上推下颌。

开放气道后应检查患者口腔内有无异物或呕吐物等，可用食指屈曲掏出法取出固体异物或用布包裹手指清除液体或半液体异物。如果患者有义齿或牙齿松动，应取出义齿或松动牙齿，以免脱落掉入气道内而阻塞气道。

3.人工通气

人工通气方法包括口对口人工呼吸、口对鼻人工呼吸、口对通气防护装置呼吸及球囊面罩通气。开放气道后应立即给予2次人工通气，但无论哪种人工通气方式，每次通气时间都应超过1s，通气量以能引起患者胸廓起伏为准。

（1）口对口人工呼吸

在开放气道的前提下，救护人员用放在患者前额的手的拇指和食指捏闭患者鼻孔，然后平静吸一口气，再用嘴唇密闭患者的口周，避免漏气，接着向患者吹气。吹气时间在1s以上，吹气时应注意患者胸部有无起伏。吹气完毕后，应放松患者口鼻，让患者被动呼气。不推荐在每次吹气前深呼吸，因为深呼吸可能导致救护人员因过度换气而出现头晕症状，也可导致吹出的气量过大，以致患者过度通气。

（2）口对鼻人工呼吸

适应证：①无法进行口对口人工通气（如严重口部外伤）或无法打开患者口腔的患者。②患者在水中或救护人员难以用口封闭患者口腔（如救护人员的口小于患者的口）。口对鼻人工呼吸与口对口人工呼吸相似，只是救护人员应以托下颌的手使患者口腔封闭，同时救护人员以口完全封闭患者的鼻孔，然后吹气。每次吹气后应放松患者口鼻以便气体呼出。

（3）口对防护装置人工通气

在心肺复苏过程中，术者被传染疾病的可能性很低，但基于救护人员可能与患者血液或体液（如唾液）接触，都应当采用标准防护措施，包括使用防护装置，如面罩等。口对面罩通气时，救护人员应选择适当大小的面罩，位于患者一侧，以仰头抬颏法开放气道，然后用面罩密闭患者口鼻，分别用两手的食指和拇指压紧面罩。救护人员也可位于患者头侧，以托下颌法开放气道，用双手拇指和食指按住面罩边缘，其余手指托起下颌。平静吸气后向面罩吹气，吹气时间应大于1s，吹气量以能引起胸廓起伏为宜。

（4）球囊面罩人工通气

球囊面罩人工通气可由单人操作或两人共同实施，通气量大小以胸廓起伏为宜。如果有条件使用氧源，应使氧流量达到10～12L/min，保证氧浓度大于40%。

第一，单人使用球囊面罩通气的方法。救护人员位于患者头侧，选择适当大小的面罩，采用E-C手法开放气道和固定面罩，即用一只手的拇指和食指形成"C"形放在面罩上，将面罩压紧到患者面部，使面罩密闭患者的口鼻，其余3个手指形成"E"形提起下颌，开放气道。挤压气囊给予人工通气（每次挤压时间1s以上），通气时注意观察胸廓是否有起伏。

第二，双人使用球囊面罩通气的方法。双人球囊面罩通气能提供比单人通气更好的通气效果。双人使用球囊面罩时，一名救护人员位于患者头侧，双手采用"E-C"手法开放气道和固定面罩；第二名救护人员位于患者左侧或右侧，缓慢挤压气囊（持续1s以上）直到胸廓起伏。通气时，两名救护人员均应观察胸廓起伏情况。

成人心肺复苏过程中，心输出量只有心功能正常时的25%～33%。因此，需要从肺部摄取的氧和输送到肺泡的二氧化碳都大幅减少，较低的分钟通气量（低潮气量和低呼吸频率）也能维持有效的V/Q比值。潮气量为6～7mL/kg足以引起患者胸廓起伏，即可满足患者通气需要。

过度通气有害无益。在未建立气管插管等人工气道的时候，过度通气可能导致胃胀气、胃内容物反流和误吸等并发症。同时，胃胀气可使膈肌抬高，降低呼吸顺应性。过度通气可增加胸内压，减少静脉回心血量，降低心输出量进而降低存活率。故心肺复苏时救护人员应该避免过度通气，每次人工通气的吹气均应超过1s，避免短时间内给予过大的潮气量和压力。

4.按压与通气的比例

无论是单人心肺复苏或双人心肺复苏，按压与通气的比例为30∶2，如果现场有两名救护人员，建立高级气道后，救护人员不必中断按压来进行人工通气，按压人员可以持续按照至少100次/min的频率来进行按压。通气人员可每6～8s提供一次通气，每分钟通气8～10次。

5.仅做胸部按压的心肺复苏

目前，仅20%～30%成人院外心脏骤停患者获得了旁观者的心肺复苏，主要原因是非专业人员在事件现场的恐慌和部分人员不愿意为心脏骤停患者提供口对口人工呼吸。因此，将心肺复苏简化为仅做胸部按压可能有助于非专业人员克服惊慌和犹豫，心肺复苏指南推荐鼓励非专业人员对怀疑心脏骤停的患者进行心肺复苏，无论是仅做胸部按压的心肺复苏还是传统的按压与通气配合的心肺复苏都是可行的方法。

对于非心脏原因（窒息）导致心脏骤停的儿童患者，传统心肺复苏的存活率优于仅做胸部按压的心肺复苏，因而抢救呼吸是复苏的重要环节。对于窒息所致心脏骤停的成人患者（如溺水、药物过量等）、长时间的心脏骤停患者也是如此。因此，目前推荐所有专业人员对于院内和院外发生的心脏骤停均采用胸部按压和人工通气配合的心肺复苏方法。

（三）快速电除颤

大部分成人心脏骤停患者存在冠状动脉病变和心肌缺血等基础疾病，可能因突然发生的室颤或无脉性室速而导致心脏骤停。电除颤是治疗室颤和无脉性室速的有效方法，尽早除颤可能为患者带来更高的存活率。

对于院外发生室颤所致心脏骤停的患者，如果旁观者能在第一时间提供心肺复苏，并在 3～5min 内除颤，患者的生存率可能非常高。对于院内监护状态下的患者，一旦发生室颤，快速电除颤也将最大限度地增加患者生存的希望。另一方面，未转复的室颤可能在数分钟内转变为 PEA 或心脏停搏，PEA 或心脏停搏属不可除颤心律。研究发现，除颤每延迟一分钟，患者的存活率可降低 10%。

1.除颤和心肺复苏的顺序

当救护人员在院外目击患者心脏骤停，且智能化的计算机控制除颤装置（AED）就在附近时，应尽快开始心肺复苏及使用 AEDO 如果医务人员在可立即取到 AED 的医疗机构内发现患者心脏骤停，应立即开始心肺复苏，一旦 AED 或除颤器准备就绪，应立即除颤。

对于院外心脏骤停患者，如果救护人员没有目击其心脏骤停的发生，应立即开始心肺复苏，并且同时检查心电图及准备除颤。若现场有两名或两名以上的救护人员，一人开始心肺复苏，其余的人启动急救系统并准备除颤对于院内发生心脏骤停者，立即开始心肺复苏并争取 3min 内除颤。

2.电击除颤与心肺复苏的衔接

电击除颤后，救护人员应继续进行胸部按压，而不是立即检测心律或脉搏。除颤后心脏需要一定时间恢复规则节律，胸部按压有助于保证重要脏器的灌注。心肺复苏 5 个循环（约 2min）后，可再次使用 AED 分析心律，若仍为室颤或无脉性室速，应再次除颤。若为 PEA 或心脏停搏，AED 将提示应该继续以胸部按压开始心肺复苏。

（四）恢复体位

对于意识障碍但有正常呼吸和有效循环的成人或者经积极心肺复苏后自主循环和呼吸恢复的成人患者，应将其置于恢复体位，目前，国际上尚无统一的恢复体位摆放方法。但理想的恢复体位应该是稳定的侧卧位，头部有支撑，且胸部不受压，不影响呼吸，有利于保持患者气道通畅，减少气道梗阻和误吸。

三、成人高级生命支持

高级生命支持贯穿生命链的多个环节，包括心脏骤停的预防、治疗和对自主循环恢复者预后的改善等，主要包括气道管理、通气支持、心脏骤停诱因的干预、快速心律失常和缓慢心律失常的药物治疗和其他治疗手段及各项生理学指标监测。

（一）气道管理与通气

在室颤导致心脏骤停的最初几分钟，人工呼吸不如胸部按压重要。因此，现场只有一名救护人员的情况下，应该进行有力、快速的胸部按压，不应因为人工通气、建立高级气道而中断按压或延迟胸部按压和除颤。但是，几分钟后，血液中的氧耗竭，人工通气和氧疗的重要性随之上升。高级气道建立后，按压者以至少 100 次/min 的频率进行胸部按压，每分钟通气 8～10 次，无需因为通气而中断按压。

1.氧疗

心肺复苏期间的最佳吸入氧浓度尚无定论。长时间吸入100%纯氧可能产生毒性，但在心肺复苏期间可短时间经验性使用纯氧。为保障动脉血液氧合及组织氧供需要，应根据动脉血气分析随时调整FiO_2，维持$SaO_2 \geqslant 94\%$。

2.球囊面罩通气

球囊面罩通气可以在心肺复苏期间为患者提供通气和供氧。如果现场只有一名救护人员，应注重胸部按压，不建议使用球囊面罩通气。如果有两名或两名以上的救护人员，可以使用球囊面罩进行通气。

3.通气辅助措施

分为下列两种。

（1）口咽通气道

使用口咽通气道可以防止舌后坠阻塞气道，与球囊面罩通气配合使用时，有助于改善通气效果。口咽通气道适用于意识障碍、无咳嗽、无咽反射的患者。

（2）鼻咽通气道

鼻咽通气道适用于有气道阻塞风险的患者，尤其适用于牙关紧闭无法安置口咽通气道的患者。也可用于昏迷程度较浅或清醒的患者，对严重头面部外伤、颅底骨折、凝血功能障碍的患者，慎用鼻咽通气管。

4.高级气道

具体如下。

（1）食管气管联合导管

与球囊面罩相比，食管气管联合导管通气更有效，且可保护气道，降低误吸的风险。使用食管气管联合导管最关键的是正确识别导管远端的位置，一旦判断错误就可能导致气道阻塞、胃胀气等并发症。

（2）喉罩

与球囊面罩相比，使用喉罩通气更安全有效。安置喉罩无需使用喉镜和窥视声带，操作简单：患者并发不稳定颈椎损伤，使用喉罩比气管插管更具安全优势：

（3）气管插管

紧急气管插管的适应证：①昏迷患者，使用球囊面罩无法充分通气时。②患者缺乏保护性反射。气管插管可以保证气道通畅，提供正压通气和高浓度的氧，有利于吸痰和防止误吸，也可作为复苏患者的给药通道。术者实施气管插管操作，一旦导管通过声门，立即继续开始胸部按压。

（二）心脏骤停的处理

救治心脏骤停患者有赖于基本生命支持、高级生命支持及心脏骤停后治疗。成功的高级生命支持的基础是高质量的心肺复苏和对VF和无脉性室速者的尽早电除颤.持续高质量的心肺复苏是处理心脏骤停的关键，减少对心肺复苏的中断对于保证心肺复苏的质量非常重要。推荐通过评估机械指标（按压频率、深度、胸廓回弹情况和中断按压的时间）或生理指标（呼气末二氧化碳、动脉压、中心静脉氧饱和度）来帮助提高心肺复苏的质量。其他高级生命支持的措施，如药物治疗、高级气道等可以提高自主循环恢复率，但未被证实能提高出院生存率。因此，患者自主循环恢复后应迅速开始心脏骤停后治疗，改善患者预后。

1.室颤/无脉性室速

（1）电除颤

除院外高质量的心肺复苏，电除颤是能够改善出院生存率唯一的心律特异性治疗方法。VF和无脉性室速是可除颤心律，治疗后存活出院率可达50%；PEA和心脏停搏属不可除颤心律，患者自主循环恢复的可能性较小，存活率仅为3%左右。因此，心脏骤停发生后，第一救护人员应尽快开始胸部按压，其他救护人员应尽快取得除颤器，检查节律，若为可除颤心律则立即除颤，否则应持续高质量的胸部按压并治疗可逆性病因和伴发因素。复苏过程中，患者心律的可除颤性可能发生变化，治疗方案也应随之而改变，尤其是当心律由不可除颤心律转为可除颤心律时，应及时电除颤二

（2）药物治疗

电除颤和心肺复苏2min后，如果室颤/无脉性室速仍无改善，应在不中断胸部按压的情况下使用血管加压药物（肾上腺素或血管加压素），增加心肺复苏期间的心肌血流灌注，为下次除颤做好准备。

胺碘酮是心脏骤停期间抗心律失常的一线药物，可以增加患者自主循环恢复率和院外或急诊科难治性室颤/无脉性室速患者的存活入院率。当室颤/室速对心肺复苏、电除颤和血管加压药物治疗等无反应时，应考虑使用胺碘酮或二线药物利多卡因。对于QT间期延长的尖端扭转室速患者，应使用硫酸镁。

（3）可逆诱因的治疗

诊断和治疗室颤/无脉性室速的可逆诱因对于心脏骤停的复苏非常重要。对于难治性室颤/无脉性室速，急性冠脉缺血或心肌梗死是常见的病因，一旦怀疑心脏骤停由以上病因引起时，应及时行冠脉造影，一旦诊断明确应立即进行介入治疗。

2.PEA/心脏停搏

PEA/心脏停搏为不可除颤心律，无需除颤，应进行心肺复苏，每2min检查节律。如果除颤器或监护仪显示患者为规则的心律，应检查脉搏。若患者有脉搏，立即开始复苏后治疗；若患者无脉搏，即患者心律为PEA，应继续心肺复苏，2min后再检查。如果心律转为VF或无脉性室速，应及时电除颤。

（1）药物治疗

使用血管加压药物（肾上腺素或血管加压素）有助于增加心肌和大脑血流。

（2）可逆诱因的治疗

PEA往往是由可逆性诱因引起，如果能尽快确认诱因，并及时处理，有可能使心脏恢复灌注节律。低氧血症引起的PEA，应充分供氧和人工通气，及早建立高级气

道。严重容量丢失或脓毒症导致的 PEA 应经验性使用晶体液扩容。对于失血导致的 PEA，应考虑输血治疗。若为肺栓塞，则应经验性溶栓治疗。若考虑张力性气胸，应尽快胸腔穿刺减压。心脏停搏往往是 VF 或 PEA 后的终末期心律，预后极差。

（三）CPR 期间的监测

心电图和脉搏是指导心肺复苏的常用监测指标。目前发现呼气末二氧化碳浓度（$EtCO_2$）、冠脉灌注压（CPP）和中心静脉氧饱和度（$ScvO_2$）能较好反映患者的情况和治疗的效果。$EtCO_2$、CPP、$ScvO_2$ 与复苏期间患者的心输出量和心肌血流灌注有明显相关性，如果指标低于阈值，自主循环恢复的可能性极低，如果指标显著增加，则提示自主循环恢复的可能性大。

1.脉搏

救护人员常在胸部按压期间扣诊颈动脉搏动以评估按压的有效性。检查脉搏的时间不应超过 10s，如果 10s 之内不能肯定有脉搏，则应继续胸部按压。

2.呼气末二氧化碳浓度

呼气末二氧化碳浓度是指呼气末呼出气体中的二氧化碳浓度，通常用二氧化碳分压（$PetCO_2$）表示，正常范围为 $35 \sim 40mmHg$，临床常用 $PetCO_2$ 来判断心肺复苏的质量。对于气管插管患者，心肺复苏期间持续低 $PetCO_2$（$<10mmHg$）提示自主循环恢复的可能性小，应考虑通过调整按压参数来提高心肺复苏的质量。如果 $PetCO_2$ 突然增加到正常水平（$35 \sim 40mmHg$），提示自主循环恢复。因此，监测 $PetCO_2$ 有助于优化心肺复苏的按压深度、频率和了解按压人员的疲劳。

3.冠脉灌注压（CPP）

和动脉舒张压在心肺复苏期间，CPP 与心肌血流和自主循环恢复可能性有明显关系，$CPP \geqslant 15mmHg$，患者有恢复自主循环的可能性，增加 CPP 可能提高 24h 生存率。但是，获得 CPP 需要主动脉穿刺和放置中心静脉导管，在心肺复苏期间临床上监测 CPP 比较困难，可以考虑使用动脉舒张压来代替 CPP。动脉舒张压小于 17mmHg 时，患者自主循环恢复的可能性很低。因此，可以使用动脉舒张压来监测心肺复苏的质量，调整按压参数，指导血管加压药物的使用，也可用于判断自主循环是否恢复。

4.中心静脉氧饱和度（$ScvO_2$）

$ScvO_2$ 可以通过中心静脉导管尖端的血氧检测仪持续监测，$ScvO_2$ 的正常范围为 $60\% \sim 80\%$。监测 $ScvO_2$ 可了解心肺复苏质量，调整胸部按压参数和判断自主循环是否恢复。心脏骤停和心肺复苏期间 $ScvO_2$ 为 $25\% \sim 35\%$，提示血流量不足，甚至有研究报道 $ScvO_2$ 若低于 30%，自主循环恢复的可能性极低。

5.脉搏氧饱和度和血气分析

心脏骤停期间，脉搏氧饱和度往往不能可靠反映患者情况，但脉搏氧合波形图对于判断自主循环恢复有一定价值。CPR 期间，血气分析不能准确反映组织缺血、高碳酸血症或组织酸中毒的严重性，但复苏后的动态监测有助于评估患者的治疗效果和预后。

6.超声心动图

复苏期间经胸和经食管超声心动图可用于寻找心脏骤停的诱因，例如心包填塞、肺栓塞和主动脉夹层。

（四）肠外用药的通道

1.静脉通道

在心脏复苏中，最重要的是高质量的心肺复苏和快速除颤，药物的重要性次之。心肺复苏及确认室颤/无脉性室速并电除颤后，可以建立静脉通道，给予药物治疗，但不能中断胸部按压。外周静脉用药时应进行弹丸式注射，继以20mL液体推注或抬高肢体，促进药物从肢体静脉进入中心循环。

中心静脉与外周静脉通道相比，最大的优势是药物峰浓度更高、药物循环时间更短。此外，中心静脉通道直接进入患者的上腔静脉，可用于监测CVP、$ScvO_2$，估算CPP，预测自主循环恢复的可能性。但是，进行中心静脉置管操作时，可能中断胸部按压，故主张若患者在复苏前已建立中心静脉通道则可通过中心静脉用药；否则，不能为了建立中心静脉通道而中断胸部按压。

2.骨通道

骨通道是不塌陷的静脉丛，用药后的药效与外周静脉用药相同。在外周静脉塌陷，难以建立外周静脉通道的时候可以建立骨通道，有助于安全有效地进行液体复苏、使用药物、采血样等。

3.气管内用药

某些药物，如肾上腺素、血管加压素、利多卡因、阿托品和纳洛酮都能经过气管黏膜吸收，进入血液循环。与静脉用药相比，同等剂量药物在气管内使用时血药浓度更低，故应按静脉用药剂量的2～2.5倍给药。

（五）药物治疗

心脏骤停期间，药物治疗的主要目的是帮助恢复和维持自主灌注节律。药物治疗可能增加自主循环恢复率和入院率，但不能改善神经系统的预后和长期生存率。

1.血管加压药物

（1）肾上腺素

盐酸肾上腺素在复苏时的使用有利有弊。其α受体兴奋作用，可以收缩血管，增加血压，增加CPP和大脑灌注压。但其β受体兴奋作用可能增加心脏做功，增加心肌氧耗，减少心内膜下心肌的灌注。使用方法：盐酸肾上腺素1mg静脉推注/骨通道推注，每3～5min一次。若未能建立静脉通道/骨通道，可采用2～2.5mg气管内注射。

（2）血管加压素

血管加压素是非肾上腺素能外周缩血管药物，可能引起冠脉和肾动脉收缩而影响心、肾灌注。使用方法：血管加压素40U静脉推注/骨通道推注，代替第一次或第二次肾上腺素。

2.抗心律失常药物

（1）胺碘酮

胺碘酮通过影响钠、钾、钙离子通道和阻断α受体和β受体而发挥作用。可用于治疗对除颤和血管加压药物无反应的室颤/无脉性室速。其主要不良反应是导致低血压。使用方法：胺碘酮首次剂量300mgIV/IO，第二次剂量150mgIV/IO。

（2）利多卡因

利多卡因的不良反应较小，但有效性不确切，在无法取得胺碘酮时可考虑使用。首次剂量为1～1.5mg/kgIV，如果室颤/室速持续存在，可使用0.5～0.75mg/kgIV，每5～10min重复一次，总量不超过3mg/kg。

（3）硫酸镁

硫酸镁可终止尖端扭转型室速，但对于正常QT间期的室速效果不佳。使用方法为1～2gMgSO$_4$加入5%葡萄糖注射液10mL后静脉缓慢推注。

3.复苏过程中不推荐常规使用的药物

（1）阿托品

阿托品可对抗胆碱能介导的心律降低和房室结传导降低，但尚无前瞻性对照研究显示阿托品对心脏停搏和PEA有效。目前认为在心脏停搏和PEA时，常规使用阿托品无显著治疗作用，不推荐常规使用。

（2）碳酸氢钠

心脏骤停和心肺复苏期间的组织酸中毒和酸血症是无血流和低血流所致，受心脏骤停时间长短、血流量和动脉血氧含量影响。适当的机械通气、提高心肺复苏质量、增加组织灌注和心输出量、尽快恢复自主循环是恢复酸碱平衡的首要措施。碳酸氢钠可降低全身血管阻力导致CPP降低，还可引起细胞外碱中毒，致使氧离曲线左移，抑制氧的释放。同时，碳酸氢钠与血中的酸作用产生较多的二氧化碳，二氧化碳弥散入心肌细胞和脑细胞引起细胞内酸中毒。因此，只有在某些特殊的情况下，如心脏骤停前即存在代谢性酸中毒、高钾血症或三环类抗抑郁药物过量等，才考虑使用碳酸氢钠。

（3）钙剂

不推荐在心脏骤停过程中常规使用钙剂。

4.静脉补液

由于血容量的大量丢失引起心脏骤停，往往在心脏骤停（通常为PEA）前即可出现循环休克的征象，需要积极的抗休克治疗。

（六）缓慢心律失常和快速心律失常的处理

在判读心电图和心脏节律时应与患者的全身情况结合起来评估。如果救护人员进行高级生命支持时仅以节律判读为依据，而忽略患者的临床状况（包括通气，氧合、心率、血压、意识状态和器官灌注不足等），往往可能导致诊断和治疗错误。

1.心动过缓

若患者不稳定（可表现为急性意识状态改变、缺血性胸痛、急性心力衰竭、低血压等），可使用阿托品。如果阿托品效果不佳，可静脉使用β受体兴奋剂，如多巴胺、肾上腺素等加快心率。若需要安置临时起搏器，在等待过程中可使用经皮起搏。

2.心动过速

若患者不稳定（可表现为急性意识状态改变、缺血性胸痛、急性心力衰竭、低血压及其他休克征象等），评估后怀疑是由于快速性心律失常所致，应立即进行电复律。若患者情况稳定，应仔细判读心电图，明确心动过速的类型，判读步骤如下：①QRS波的宽窄，即患者是窄QRS心动过速还是宽QRS心动过速。②QRS波的节律是否整齐。③若为宽QRS心动过速，应明确QRS波是单形性还是多形性。判读后，根据结果进行处理。

四、心脏骤停后综合治疗

随着现代心肺复苏技术和急诊医务人员技术水平的不断提高，呼吸心脏骤停患者若能得到及时有效的救治，自主循环恢复（ROSC）的成功率可达40%～60%。但ROSC并非治疗的终点，而是复杂的心肺复苏后阶段的开始。ROSC后患者常出现神经系统损害和其他器官功能衰竭，导致相当高的死亡率，只有极少数复苏成功患者存活并重返社会。对心肺复苏后病理生理过程的进一步了解，对心肺、大脑与其他器官的监测和功能维护，有助于降低MOF和脑损害导致的死亡。

（一）ROSC后的病理生理变化

在心肺复苏过程中，机体缺血和再灌注均可引起组织细胞不同程度的功能损害。心脏骤停期间，全身组织发生严重缺血缺氧，并持续存在于整个复苏过程中，直至自主循环恢复才有可能逆转。低氧血症是造成组织损伤的主要原因，无氧酵解途径成为三磷酸腺苷（ATP）的唯一来源，造成细胞内ATP含量下降，全身所有脏器均受到损害。脑组织对缺氧的耐受最差，复苏后患者的神经系统功能是否恢复成为心肺脑复苏中的关键。

心肺复苏患者ROSC后，组织器官产生再灌流，导致再灌注损伤。各组织器官发生代谢紊乱，功能障碍及结构损伤，严重者可造成多器官功能衰竭。目前认为，再灌注损伤主要与自由基的作用、细胞内钙超载和白细胞的激活三方面因素有关。大量的自由基引起细胞膜脂质过氧化、蛋白功能抑制、核酸及染色体破坏，进而细胞死亡。再灌注期钙离子内流增加，促进氧自由基生成，加重酸中毒，破坏细胞膜，干扰线粒体功能，激活其他酶的活性，加重组织的损伤。缺血-再灌注时白细胞尤其是中性粒细胞聚集、激活，中性粒细胞与血管内皮细胞相互作用，造成微血管损伤，同时释放大量炎性物质，造成周围组织细胞损伤。

国际心肺复苏指南指出，ROSC后可能出现复苏后的不同变化：①大约50%的复苏后患者于发病后24h内死亡。主要是因为ROSC后，心血管功能处于不稳定状态，12～24h后才可逐渐趋向稳定。同时，由于多部位缺氧造成的微循环功能障碍，使有害的酶和自由基快速释放至脑脊液和血液中，导致脑和其他重要脏器功能障碍。②1～3d后，心功能和全身情况有所改善，但由于胃肠道的渗透性增加，全身炎症反应的出现，导致多个器官进行性功能不全，特别是肝脏、胰腺和肾脏的损害，可能产生多器官功能障碍综合征。③心脏骤停数日后，严重的感染使患者发展为多器官衰竭。

（二）复苏后管理

复苏后的治疗是高级生命支持的重要组成部分，对减少由血流动力学不稳定、多脏器衰竭引起的早期死亡及由脑损伤引起的晚期死亡具有重要意义。主要治疗目标是重建有效的器官和组织灌注，以期患者存活且神经功能完整。治疗原则：①积极寻找和治疗导致呼吸心脏骤停的可逆性原因。②加强重要脏器功能的监测和维护。③亚低温治疗。

1.寻找和治疗心脏骤停的可逆性原因

无论在高级生命支持还是在复苏后治疗，5"H"和5"T"的搜索和处理必须贯穿复苏始终。急性冠脉血栓事件是非创伤性突发心脏骤停的重要诱发因素，而再灌注治疗对这类心脏骤停患者的预后有重要影响，直接PCI治疗使ST段抬高性心肌梗死（STEMI）致院外心脏骤停患者的短期和长期生存率均有提高。对STEMI致心脏骤停的患者，无论自主循环恢复后意识如何，都应考虑急诊冠脉造影和血管再通治疗，特别是紧急冠脉造影和PCI治疗联合亚低温治疗更有助于神经系统功能恢复。

高度怀疑肺栓塞引起的心脏骤停时，可考虑使用溶栓治疗，如组织型纤溶酶原复合物、链激酶或尿激酶等。对心包填塞、张力性气胸的患者应及早明确诊断，积极行穿刺或置管引流。对中毒的患者应尽早明确具体的中毒毒物，有针对性地进行解毒或血液净化治疗。积极发现和纠正各种原因引起的血糖、电解质和酸碱的异常。明确创伤患者的受伤部位和严重程度，必要时尽早安排手术治疗。

2.加强重要脏器功能的监测和维护

（1）呼吸系统

自主循环恢复后，患者可能仍存在不同程度的呼吸功能障碍，如肺水肿、肺炎或胸廓创伤所致的呼吸功增加等，部分患者尚需要机械通气或高浓度吸氧来维持机体氧合。临床医师应：①在全面体格检查的同时，安排胸部影像学检查确认气管插管的位置和深度，了解有无复苏并发症（如气胸、肋骨骨折等）发生。②检查呼吸频率、呼吸动度及血气分析、进行综合评估，并以此调节呼吸机的通气参数。

调节通气量时，除了要考虑呼吸功能，满足全身组织器官供氧、二氧化碳排出的需要，还要考虑通气对脑部供血的影响。既往有研究者提出高通气可以增加氧供，降低二氧化碳。但目前研究证实高通气不但不能保护脑组织和其他重要组织器官免受缺血的损害，反而还会恶化神经系统功能的预后。一方面，高通气可能使气道压力增加，呼气末胸内压增加，导致脑静脉压增加从而使颅内压增高，脑灌注压降低，脑血流量减少，加重脑缺血。另一方面，持续性低碳酸血症将引起脑血管收缩，减少脑血流量。因此，目前认为自主循环恢复后，机械通气应避免通气量过高，宜将患者的 $PaCO_2$ 维持于正常水平，以免加重脑损伤。一旦患者的自主呼吸增强，就应逐渐降低机械通气辅助程度，直到自主呼吸完全恢复而停机。

对于无肺部原发或继发病变的患者，吸氧浓度宜控制在 60% 以下。如果患者需要持续吸入较高浓度的氧，应判断低氧血症是肺功能障碍或心功能障碍所致。对于既往有呼吸功能受损的患者，复苏成功后可能需要采取增加呼气末正压或提高吸呼比等措施来提高氧合功能。但过高的呼气末正压可能导致心输出量降低和低血压，因此增加呼气末正压时应注意监测患者的心输出量和动脉血压等血流动力学参数，如果并发心功能不全，应同时进行心脏支持治疗。

（2）心血管系统

心脏骤停后的冠脉缺血、心肺复苏过程中电除颤和肾上腺素的使用，及自主循环恢复后的缺血-再灌注损伤可导致心肌顿抑和复苏后心功能不全，甚至引起致命性的急性血流动力学紊乱（继发性心脏骤停）或者心源性休克，进一步加重脑和其他器官的缺血性损伤。复苏后最初 24h 的持续低心输出量与多器官功能衰竭所致的早期死亡相关，故自主循环恢复后应尽力支持衰竭的心肌直到心脏恢复有效的泵功能。

第一，心功能评估：复苏后对患者心功能的评估应包括重要的病史、体格检查、心电图、血电解质、心肌标志物和超声心动图等。①重要的病史：包括典型和不典型的症状，既往病史和药物使用情况。②体格检查：需要搜寻有无肺血管充血、体循环瘀血和心输出量减少的体征。③动态 12 导联心电图检查：应将心电图与心脏骤停前的心电图进行对比，及时发现心电图的变化和心律失常，有助于判断血流动力学不稳定是否与冠脉缺血和心律失常有关。④血清电解质：包括钾离子、钙离子和镁离子等。心脏病患者的血钾水平在一个很窄的范围，因为低钾血症与室颤的发生关系密切，而高钾血症（血钾高于 5.5～6.0mmol/L）也可增加室颤的发生率，可导致缓慢性心律失常、无脉性电活动或心脏停搏。只有维持血钾浓度在 4.5～5.5mmol/L 之间时，才可降低室颤的发生率。此外，钙镁离子的紊乱对心脏传导系统的影响与钾离子类似，彼此之间还可能存在协同效应。⑤心肌标志物：心肌标志物增高，可能是由于心脏骤停和 CPR 期间的冠状动脉血流减少或停止，导致全心普遍性缺血缺氧、心肌细胞破坏所致，同时也提示心脏骤停可能是急性心肌梗死所致。⑥超声心动图：能评价心脏形态、室壁活动情况、心脏收缩和舒张功能，诊断心功能不全并量化其严重程度，以及识别心包填塞、乳头肌断裂、室壁瘤、胸主动脉破裂和夹层动脉瘤等情况。⑦有创性血流动力学监测：可以帮助制定最合理的补液和药物联合治疗方案，使组织灌注达到最佳状态。

第二，液体治疗和正性肌力药物的使用：如果心输出量和肺动脉楔压低，需加强补液。如果充盈压正常，但低血压和低血流灌注持续存在，需给予正性肌力药物，改善心脏泵功能，常用药物：①多巴胺：具有 α 受体、β 受体及多巴胺受体激动作用。复苏过程中，心动过缓和恢复自主循环后造成的低血压状态，常常选用多巴胺治疗。多巴胺的推荐剂量为 $5\sim20\mu g/$（kg·min）。②去甲肾上腺素：是一种强效的 α 肾上腺素能激动剂，同时激动 α_1 和 α_2 受体，对 β_1 受体有一定激动作用。适用于严重低血压（收缩压＜70mmHg）和周围血管阻力低的患者。去甲肾上腺素的起始剂量为 $0.5\sim1.0\mu g/min$，逐渐调节至有效剂量。由于去甲肾上腺素可引起心肌耗氧量增加，在缺血性心脏病患者中使用应慎重。③多巴酚丁胺：主要作用于 β_1 受体、β_2 受体和 α 受体，可以增强心肌收缩力，增加心输出量和心脏指数，降低体循环和肺循环阻力。常用剂量下周围动脉收缩作用较微弱，不显著增加心肌耗氧量。使用多巴酚丁胺可以有效地纠正复苏后心脏收缩和舒张功能不全。④磷酸二酯酶抑制剂（如米力农、氨力农）：选择性抑制心肌磷酸二酯酶而增加心肌细胞内环磷酸腺苷（cAIMP）浓度，促使 Ca^{2+} 调节蛋白磷酸化，从而增加细胞内 Ca^{2+} 循环，具有正性肌力和血管扩张的作用，可以改善复苏后心功能不全。⑤新型的正性肌力药物：左西孟旦是一种 Ca^{2+} 增敏剂，以 Ca^{2+} 依赖性的模式结合到 TnC 的 N 末端的结构域起作用，增强心肌细胞内收缩结构对 eg，的敏感性，在不增加 cAIMP 和细胞内 Ca^{2+} 浓度的前提下达到正性变力作用。具有增加心肌收缩力而不增加心率和心肌耗氧量等优点，被认为是很有临床应用前景的新药。

第三，抗心律失常药物和其他治疗：对于各种原因引起的心脏骤停存活者是否预防性使用抗心律失常药物目前尚无定论。对于室颤的患者除颤成功后，可短期给予抗心律失常治疗，如注射胺碘酮、利多卡因或其他抗心律失常药物。β受体阻滞剂对缺血性心脏病有保护作用，在复苏后阶段，如无禁忌证，可谨慎使用。对复苏后存活且左室射血分数低于 0.35.有室性心律失常病史的患者应考虑使用植入式心脏除颤器（ICD）。

（3）中枢神经系统

大脑的氧合和灌注对于中枢神经系统功能的恢复非常重要。血液循环停止 10s 便可因大脑缺氧而出现意识障碍，$2\sim4min$ 后大脑储备的葡萄糖和糖原耗尽，$4\sim5min$ 后 ATP 耗竭，$10\sim15min$ 后脑组织乳酸含量持续升高。随着低氧血症和（或）高碳酸血症的发展，大脑血流的自动调节能力明显下降。通常情况下，脑血流量由脑灌注压决定。脑灌注压等于平均动脉压与颅内压之差。但在复苏的状态下，情况却有所不同。随着自主循环的恢复，脑组织会出现一过性充血，随后由于微血管功能不良，将出现脑血流的减少。此时，即使脑灌注压正常，脑血流也可能减少。

为维持一定的脑灌注压，复苏后应当将平均动脉压维持在 $80\sim100mmHg$，必要时可应用正性肌力药物或血管活性药物。另一方面，控制脑水肿、降低颅内压也是保证脑灌注压的重要措施，方法包括：

①避免头颈部过度扭曲，排除低血容量的情况下抬高床头30°。②适当使用脱水药物，目前最常用的是20%甘露醇，静脉快速滴注。并发心、肾功能不全的患者，可考虑使用呋塞米。③有条件情况下给予亚低温治疗。④防治引起颅内压增高的其他因素，如情绪激动、用力、发热、癫痫、呼吸道不通畅和咳嗽等。出现高热的患者予以积极降温的同时，还需搜寻发热原因，进行病因治疗。对于并发抽搐的患者，应立即控制抽搐，适当使用镇静及抗惊厥药物，如地西泮、苯巴比妥等。

除维持脑灌注压以外，保证大脑的氧合非常关键。在高压氧的条件下，血氧含量明显增加，脑和脑脊液氧含量也相应增加，在复苏早期，脑组织仍处于低灌注状态，高压氧治疗效果明显，可收缩脑血管，阻断脑缺氧、脑水肿恶性循环，改善全身缺氧状态，促使脑细胞功能恢复。但高压氧治疗可能引起氧中毒和肺部感染。总之，密切注意复苏后大脑血液灌注和氧合，可以极大地减少继发性脑损伤的发生，最大限度地增加神经系统康复的概率。治疗过程中还应动态观察患者的格拉斯哥评分、瞳孔对光反射、角膜反射及对外界刺激的运动反应等，评估患者的神经功能损伤程度及预后。

（4）肾脏功能

心脏骤停及心肺复苏过程中肾脏的有效灌注不足，甚至在自主循环恢复后，肾脏仍然处于低灌注状态，由于肾脏有良好的自我保护机制，可以耐受短时间的缺血缺氧，多数复苏成功的患者并不出现肾功能受损。但存在高龄、使用肾毒性药物、长时间的心肺复苏、肾上腺素用量过大、既往有肾功能不全、慢性心功能不全及高血压等高危因素时，患者可能出现双肾排泄功能减低，肾小球滤过功能下降，血尿素氮和肌酐升高，伴有水、电解质和酸碱平衡失调及急性肾功能衰竭症状。一般复苏后血肌酐超过123.7μmol/L或肌酐清除率小于70mL/min，称为复苏后急性肾功能衰竭。

第一，监测：对于自主循环恢复的患者，应精确计算出入量。出量包括胃液引流液、腹泻、呕吐物、出汗、呼吸道水分丢失和尿量；入量包括胃肠道及静脉输注液体量。对于复苏后肾功能衰竭的高危患者还应监测中心静脉压、肺动脉楔压、血压、血尿素氮、肌SF、电解质、动脉血气和尿常规等指标。

第二，治疗：①尽量避免使用具有明确肾毒性的药物，如氨基苷类抗生素、造影剂和两性霉素B等。②积极控制容量负荷，防止电解质紊乱和酸碱失衡。③积极扩容，纠正休克后，若出现尿量减少，及时使用呋塞米等袢利尿剂以增加尿量，减少肾小管阻塞，增加肾小球滤过率。④小剂量多巴胺并不能降低急性肾功能衰竭的患病率和整体死亡率，不推荐在复苏后肾功能衰竭时常规使用。⑤如果患者出现下列情况，可考虑进行肾脏替代治疗：其一，对药物治疗无反应的严重高钾血症。其二，容量过多，肺水肿。其三，严重的代谢性酸中毒（pH＜7.1）。其四，严重氮质血症，并发脑部及心脏等损害。

（5）胃肠道消化功能

对肠鸣音消失和行机械通气并伴有意识障碍的患者，应该留置胃管，有腹胀表现者可考虑行胃肠减压。心肺复苏后机体发生应激反应，易产生应激性溃疡，导致消化道出血应密切观察患者大便及胃管引流液的颜色和量，适当使用质子泵抑制剂、H_2受体阻滞剂或铝剂。同时考虑尽早开始胃肠内营养，促进肠道功能恢复，避免肠道菌群移位。

（6）凝血功能

心脏骤停后凝血功能可能发生显著变化，凝血机制异常的严重程度与死亡率相关。对于自主循环恢复的患者，应加强凝血功能的监测，密切观察患者有无栓塞或出血倾向，定期复查 PLT、PT、APFT、FIB、D-二聚体等指标，发现异常，及时纠正。心脏骤停后几分钟即可发生超过纤溶系统代偿范围的血液凝固反应激活过程，纤维蛋白、凝血酶/抗凝血酶复合物生成增加，血液处于高凝状态。高凝状态常常导致广泛的微血管内血栓形成，从而引起多器官功能衰竭和继发的出血、凝血变化过程类似于弥散性血管内凝血（DIC）。

（7）内分泌及代谢紊乱

心肺复苏后可并发下丘脑-垂体-肾上腺轴的损伤，导致肾上腺组织广泛受损出现肾上腺皮质功能不全，凝血功能异常的患者更为显著。大量的炎性介质可直接抑制肾上腺皮质激素的分泌。肾上腺素和生理应激反应均会导致血糖浓度升高。复苏后高血糖与不良的神经功能预后有密切相关性。用胰岛素严格控制血糖、防止高血糖发生，可降低需要通气支持的危重患者的病死率和感染的发生率。因此，应密切注意监测血糖，根据患者的血糖水平，调整胰岛素剂量，避免高血糖和低血糖的发生。

心脏骤停后常存在酸碱失衡尤其是酸中毒。复苏后机体可能出现严重的酸中毒，乳酸的产生在其中发挥最主要的作用。乳酸的升高间接反映了休克低灌注状态对机体的损伤，往往提示预后不良。足量的肺泡通气和组织血流的恢复是纠正酸中毒的关键，补碱治疗并不能有效改善预后。只有在心脏骤停前即有代谢性酸中毒、高钾血症、三环类或苯巴比妥类药物过量的情况下，应用碳酸氢钠才有效。心脏骤停后也常常存在电解质紊乱，应严密监测复苏后血电解质的动态变化并及时加以纠正。

（8）全身炎性反应综合征和脓毒性休克

SIRS 是一个复杂的疾病发展过程，可以启动自身持久的免疫反应，造成局部组织损伤和多脏器功能衰竭。如果 SIRS 为感染所诱发，患者可表现为脓毒血症。脓毒性休克患者发生的多器官功能障碍综合征（MODS）常伴有血管扩张，导致相对的和绝对的血容量不足。

复苏后的最初 12h，有近 40% 的患者出现菌血症。复苏后 48h 内患者常常会出现发热，可能与抢救过程中各项操作的污染（如动、静脉置管）、气道管理中出现误吸、肠系膜缺血后肠道菌群移位及复苏后血清中内毒素和各种细胞因子升高等因素有关，复苏后的感染以肺部感染最为常见，其次是菌血症。严重感染的发生和发展与死亡有直接关系。

临床上怀疑脓毒性休克时，应尽早获取相关标本进行病原学检查，并静脉使用抗生素。最初进行经验性抗感染治疗可选用对抗所有可疑病原微生物（细菌和/或真菌）的强有力的一种或多种药物。在抗生素使用48～72h后，应结合临床与病原学检查结果调整抗感染药物，原则是尽量使用非广谱的抗生素，以期达到减少耐药菌产生、降低药物毒性和降低费用的目的。

早期的液体复苏可使用晶体或胶体液补充循环容量。液体复苏的初始治疗目标是使中心静脉压（CVP）至少达到8mmHg（机械通气患者要求达到12mmHg），之后通常还需要进一步的液体治疗。补液过程中应密切观察血压、尿量及各器官的容量负荷情况。心脏充盈压（CVP或肺动脉楔压）增加而血流动力学无改善时，应降低补液速度。纠正低血容量的同时，可考虑使用血管活性药物（去甲肾上腺素或多巴胺）来维持平均动脉压。对大量补液后心输出量仍低的患者，可使用正性肌力药物（如多巴酚丁胺）来增加心输出量，或联合应用正性肌力药物和血管活性药物。充分补液后仍需要血管活性药物来维持血压时可考虑给予糖皮质激素，每日糖皮质激素用量应小于300mg氢化可的松。当患者不再需要血管活性药物时，可停用糖皮质激素治疗。

总之，复苏后的监测和处理涉及各个器官系统，复苏后的检查、监测与治疗。

3.亚低温治疗

低温治疗对大脑具有多重保护效应，可以同时作用于脑缺血级联损伤反应的多个靶点，其主要保护机制包括保持脂质膜流动性、抑制破坏性酶反应、降低再灌注期间脑低灌注区的氧需、抑制脂质过氧化、减轻脑水肿和细胞内酸中毒、减少脑缺血后神经元细胞凋亡和脑白质损伤、抑制星形胶质细胞增殖等e

对于心脏骤停复苏后自主循环恢复的患者，如血流动力学稳定，自发产生的轻度低体温（>33℃）无需积极复温治疗。因为轻度低体温对患者的神经功能恢复有益，易于耐受，且无严重的并发症。

对于无自发低温而需要主动诱导低温的患者，需要关注的问题包括开始低温治疗的时间、诱导低温的方法、最佳的温度范围、低温维持的时间和复温的方法。

（1）降温时机

对院外发生的室颤所致的心脏骤停，自主循环恢复后仍昏迷的患者，如果血流动力学稳定，主动诱导亚低温将改善患者的生存率和神经系统功能。对院外、院内非室颤引起的心脏骤停患者，自主循环恢复后开始诱导低温，也可能对患者有益。开始亚低温治疗的时间越早越好，但究竟早到何时能使患者受益最大还有待进一步研究。

（2）降温方法

包括使用冰袋、装有循环冷却剂的冰毯、颈动脉冷却液体灌注、一侧颈动脉体外冷却血液灌注、具有化学冷却作用的头盔、含-30℃溶液的冰帽及冰水鼻腔灌洗等。

研究发现，静脉快速输注 2L 左右 4℃ 生理盐水或乳酸林格氏液能有效降低体温，且不会对生命体征、电解质、凝血功能和呼吸功能等产生显著影响。此法简便、有效、安全，有可能成为院前心脏骤停复苏成功后仍昏迷患者"冷链"治疗的非常重要的第一环。但需要注意的是该技术要求大量快速补液，对于患有肾功能不全或严重肺水肿的患者中使用应慎重。

目前推荐的降温方法为首先使用体表降温和静脉输注低温液体（肾功能不全及肺水肿患者除外）以快速诱导亚低温，随后继续使用体表降温来进一步维持亚低温状态，若患者出现寒战可适当使用镇静剂和肌松剂。

（3）降温范围

亚低温（32～34℃）最为简单有效，推荐低温治疗的降温范围控制在（32～34℃）。深度低温（28～32℃）可导致包括室颤等的各种心律失常，增加凝血功能障碍和感染的发生率。为避免过度降温导致的严重并发症，降温过程中，医务人员应连续监测体温。

（4）低温维持时间和复温方法

推荐复苏后亚低温治疗 12～24h，持续低温 24h 后，考虑开始复温。复温方法：①自然复温：对热调节机制和内分泌功能已恢复正常的亚低温患者可仅使用自然复温的方法，即停止降温措施，将患者放置在 25～26℃ 房间内，湿化空气，可用毛毯保温，并保护头部和颈部，减少热量的散失。其缺点在于内部温度回升较慢。②主动复温：主动复温包括体外复温和体内复温。体外复温是指直接温暖皮肤，通过已恢复正常的循环系统将体表温暖的血液转运至内部。主要通过加盖被子、温水袋、暖风系统等实现，加温过程中应注意皮肤的保护，小心烫伤。体内复温由于其有创性和潜在的并发症，一般在自然复温和体外复温失败后才使用，可采用 40℃ 的湿暖氧气进行呼吸道升温，静脉快速输注 40℃ 葡萄糖/0.9% 氯化钠注射液或将血液体外复温后回输。不管采用何种方式，均要求缓慢复温，温度上升速率不应超过 0.25～0.5℃/h。体温高于 35℃ 时，可停用镇静剂及肌松剂。复温后应努力维持患者体温 <37.5℃，同时严密监测有无并发症的发生。

（5）低温治疗的并发症

①容量变化：人工降温可引起外周血管收缩，外周血容量明显减少，此时中心静脉压升高，继而多尿；复温时与之相反，外周血管扩张，中心静脉压下降，出现相对低血容量。②电解质异常：降温初期的利尿作用及伴随的细胞内外体液转移，可能导致低钾血症、低磷血症和低镁血症。反之，在随后的复温过程中会出现高钾血症。③凝血功能障碍：低温时血小板黏附聚集，同时外周血小板进入肝、脾增多，导致血小板数量减少，而且低温时血小板的功能减弱，凝血酶活性受抑制，可能出现凝血功能障碍，PT、APTT 延长，纤维蛋白原减少，严重时可出现 DIC。④心律失常：心律失常的发生多与体温过低（32℃ 以下），降温速度过快有关。心电图常常表现为 P-R 间

期延长、QRS波增宽、Q-T间期延长、S-T段抬高和QRS波后出现圆顶状或驼峰状波型，即所谓Osborn波或驼峰波。随着体温的降低，还可能出现窦性心动过缓、房颤、房扑、房室传导阻滞等，严重者可致心室异位心律和室颤。⑤血糖变化：低温时胰岛素分泌减少，组织对胰岛素的敏感性降低，容易发生高血糖。⑥感染：低温期间免疫功能受抑制，容易发生全身感染，尤其是呼吸道感染，严重者可致脓毒症。⑦压疮和冻伤：亚低温治疗时局部抵抗力减弱，压疮和冻伤发生的危险性增加。

（三）预后的判断

循环停止超过2～3min的患者在自主循环和呼吸恢复后可能仍表现为昏迷状态。其中部分患者可逐渐康复，神志恢复，但也有相当多的患者最终不能完全清醒，持续处于植物状态，甚至逐渐发展至死亡。对复苏后患者最终预后的判断已成为目前医护人员和患者家属最关心的问题，相关的研究层出不穷。下列指标可能有助于复苏后最终预后的判断：①如果心脏骤停患者的瞳孔对光反射、角膜反射和对疼痛刺激的回缩反射和伸肌运动反射消失超过24h，往往提示预后差。若运动反射消失超过72h，则高度提示预后极差，死亡可能性大。②如果患者在心脏骤停后24h内出现癫痫持续状态，也往往提示预后不良。③自主循环恢复后每日检查血清神经元特异性烯醇化酶NSE）水平，若有1～3次检测结果超过33μg/L，可提示预后不良，动态观察血NSE浓度更具有临床意义。④神经胶质标志蛋白S-100与NSE相似，脑损伤后高水平的S-100也同样提示预后不良。⑤诱发电位可监测脑皮质功能和脑干功能，且不受睡眠、意识和镇静药物的影响。监测复苏后患者的躯体感觉诱发电位有助于对神经功能预后的判断。复苏后1～3d内双侧皮质躯体感觉诱发电位缺失提示预后不良。⑥脑电图检查有助于对原发病损部位、复苏后脑损伤严重程度的判断，以协助预测预后。脑电图全面抑制或癫痫样活动可提示预后不良。⑦脑部影像学检查（如CT、MRI、PET等）有助于明确患者发生意外时是否存在因跌倒引起的颅脑损伤或者心脏骤停本身是否就是由颅内病变所引起。部分拟行抗凝或溶栓治疗的昏迷患者在治疗前也必须行头颅CT排除脑出血。但是脑部影像学检查对复苏后神经功能预后的判定无太大价值。⑧与CPR相关的影响因素，如缺氧时间、CPR持续时间、心脏骤停原因（心源性或非心源性）及心律失常类型等对预测预后有帮助。但治疗过程中使用镇静剂、神经肌肉阻滞剂、低温治疗等因素可能影响上述临床检查与辅助检查的可靠性，判断复苏后预后时应综合考虑各相关因素。

复苏后阶段以血流动力学不稳定、神经系统功能损害和实验室检查异常为突出表现，患者可能发生多器官功能衰竭。复苏后治疗的目的是进一步稳定生命体征，纠正实验室检查指标的异常，支持器官功能，增加神经系统完全恢复的可能性。对于提高患者的远期生存率、改善患者的神经系统功能、提高患者的生活质量非常关键。由于治疗可能涉及全身各个器官系统，需要从整体着眼来实现患者内环境的平稳与稳定。亚低温治疗、冠脉介入治疗等手段可能改善患者的预后，但还有许多细节问题需要进一步研究。

第三节 婴儿和儿童生命支持

婴儿的主要死因为先天性畸形、早产并发症和婴儿猝死综合征。一岁以上儿童的主要死因是创伤（如车祸伤），创伤后心脏骤停的存活率低。因此，儿童心肺复苏更强调围骤停期的预防，减少创伤导致的心脏骤停。儿童生命链与成人生命链略有不同，儿童生命链的五环分别为预防，早期心肺复苏，快速启动急救系统，尽快高级生命支持，心脏骤停后综合治疗。

一、婴儿和儿童基本生命支持

与成人基本生命支持相似，儿童基本生命支持也需要判断患儿的反应和呼吸。如果患儿无反应、无呼吸或仅有叹气样呼吸，提示患儿发生心脏骤停。

（一）检查反应和呼吸

救护人员在确认环境安全后，应轻拍患儿并在患儿双侧耳边大声呼叫患儿的名字。患儿如果有回答或有肢体活动或发出声音都提示患儿有反应。如果患儿无反应，应检查患儿呼吸。对于非专业人员而言，如果患儿无呼吸或只有叹气样呼吸，应该立即开始心肺复苏。

（二）检查脉搏

如果专业人员在现场，发现患儿无反应、无呼吸或只有叹气样呼吸时，应检查脉搏。对于一岁以下的婴儿，推荐检查肱动脉搏动，一岁以上的儿童则可以检查颈动脉或股动脉搏动。如果10s内不能确认患儿有脉搏，应该立即开始心肺复苏。

检查发现患儿有脉搏，且>60次/min，但有明显呼吸障碍，应立即以12～20次/min的频率进行人工通气，直到自主呼吸恢复。在这一过程中，应每2min检查一次患儿的脉搏，每次检查时间不超过10s。如果患儿有脉搏，但脉搏<60次/min，且在吸氧和辅助通气的条件下仍有灌注不良的征象（如苍白、皮肤花斑、发绀等），也应立即开始胸部按压。由于婴儿和儿童的心输出量在很大程度有赖于心率，显著的心动过缓伴灌注不良提示患儿心输出量极低，即将发生心脏骤停，此时开始心脏按压比等到完全心脏骤停再开始按压患儿的生存率更高。

（三）胸部按压

与成人基本生命支持相同，儿童和婴儿的基本生命支持仍以胸部按压开始。按压要求快速而有力，按压频率至少100次/min，按压深度至少为患儿胸廓前后径的1/3或1岁以下的婴儿按压深度4cm，1岁以上的儿童按压深度5cm。放松时应让患儿胸廓完全回弹。尽量减少对胸部按压的中断。对于婴儿，如果现场只有一名救护人员（无论是专业人员还是非专业人员），应采用两指按压法进行胸部按压。按压的位置在两乳头连线的下方。不要按压剑突或是肋骨。如果现场有两名或两名以上救护人员，其中一人可以采用两拇指环绕法进行胸部按压。使用该法时，救护人员两手环抱患儿胸廓，并将两手的大拇指放在胸骨的三分之一，按压时两拇指将胸骨压下。

对于儿童，非专业人员和专业人员应该根据患儿体型采用单手或者双手的掌根按压在胸骨下半段。无论采用哪种方法，都应该保证足够的按压深度和放松时的胸廓完全回弹。如果现场有两名或两名以上的救护人员，应该每2min更换一次按压者。

（四）开放气道和人工通气

如果现场只有一名救护人员，推荐按照30∶2的比例进行按压和通气，按压30次之后，以仰头抬颏法开放气道，然后做两次人工通气。如果现场有两名或两名以上的救护人员，可以由一名救护人员进行胸部按压，另一名救护人员开放气道并进行人工通气，按压和通气的比例为15∶2。对于一岁以下的婴儿，可以进行口对口鼻人工呼吸。对于一岁以上的儿童，可以采用口对口人工呼吸。每次吹气时间约为1s，吹气量以能引起胸廓起伏为宜。

（五）电除颤

儿童被目击心脏骤停时（例如在运动过程中发生心脏骤停），很可能是发生室颤或无脉性室性心动过速，需要立即心肺复苏和电除颤。很多AED对于识别儿童的可除颤心律具有较高的特异性，部分AED还配备了递减型能量的功能，以便适合婴儿和8岁以下的儿童使用。对于婴儿，推荐在专业人员确认可除颤心律后使用手动除颤器除颤。除颤能量推荐位2J/kg。如果首次除颤不成功，可以将能量增加至4J/kg。如果没有手动除颤器，也可以使用带有儿童衰减能量的AED除颤。如果既没有手动除颤器，也没有带有儿童衰减能量的AED，可以选用普通AED除颤。无论选用哪种除颤器，除颤之后都应该立即恢复胸部按压和人工通气，2min后再重新评估心律。

（六）单纯胸部按压的心肺复苏

对于婴儿和儿童，最佳的心肺复苏方法应该把胸部按压和人工通气结合起来。在婴儿和儿童中，窒息导致的心脏骤停比心源性原因（如室颤或无脉性室速）所致的心脏骤停更为常见，通气对于窒息所致心脏骤停尤为重要。即使是窒息性心脏骤停，也应注意避免过度通气。总的来说，联合按压和通气的心肺复苏对于婴儿和儿童是最佳的复苏方法，但是在无法完成通气的情况下，仅做胸部按压也比不复苏的结果好。

二、婴儿和儿童高级生命支持

窒息性心脏骤停是婴儿和儿童发生心脏骤停的常见原因，往往以全身低氧血症、高碳酸血症、酸中毒开始，逐渐进展到严重心动过缓和低血压，最终发展为心脏骤停。室颤和无脉性室速在院内外儿童心脏骤停中仅占5%～15%，随着年龄的增长，室颤和无脉性室速的发生比例逐渐增加。

婴儿和儿童的高级生命支持往往是在医疗机构内完成，故推荐成立复苏小组，多人协作，共同完成包括侵入性监测在内的高级生命支持措施。高级生命支持过程中应注意：①一名救护人员立即开始胸部按压，另一名人员尽快开始球囊面罩通气。②有效的儿童高级生命支持有赖于高质量的基本生命支持，在高级生命支持的同时一定要注意基本生命支持的所有细节。③在两名救护人员进行按压和通气的同时，其他救护人员应该完成心电监护、获得除颤器、建立静脉通道、计算好用药量并准备好药物。

（一）呼吸衰竭的识别

呼吸衰竭表现为通气不足和（或）氧合障碍。出现下列征象时应考虑呼吸衰竭：①呼吸频率增加，出现呼吸窘迫的征象，如鼻翼翕动、反常腹式呼吸等。②呼吸频率过慢，呼吸音减弱，或出现叹气样呼吸，尤其是伴有意识障碍时。③充分给氧后仍发绀。

（二）休克的识别

儿童常见的休克类型是低血容量休克。分布性休克、心源性休克和梗阻性休克都较少见。休克代偿期的典型征象包括：①心动过速。②肢端冰凉、苍白。③环境温暖时，毛细血管充盈时间大于2s。④外周动脉搏动弱。⑤收缩压正常。如果进入失代偿期，除了上述征象外，还会出现：①意识障碍。②小便量减少。③代谢性酸中毒。④呼吸急促。⑤中心动脉搏动弱。⑥皮肤出现花斑样改变。

（三）气道管理

口咽通气道和鼻咽通气道也可用于儿童，但应注意根据儿童的年龄和体型选择合适的型号。如果球囊面罩通气效果不佳，且无法进行气管插管，儿童也可以使用喉罩来开放气道并支持通气。一旦气管插管或其他高级气道建立，按压人员持续以至少100次/min的频率进行按压，通气人员以8～10次/min的频率进行人工通气，注意避免过度通气。

（四）氧疗

儿童心肺复苏期间，可使用100%纯氧进行通气。一旦循环恢复，应监测氧饱和度，并将吸入氧浓度调至能使氧饱和度维持在94%以上的最低值。值得注意的是，要维持足够的氧输送，不单需要足够的氧饱和度，还需要足够的血红蛋白浓度和心输出量。

（五）监测分为下列三种

1.心电监护

持续心电监护有助于评估心律变化，明确治疗的效果。

2.超声心动图

超声心动图有助于了解心脏骤停的原因，帮助发现心包填塞、心室充盈不良等。但需注意，应尽量减少因为做超声心动图而中断胸部按压。

3.呼气末二氧化碳（PetCO$_2$）

PetCO$_2$的监测有助于判断心肺复苏的质量和了解自主循环是否恢复。

（六）用药途径如下所示。

1.外周静脉通道（IV）

年龄和体型越小的患儿，外周静脉通道的建立就越具有挑战性。对于危重症患者，不要为建立外周静脉通道而耽误太多时间。

2.骨通道（IO）

对于心脏骤停的患儿，用药途径可以首选骨通道。因为骨通道的建立快速、安全、有效，所有静脉使用药物都可以通过骨通道使用，也可以通过骨通道采血标本。

3.中心静脉通道

中心静脉通道的建立比较耗时，不推荐作为急救时建立的首选通道。但如果心脏骤停前中心静脉通道和外周静脉通道均已建立，复苏时应优先选择中心静脉通道用药。

4.气管内给药（ET）

如果复苏时血管通道和骨通道难以建立，脂溶性的复苏药物可以通过气管导管内给药，如利多卡因、肾上腺素、阿托品和纳洛酮等。利多卡因、阿托品、纳洛酮的气管内使用剂量为静脉剂量的2～3倍，而肾上腺素的气管内使用剂量则为静脉剂量的10倍。碳酸氢钠、钙剂等非脂溶性药物会损伤气道，不推荐气道内使用。

第四节　特殊情况下的心肺复苏

在某些特殊的情况下，如过敏、妊娠、中毒、创伤、溺水、电击和自缢等，围心脏骤停期的病理生理可能与常规情况下不同。因此，围骤停期的处理和/或基本生命支持、高级生命支持的方法也随之而有所调整，需要特别关注。

一、过敏

过敏是涉及皮肤、呼吸、消化和循环等多系统的高免疫应答反应，严重过敏可导致气道完全梗阻，并因血管源性休克而引发循环衰竭。如果未及时处理，过敏导致的血管扩张和毛细血管通透性增加可能引起显著的前负荷降低和相对的循环血量不足，进而导致心脏骤停；过敏性休克时出现的心肌缺血、急性心肌梗死、恶性心律失常和心血管抑制也是导致血流动力学恶化和心脏骤停的原因。

过敏患者发生心脏骤停后应按照标准基本生命支持和高级生命支持流程进行心肺复苏。过敏患者重在防止心脏骤停发生，在发现过敏征象时及时进行干预，快速进行气道、呼吸和循环支持是至关重要的。

（一）气道管理

发现患者出现过敏征象时，应尽早评估患者的气道通畅情况，及时进行干预。一旦发现患者有口咽部或喉部水肿的风险，应早期快速建立高级气道C严重过敏时，患者可出现声嘶、舌水肿、喉喘鸣及口咽部水肿等困难气道的表现，此时应立即通过环甲膜切开、气管切开等方法建立高级气道。

（二）循环管理

1.早期循环支持

一旦发现患者有全身性过敏反应的征象，尤其是低血压、气道水肿或呼吸困难，应尽快肌内注射肾上腺素。肌内注射肾上腺素的推荐剂量为每次 0.2～0.5mg，肌内注射的最佳部位为大腿中段前外侧。

2.液体复苏

过敏所致的血管源性休克往往需要积极的液体复苏，如果血管活性药物不能快速改善患者低血压休克状态，应快速静脉输注 1000mL 等张晶体液（如生理盐水）。

3.血管活性药物

过敏性休克时应建立静脉通道，静脉注射肾上腺素缓解休克状态。对于未发生心脏骤停的过敏性休克患者，可静脉推注肾上腺素 0.05～0.1mg，也可考虑在输注晶体液的同时静脉输注肾上腺素 5～15μg/min。由于肾上腺素过量可能致命，在未发生心脏骤停患者静脉使用肾上腺素时，应严密监测患者的生命体征，尤其是血流动力学指标。其他血管活性药物包括血管加压素、去甲肾上腺素和甲氧胺和间羟胺，主要用于对肾上腺素治疗无反应的过敏所致心脏骤停患者。

4.其他

对于过敏所致心脏骤停患者，还可以考虑使用体外循环等高级技术进行循环支持。抗组胺药（H_1 和 H_2 受体拮抗剂）、吸入性 β 激动剂及激素也可考虑用于过敏所致的心脏骤停。

二、妊娠

妊娠状态下心脏骤停的发生率为 1：200000 尽管发生心脏骤停的孕妇往往比其他心脏骤停患者更年轻，但存活率却更低。

对孕妇进行心肺复苏时，救护人员会同时面对两个患者即母亲和胎儿。只有母亲存活时，胎儿存活的可能性才较大。

（一）孕妇心脏骤停的预防

对于高危孕妇应使用以下措施预防心脏骤停的发生：

①让患者完全左侧卧位以减轻子宫对下腔静脉的压迫、避免因下腔静脉回流减少

而导致的低血压。

②吸入纯氧。

③建立能回流至上腔静脉的静脉通道。

④如果孕妇的收缩压低于100mmHg或低于未发病水平的80%就应该进行治疗。可以静脉输注晶体液和胶体液以增加前负荷，避免胎盘灌注不足的发生。

⑤积极寻找和处理原发病。

（二）孕妇心脏骤停后的心肺复苏

1.患者心肺复苏时的体位

由于妊娠子宫可能压迫下腔静脉，导致静脉回流受阻，引起每搏量和心输出量的减少。左侧倾斜位时可减轻下腔静脉的压迫，进而改善血压、心输出量和搏出量等血流动力学指标，也可改善胎儿氧合、心率等参数。

临产孕妇发生心脏骤停时，可首先在患者仰卧位下将子宫推向左侧。如果不能改善心肺复苏的质量，可以将患者的右侧垫高27°～30°，使患者保持左侧卧位。如果将子宫推向左侧或左侧卧位均不能获得好的胸部按压效果，应考虑进行紧急剖宫产。

2.气道

妊娠时，气道黏膜会发生一系列变化，包括水肿、脆性增加、分泌物增加及充血等。孕晚期时，上气道的直径可能比未妊娠时或产后的上气道直径更小。因此，妊娠状态下的气道管理比非妊娠状态更困难。左侧卧位时气道管理的难度进一步增加。对于心脏骤停的孕妇，球囊面罩通气应使用100%的纯氧，及时吸痰，同时做好建立高级气道的准备。

3.呼吸

由于孕妇的膈肌上抬，通气量减少、功能残气量减少，且肺内分流量增加，氧需明显增加，可能在短时间内发生低氧血症。救护人员应积极进行氧疗和通气支持，并严密监测氧饱和度。

4.循环

由于孕妇的膈肌升高，发生心脏骤停后，胸部按压的部位应略高于常规推荐部位。孕妇的肾小球滤过率和血容量都增加，但心脏骤停后复苏时的药物和使用剂量均与前述成人心肺复苏的药物使用相同。

5.除颤

孕妇心脏骤停时，可以使用AED进行除颤。使用手动除颤仪除颤时，除颤能量与成人心肺复苏时的除颤能量相同。

（三）可逆性诱因的治疗

除5"H"与5"T"因素外，孕妇还有一些特殊的妊娠相关的疾病或并发症可能引起心脏骤停。

1.心脏疾病

引起孕妇死亡的最常见心脏疾病是心肌梗死，其次是主动脉夹层、先天性心脏病和肺动脉高压。随着妇女妊娠年龄的增大，动脉粥样硬化性心脏疾病的发生率增加。妊娠妇女发生心肌梗死的风险是非妊娠妇女的3~4倍，且发病率有逐年增加的趋势。妊娠是使用溶栓剂的相对禁忌证，故ST段抬高性心肌梗死应选择PCI进行再灌注治疗。

2. 硫酸镁中毒

轻者表现为心电图PR间期延长、QRS波宽度增加、QT间期延长，严重者表现为房室结传导阻滞、心动过缓、低血压和心脏骤停。神经系统表现为腱反射消失、肌力显著下降、呼吸抑制等。其他的表现包括恶心呕吐、皮肤潮红和水电解质失衡等。肾功能衰竭和代谢紊乱的患者可能在较低剂量时即发生硫酸镁中毒。医源性的药物过量也是引起硫酸镁中毒的原因。临床上，经验性使用钙剂可能挽救硫酸镁中毒患者的生命。

3. 子痫和先兆子痫

子痫和先兆子痫往往发生在孕20周以后，可能引起严重高血压和广泛的器官、系统功能衰竭，如果不及时处理，可能导致孕妇和胎儿的死亡。

4. 致命性肺栓塞

尽管妊娠是使用溶栓剂的相对禁忌证，但文献报道对于怀疑由致命性大面积肺栓塞引起心脏骤停的孕妇，心肺复苏期间使用溶栓治疗可能提高患者的出院生存率和远期神经系统预后。有条件时，也可以考虑进行经皮机械血栓切除术和外科栓子切除术。

5. 羊水栓塞

对于分娩时发生致命性羊水栓塞的患者，可以在有条件的情况下使用体外循环抢救心脏骤停。围骤停期剖宫产也有助于这类孕妇和胎儿的存活。

（四）紧急剖宫产

对于子宫明显增大的孕妇，发生心脏骤停时，如果认为心脏骤停与子宫对主动脉和下腔静脉的压迫造成的血流动力学改变有关，无论胎儿是否成熟，都应考虑紧急行剖宫产术。一旦救护人员做好接生婴儿的准备，就应该启动高级生命支持流程，并积极寻找和治疗可逆性诱因。

三、中毒

中毒是指各种类型毒物进入人体，对机体的组织器官生理功能及结构等产生损伤的过程。其损伤的靶位往往在细胞水平，严重时可以造成细胞受体、离子通道、细胞器和化学途径的功能损伤，最终导致重要脏器衰竭。损伤的程度受毒物的理化性质、接触量、接触时间、毒物进入机体的途径、个体敏感性等多方面因素的综合影响。针对中毒所致心脏骤停或严重心血管功能不稳定（包括呼吸抑制、低血压、致命性心脏传导功能异常等）的患者，围心脏骤停期如何处理值得高度重视。

（一）严重中毒患者的早期处理

严重中毒患者的早期处理往往始于气道保护、呼吸和循环支持，再进行快速评估。患者有可能无法提供毒物暴露的准确病史，救护人员采集病史时应注意询问患者的陪伴人员，关注可能存放毒物的容器，了解患者的用药史及既往的医疗情况。

胃肠道脱毒（洗胃、全肠道灌洗和使用吐根糖浆等）是口服中毒治疗的主要方法之一。对于无特效解毒剂的致命毒物中毒，推荐在中毒1h内口服活性炭吸附消化道摄入的毒物。活性炭的使用必须在气道受到保护的前提下进行，避免误吸风险。

（二）中毒综合征

中毒综合征是指由一系列症状、体征和实验室检查结果组成的、能提示特异性毒物中毒的临床综合征。通过临床表现的识别，救护人员可能做出诊断并开始初步治疗。需要注意的是，中毒引起的各种症状和体征并不具有特异性，其他疾病也可能出现同样的表现，在毒物暴露史不明确的情况下应仔细鉴别诊断。

（三）中毒所致心脏骤停的心肺复苏

对于严重中毒患者，保护好气道、进行呼吸和循环支持非常重要一旦患者发生心脏骤停，基本生命支持和高级生命支持的方法与标准成人心肺复苏一致。

四、创伤

创伤所致心脏骤停患者的基本生命支持和高级生命支持与非创伤心脏骤停患者基本一致，仍然强调气道、呼吸和循环的支持。创伤导致心脏骤停的复苏效果并不好，如果能及时发现可逆性诱因并积极处理和纠正，仍有可能挽救患者生命的可能。常见的诱因包括低氧血症、低血容量、气胸或心包填塞导致的心输出量降低及低体温。

（一）创伤患者围心脏骤停期的处理

对于多发伤或头颈外伤患者，应进行颈椎固定。手法开放气道时，首选方法为托下颌法。患者呼吸状态不佳或面部出血多，在保证颈椎稳定性的前提下使用面罩通气，如果球囊面罩通气不能提供有效的呼吸支持，应积极建立高级气道。如果无法建立高级气道，可考虑进行环甲膜切开。正压通气时单侧呼吸音降低，应考虑气胸、血胸或膈肌破裂的可能性并进行积极处理。

充分保护气道、充分氧合和通气后，应进行循环的评估和支持。对外出血进行积极止血，显著容量不足时应进行液体复苏。心包填塞是创伤后心脏骤停的重要原因之一，快速诊断和超声引导下的心包穿刺引流是缓解心包填塞安全而有效的方法。在现场紧急情况下，即使无法进行超声引导，如考虑心包填塞也应该进行急诊心包穿刺。对创伤引起的心包填塞尤其是心包内大量血凝块形成的患者，开胸手术治疗可能比穿刺引流效果更好。部分创伤患者，尤其是胸部开放性损伤患者可能需要开胸心肺复苏。

创伤时最容易发生的骤停心律是无脉电活动，往往发生于严重低血容量、低体温、心包填塞或张力性气胸等情况。此外，缓慢性心律失常也是创伤时常见的心律失常，主要见于严重低血容量、低氧血症或呼吸循环衰竭。

（二）心脏震荡伤

心脏震荡伤是在心脏复极期对前胸部的钝性打击导致钝性心脏损伤而触发的室颤或猝死事件。心脏震荡伤主要发生于儿童和18岁以下的青少年，多是在娱乐性或竞技性运动过程中发生，发病过程短暂，病死率高。钝性心脏损伤可能导致心肌挫伤，发生心电图改变和心律失常。在心脏复极期，即使是小范围的击打，也可能引发室颤，快速电除颤、及时的基本生命支持和高级生命支持能有效挽救患者生命。

五、溺水

溺水是指人淹没入水中或其他液体中，呼吸道堵塞或喉、气管发生反射性痉挛，引起窒息和缺氧，肺泡失去通气、换气功能，从而导致一系列病理生理改变（缺氧和二氧化碳潴留）。患者溺水后被救而致溺水过程中断，称为"非致命性溺水"，如果患者因于溺水而死，则为"致命性溺水"。

溺水后若能及时救治，极有可能挽救生命。尽管长时间淹溺的患者在长时间心肺复苏后存活率并不高，但仍有长时间淹溺后复苏成功，且无神经系统损伤的成功案例。因此，对所有溺水者除非出现尸僵、尸斑、尸体腐烂、头颅离断伤、躯体横断伤等明确的死亡征象，否则都应进行积极现场复苏，并在适当的时候转运回医院。

（一）心肺复苏的顺序

溺水致死的主要原因低氧血症。在溺水致心脏骤停时，与常规心肺复苏的C–A–B顺序不同，心肺复苏应采用A–B–C的顺序，就是以开放气道为心肺复苏的开始，接着进行两次人工呼吸，然后再进行胸部按压。

（二）水中救援

溺水患者颈椎损伤的发生率极小，且水中固定颈椎时可能阻碍开放气道和人工呼吸，只有高度怀疑头部和颈椎损伤时才需要在水中固定颈椎c不推荐水中检查脉搏和胸部按压。抢救溺水者最重要的措施就是快速进行人工通气，对于意识丧失的患者，在浅水区或浮出水面时即可开始通气支持。由于救护人员难于在水中同时完成捏闭鼻孔、支撑头部和开放气道等动作，可采用口对鼻人工呼吸代替口对口人工呼吸。

（三）岸上救援

一旦溺水者被救上岸，如果仍无意识和呼吸，就应该进行人工呼吸和胸部按压，并尽快使用AED或除颤器，确认可除颤心律后立即除颤。

溺水时，部分患者由于喉痉挛或屏气并没有将水误吸入肺内。另一部分有误吸的患者，吸入的水也会很快在肺泡内被吸收进入循环，无需考虑清除气道内的水。任何清除气道内的水的措施（如腹部冲击法或倒水）都有可能因为延误人工通气的时机和增加呕吐的风险而显著增加死亡率，不推荐使用。

在岸上进行人工呼吸或胸部按压时，患者有可能呕吐。此时应让患者侧卧，用手指、布类或负压吸引将呕吐物清除。如果怀疑有颈椎损伤，翻转患者时应注意将患者的头、颈、躯干作为一个整体来转动，以保护颈椎。

六、电击伤

电击伤分为普通电击伤和闪电击伤，均可通过电流直接作用于心、脑、细胞膜和血管平滑肌而引起致命性后果。电击伤也可以导致多发伤，包括脊柱损伤、肌肉拉伤、电击后坠落所致的内脏损伤、骨骼肌痉挛导致的骨折等。电流经过身体时电能转化为热能还可以导致身体的热烧伤。

（一）普通电击伤

高压电击伤容易产生致命后果。交流电击伤可能导致骨骼肌痉挛性收缩使患者难以与电源分离，导致电流长时间作用于身体。交流电击伤时，电流在心脏的相对不应期经过心脏的可能性更大，电流作用容易诱发室颤，类似于在非同步电复律时产生的R-on-T现象。

（二）闪电击伤

闪电击伤致命的首要原因是室颤或心脏停搏所致的心脏骤停。闪电击伤时，强大的直流电瞬间通过心脏，使整个心脏同时除极。大部分情况下，心脏固有的自律性能自发恢复规则的心脏灌注节律。但是，闪电击伤后的呼吸中枢抑制和胸廓肌肉痉挛所致的呼吸骤停可能不会因为自主循环的恢复而恢复呼吸，若不及时进行有效的呼吸支持，恢复自主心脏节律的患者可能由于低氧血症而再次发生心脏骤停。

闪电可能引起大量儿茶酚胺释放或自律性改变，导致患者出现高血压、心动过速，QT间期延长和一过性T波倒置等非特异性心电图改变，以及心肌坏死等。闪电也可能导致脑出血、水肿、小血管损伤和神经元损伤等对外周神经系统和中枢神经系统损伤，由此诱发心脏骤停。

（三）心肺复苏时的注意要点

救护人员在现场急救时应注意保护自己免遭电击。急救前应确认现场环境安全，电源已关闭或电源已与患者分离。电击伤致心脏骤停患者的心肺复苏，按照前述标准进行基本生命支持和高级生命支持。

①因为闪电击伤后未发生呼吸心脏骤停的患者和发生骤停后得到及时救治的患者存活率较高，即使心脏骤停至开始心肺复苏的时间较长，复苏仍可能有效。所以，如果闪电同时击伤多人，救护人员应首先救治发生心跳呼吸骤停的患者。对于仅发生呼

吸骤停的患者，只需进行通气支持和氧疗即可避免继发性低氧性心脏骤停的发生。

②无论哪种电击伤，患者均存在头颈部创伤的可能性，抢救时应注意保护脊柱的稳定性。

③急救时应去除高温的衣物、鞋袜和皮带等，防止进一步热烧伤。

④对于面部、口部、颈前部电烧伤的患者，建立气道可能比较困难。进行性加重的广泛软组织水肿可能进一步加大气道管理的难度。因此，大面积电烧伤的患者，即使其存在自主呼吸，应尽早气管插管。

⑤对于组织破坏严重的电击伤致心脏骤停患者，自主循环恢复后应快速静脉补液，以对抗分布性/低血容量性休克，纠正第三间隙的持续液体丢失，保证患者的尿量，促进肌红蛋白、钾离子和其他组织破坏产物的排出。

七、自缢

自缢是指喉、气管及颈部大血管被绳索等压闭，空气不能入肺，脑供血丧失，引起脑及重要生命脏器急性缺血、缺氧的一系列病理改变，严重者可直接致死。扼死、绞死致死原因与之相似。

（一）自缢致心脏骤停的原因

①颈部气管和大血管被压闭，导致机械性窒息和脑及重要生命脏器缺血、缺氧，最后出现呼吸、心跳停止。

②绳索压迫颈动脉窦压力感受器，导致反射性心脏骤停。

③自缢的着力点急骤作用于颈部，导致颈椎（尤其是寰、枢椎）脱位、骨折、高位脊髓损伤，进而引起呼吸麻痹而致瞬间死亡。

（二）自缢的急救处理

1.院前急救

立即抱住患者，剪断绳索。可以立即解除绳索对颈部的压迫，又能避免剪断绳索时患者坠地摔伤或加重原有的颈椎和脊髓损伤。救下患者后，将其平卧，检查意识、呼吸、脉搏。如果呼吸、心跳停止应立即开始心肺复苏，复苏的方法与标准基本生命支持和高级生命支持方法相同。由于自缢可能伴有颈椎和颈髓的损伤，在开放气道时要注意保护颈椎的稳定性，必要时进行气管插管或环甲膜切开。转运过程中更应注意对颈部的保护，可使用颈托固定。

2.院内急救

患者进入急诊科后，首要的处理仍是气道、呼吸和循环的评估和稳定。保持患者颈部稳定，开放气道和控制呼吸循环后应进行如下检查，以便发现问题尽快处理，避免心脏骤停的再次发生。

①动脉血气分析，了解呼吸情况。

②颈部影像学检查，以了解颈椎、舌骨、喉软骨、颈部软组织的损伤情况。

③胸部影像学检查特别是进行气管插管的患者还可以了解插管位置是否正确。

④头部CT扫描和（或）血管造影，以发现脑组织改变和深部血管血栓形成。

第五章　呼吸系统急危重症

第一节　肺功能检查

一、概述

肺功能检查是运用呼吸生理知识和现代检查技术来了解和探索人体呼吸系统功能状态的检查，是临床上胸、肺疾病诊断、严重度评估、治疗和预后评估的重要检查内容，广泛应用于呼吸内科、外科、麻醉科、儿科、流行病学、潜水及航天医学等领域。与胸部 X 线影像、电子计算机断层扫描（CT）、呼吸组织病理及免疫组化等检查反映的静态研究相比，肺功能检查逐渐发展至呼吸流量、肺内气体交换、气道反应性、呼吸力学（动力与阻力）、呼吸节律调节等众多检查，并且与其他功能学科和形态学科等逐渐结合，临床应用面不断扩大，如运动心肺功能检查、睡眠呼吸检查、影像肺功能检查等多种检查已应用于临床。此外，检查技术也不断推陈出新。每一检查项目可有多种方法测定，并且测定的指标也非常多，反映的临床意义各不相同。这有助于人们从不同的角度、不同的层面去分析呼吸生理的改变以及疾病对呼吸功能的影响，也因此为临床上的疾病诊治提供了全方位服务。

二、肺容量检查

在呼吸运动中，由于呼吸肌肉运动、胸肺的固有弹性回缩及肺泡表明张力等作用，引起胸廓的扩张和回缩，并进一步导致胸腔内肺组织容纳的气量发生相应的变化。肺容量是呼吸道与肺泡的总气体容量，为具有静态解剖意义的指标。肺容量是肺功能检查中最早开展的项目，也是最重要的指标和临床肺功能评估的基础。胸肺部疾患引起呼吸生理的改变常表现为肺容量的变化。

（一）肺容量的组成及常用指标

肺容量由以下几部分组成：

1.潮气量（V_T）

平静呼吸时每次吸入或呼出的气量。

2.补吸气量（IRV）

平静吸气后所能吸入的最大气量。

3.补呼气量（ERV）

平静呼气后能继续呼出的最大气量。

4.残气量（RV）

补呼气后肺内不能呼出的残气量，其与肺总量的比值是判断肺内气体潴留的主要指标。

以上四种称为基础容积，彼此互不重叠。

5.深吸气量（IC）

平静呼气后能吸入的最大气量，由 V, r+IRV 组成，判断吸气代偿的能力。

6.肺活量（VC）

最大吸气后能呼出的最大气量，由 IC+ERV 组成，是判断肺扩张能力的主要指标。

7.功能残气量（FRC）

平静呼气后肺内含有的气量，由 ERV+RV 组成。是判断肺内气体潴留的主要指标》

8.肺总量（TLC）

深吸气后肺内所含有的总气量，由 VC+RV 组成。

以上四种称为混合容积，是部分基础容积的叠加，利于临床描述和理解。

（二）检测方法

部分肺容量如潮气量、肺活量、深吸气量、补呼气量等可通过简单的肺量计作慢肺活量直接测量，在一定意义上可反映呼吸功能的潜在能力，临床应用较为广泛；而另一部分肺容量如残气量、功能残气量、肺总量等用肺量计不能直接测量，需通过氢稀释法、氮冲洗法或体积描记法测定。

1.慢肺活量检查方法

①受试者取坐位，口接咬口器，上鼻夹，保证口鼻不漏气。

②平静均匀呼吸，至少四个周期，待呼气末基线平稳后，可采取一次呼吸气或分次呼吸法以中等速度尽量吸气至完全（TLC位），然后呼气至完全（RV位）。

③重复上述步骤检查3次以上，取VC最大值。

2.氮冲洗法和氢稀释法

氮冲洗法和氢稀释法都依据闭合回路中的物质不灭定律而设计，氮冲洗法需要有氮气浓度分析仪分析肺内经充分氧气吸入冲洗后剩余在肺内的氮气浓度，而氢稀释法则在呼吸定量氮气达到肺内平衡后通过氮气浓度分析仪定量分析计算求得。

①慢肺活量测定方法同前。

②平静均匀吸入纯氧（氮冲洗法）或一定浓度（通常是10%）的氦气（氦稀释法），并同步检测呼出标示气体浓度，呼出气氮浓度随时间逐渐下降，而呼出气氦浓度随时间逐渐增加，待标示气体浓度稳定后停止测试，并计算求得功能残气量。

③结合慢肺活量测定可求出其他肺容量值。

3.体积描记法

体积描记法依据 Bohr 定律，即密闭容器内压力与容积的乘积恒定，利用体积描记仪通过检测描记箱内压、经口压和经口呼吸流量计算所得。

①受试者准备：受试者进入体描箱，取坐位，上鼻夹，口含咬口器。

②关闭体描箱门。

③平静呼吸4个周期以上，以求得平静呼吸末的FRC位。

④阻断呼吸阀，并同时令受试者作浅快呼吸（呼吸频率90～150次/分，潮气量约300ml）或慢浅快呼吸（呼吸频率为60次/分）。记录口腔压－箱压关系曲线，求得FRC。

⑤继续测定慢肺活量，依受试者情况测定深吸气量和深呼气量，可分次测定或一口气完成。也有体描仪首先测定慢肺活量，然后进行功能残气量检查，并计算各肺容量值。慢肺活量检查用于进一步计算肺总量（TLC）、残气量（RV）等指标。

⑥重复检查，选取质控满意的3次结果的均值报告。

（三）肺容量的临床应用

1.适应证、禁忌证与注意事项

（一）适应证

慢肺活量检查几乎适用于任何呼吸系统疾病的检查，常用于基础肺功能检查如体检筛查、临床疑诊有限制性病变如肺纤维化、阻塞性病变如慢性阻塞性肺疾病等的检查。

（二）禁忌证

配合欠佳者（如神志不清、年幼、不能理解配合等）不适宜肺容量。体积描计法测定中需将受试者置于密闭体描箱内，精神抑郁较重者不适宜。

（三）注意事项

无论何种测试方法，受试者基础肺容量测定均需在平静状态下测定，如测试平静呼吸状态下的基线不稳，会对各项肺功能指标造成较大的影响。

2.临床意义

肺容量是反映呼吸功能的重要指标，气道的阻塞性病变、肺和胸廓的限制性病变等可导致肺容量的改变，如哮喘的急性发作期及慢性阻塞性肺疾病等气道病变可使肺活量减少、深吸气量减少，而残气量、肺总量以及残气量/肺总量比值等均增加。肺组织切除可直接损害肺容量，TLC、VC、RV、FRC等下降，其中以VC在临床上最常用，因其常与有功能的肺组织的切除量呈比例下降，且测定简便。其他引起肺实质损害的病变（如肺炎、肺部巨大占位性病变等）、支气管病变（单侧主支气管或叶、段支气管完全性阻塞）、胸腔病变（胸腔大量积液、胸膜广泛增厚硬化等），均可引起肺容量的减小，肺间质性病变（如肺间质纤维化、间质性肺炎等）使肺弹性回缩力增高亦可致TLC、VC、FRC、RV等减小；而肺气肿等使肺弹性回缩力下降的疾病则TLG、RV、FRC等增高。

三、肺通气功能检查

与静态的肺容量不同，肺通气功能反映的是动态的容量变化。肺通气功能是指单位时间随呼吸运动进出肺的气体容积，即呼吸气体的流动能力，是临床评估肺功能最常用和最广泛使用的检查方法。肺通气功能正常与否受到以下因素的影响，包括：①呼吸中枢及其支配神经通路；②呼吸肌肉功能（主要为膈肌）；③气道通畅性；④肺顺应性（肺泡可扩张及可回缩性）；⑤胸廓顺应性。任何一方面功能的下降都可导致通气功能异常。

肺通气功能检查项目有每分通气量、肺泡通气量、每分最大自主通气量、用力呼气量等，其中以用力呼气量检查最为常用。

（一）每分通气量（VE）

是指静息状态下每分钟所呼出的气量，即维持基础代谢所需的气量。

每分通气量（VE）＝潮气量（V_T）×呼吸频率（RR）

（二）肺泡通气量（VA）

是指静息状态下每分钟吸入气能达到肺泡并进行气体交换的有效通气量，为潮气量（V_T）与生理无效腔量（V_D）之差，即VA=（V_T-V_D）×RR。潮气量包括可在肺内进行气体交换的肺泡气量、不能在肺内进行气体交换的肺泡无效腔量及在气道内未能进行气体交换的解剖无效腔量。肺泡无效腔量加上解剖无效腔量合称生理无效腔量（V_D），肺泡通气正常情况下解剖无效腔量与生理无效腔量基本一致，生理无效腔量的增加可反映通气功能的异常。临床上通过测定呼出气二氧化碳分压（$PECO_2$）及动脉血二氧化碳分压（$PaCO_2$）可间接求出无效腔气量。

（三）最大自主通气量（MW）

是指在单位时间内以尽快的速度和尽可能深的幅度重复最大自主努力呼吸所得的通气量。MVV=每次呼吸气量×RR，通常测定10、12或15秒，分别乘以6、5或4求得1分钟的最大通气量。MVV是一项简单而实用的负荷试验，用以综合了解肺组织的弹性、气道通畅性、胸廓的弹性和呼吸肌的力量，亦是通气储备功能的指标，可反映通气功能的代偿能力，常用于胸腹部外科手术前的肺功能评价。

（四）用力呼气量（FEV）

指单位时间用力呼气时的呼气量。在整个用力呼气过程中，容积随时间变化的关系为时间容积曲线。在呼吸过程中，呼吸容积的时间微分即为流量，相反，流量的时间积分即为容积。因而，无论肺量计检查的是容积还是呼吸流量，只要同步记录呼吸时间，都可将容积和流量相互转换。用力呼吸过程中的流量与容积的关系见流量容积曲线。

1.时间容积曲线及其常用指标

（1）用力肺活量（FVC）

指最大吸气至TLC位后以最大的努力、最快的速度呼气至RV位的呼出气量，正常情况下与肺活量一致，临床上常代替肺活量，是肺通气功能的最主要指标之一。

（2）第1秒用力呼气容积（FEV_1）

指最大吸气至TLC位后1秒内的最快速呼气量，简称1秒量。FEV_1既是容量测定，也是1秒之内的平均流量测定，是肺通气功能的最主要指标之一。无论阻塞性病变还是限制性病变均可导致FEVl的下降。

（3）1秒率

是指第1秒用力呼气容积与用力肺活量（FVC）或肺活量（VC）的比值（FEV_1/FVC%或FEV_1/VC），是判断气流受限的常用指标，用以区分阻塞性或限制性通气障碍。慢性阻塞性肺疾病（COPD）全球防治创议（COLD2%）中COPD的诊断标准以吸入支气管扩张剂后的1秒量低于0.7作为判断有无不完全可逆的气流受限的金标准。

（4）最大呼气中期流量（MMEF）

又称用力呼气中期流量（FEF25%～75%），是指用力呼气25%～75%肺活量时的平均流量，是判断气流受限（尤为小气道病变）的主要指标。

2.流量容积曲线及其常用指标

流量容积曲线的特点是呼气相早期流量迅速增至最高值，峰值点约位于肺总量位至75%肺总量位之间，其值与受试者的努力程度有关（即存在高肺容量呼气流量用力依赖性），在呼气相中后期，即低肺容量时呼气流量与用力无关（为低肺容量呼气流量用力非依赖性），呼气流量随肺容积降低而缓慢下降，曲线逐渐向下倾斜至残气位；吸气相流量图形呈半圆形，约在吸气中期达最高吸气流量。

（1）最高呼气流量（PEF）

是指用力呼气时的最高流量，是反映气道通畅性及呼吸肌肉力量的一个重要指标，与FEV_1呈高度直线相关。

（2）用力呼气25%肺活量的瞬间流量（余75%肺活量）

是反映呼气早期的流量指标，胸内型上气道阻塞时该指标下降。

（3）用力呼气50%肺活量的瞬间流量（余50%肺活量）

是反映呼气中期的流量指标，在气流受限或小气道病变时下降。

（4）用力呼气75%肺活量的瞬间流量（余25%肺活量）

是反映呼气末期的流量指标，意义与$FEE_{50\%}$同。

四、肺通气功能检查的检查方法及质控标准

肺通气功能的检查结果受到诸多因素的影响，如检查仪器的特性、受试者的状况及良好配合、检查人员的素质及对受试者的指导能力、检查过程的规范化、对检查结果的评估、解释等，其严格的质量控制是正确评估用力肺活量结果的前提。

（一）检查方法

①受试者取坐位，口接咬口器，上鼻夹，保证口鼻不漏气。

②令受试者平静呼吸后完全吸气，然后用力、快速、完全呼气，一气呵成。要求暴发力呼气，起始无犹豫，呼气中后期用力程度可略减，但在整个呼气过程中无中断，直至呼气完全，避免咳嗽或双吸气；呼气时间应按指导者的要求尽可能地延长，在时间容积曲线上显示出现呼气平台。

③在呼气完全后按指令立刻用力快速吸气至完全。检查结果可被接受。

④重复测定3～8次，FVC以及FEV_1取质控满意曲线的最大值，其余参数取质控满意且FVC+FEV，最大值所在曲线上的数值。

（二）用力肺功能检查的质量控制标准

质控标准包括外推容积、呼气时间、T-V曲线和F-V曲线监控、检查次数、可重复性和取值标准等。

五、肺通气功能检查的临床应用

（一）适应证

未明原因呼吸困难、未明病因咳嗽、支气管哮喘、慢性阻塞性肺疾病、药物或其他治疗方法的效果评价、肺功能损害的性质和严重程度评价、胸腹部手术者及其他手术项目术前评估、鉴别气道阻塞的类型、职业性劳动力鉴定、体格检查等。

（二）禁忌证

1.绝对禁忌证

近3个月内患心肌梗死、休克者，近4周内严重心功能不稳定、心绞痛、大咯血或癫痫大发作者，未控制的高血压患者（收缩压＞200mmHg，舒张压＞100mmHg），心率＞120次/分，主动脉瘤患者，严重甲状腺功能亢进者等。

2.相对禁忌证

气胸、巨大肺大疱且不准备手术治疗者、心率＞120次/分、孕妇、鼓膜穿孔患者（需先堵塞患侧耳道后测定）、近期呼吸道感染（V4周）等。

呼吸道传染性疾病［如结核病、流感、严重急性呼吸综合征（SARS）等］或感染性疾病（如各种肺炎）患者急性期不宜进行肺功能检查，免疫力低下者也不宜做肺功能检查。如确有必要，应严格做好疾病控制的防护。

（三）注意事项

凡能影响呼吸频率、呼吸幅度和气体流量的生理、病理因素均可影响肺通气功能。气道阻塞性疾病以及肺容积扩张受限性疾病均可导致通气功能受损。

通气功能在不同的时间或季节可有波动变化，这种变化在气道敏感性增高的病人如支气管哮喘更加明显，气道反应性检查多在通气功能检查的基础上进行。

六、肺通气功能障碍的评价

（一）通气功能障碍的类型

临床上通气功能障碍包括阻塞性通气障碍、限制性通气障碍及混合性通气障碍。

1.阻塞性通气障碍

是指由于气流受限引起的通气障碍，主要表现为 FEV_1 及其与 FVC 的比值 $FEV_1/FVC\%$ 的显著下降，该比值与年龄呈负相关，年龄越大 $FEV_1/FVC\%$ 越低，一般情况下少年儿童＞85％，青年＞80％，中年＞75％，老年＞70％。MVV、MMEF、$FER_{50\%}$ 等指标也有显著下降，但 FVC 可在正常范围或只轻度下降。RV、FRC、TLC 和 RV/TLC% 可增高。流量容积曲线的特征性改变为呼气相降支向容量轴的凹陷，凹陷愈明显者气流受限愈重。

引起气流受限的病变常见有支气管哮喘发作期、慢性阻塞性肺疾病（COPD）、气管支气管疾患（如气管肿瘤、气管结核、气管淀粉样变、气管外伤狭窄等）、原因不明的如纤毛运动障碍等。

特殊类型的阻塞性通气障碍：

（1）小气道病变

小气道是指吸气末管径≤2mm 的支气管。小气道病变是许多慢性疾病早期的病变部位，其数量多，总横截面积大，但对气流的阻力仅占总阻力的20％以下，因此，当它早期发生病变时，临床上可无症状和体征，通气功能改变也不显著（FVC，FEV_1 及 FEV_1/FVC 比值尚在正常范围），但呼气时间容量曲线的 MMEF 及流量容积曲线的 V_{50}，V_{25} 均可有显著下降，反映该病对通气功能的影响主要为呼气中、后期的流量受限，呼气流量的改变是目前小气道功能检测中最常用而简便的方法。

（2）上气道阻塞

上气道是指气管隆凸以上的气道，上气道阻塞（UAO）是阻塞性通气障碍的一种特殊类型，气管异物、肿瘤、肉芽肿、淀粉样变、气管内膜结核、喉头水肿、声门狭窄等均可发生上气道阻塞。依位于胸廓入口以内或胸外的上气道阻塞部分可分为胸内型或胸外型，依阻塞时受吸气或呼气流量的影响与否可分为固定型或可变型。

第一，可变胸内型上气道阻塞：由于吸气时胸内压下降，胸内压低于气道内压，肺因向外扩张而牵拉致气道扩张。吸气相气流受限可能不甚明显，但呼气时胸内压增加高于气道内压，使气管趋于闭陷，气道阻力增加因而阻塞加重，表现为呼气流量受限，尤为呼气早中期，$FEF_{200\sim1200}$、$FEV_{0.5}$ 等反映呼气早中期的流量显著下降，流量容积曲线表现为呼气相平台样改变。

第二，可变胸外型上气道阻塞：与可变胸内型上气道阻塞刚好相反，由于阻塞发生于胸廓入口以外，吸气时气道内压下降低于大气压，使气管壁趋于闭陷，吸气阻力增加致吸气流量受限明显，但呼气时因气道内压高于大气压而使气道趋于扩张，故气流受限可不明显，流量容积曲线上表现为吸气相平台样改变，FEV_{50}/FIF_{50} 比值 >1。

由于胸外型上气道阻塞表现为吸气性呼吸困难，临床上出现三凹征，喉头部可闻哮喘音，临床上较易发现及处理，但胸内型上气道阻塞临床上不易诊断，易被误诊为慢阻肺或支气管哮喘等疾病而延误治疗，应引起临床重视。

第三，固定型上气道阻塞：当上气道阻塞病变部位较广泛或因病变部位较僵硬，气流受限不受呼吸相的影响时，则为固定型上气道阻塞，吸、呼气流量均显著受限而呈平台样改变，FEF_{50}/FIF_{50} 比值接近 1。

上气道阻塞者其 MVV 下降较 FEV_1 下降更甚，有作者提出 $MVV/FEV_1<25$ 时应考虑上气道阻塞可能。

（3）单侧（左或右）主支气管阻塞

第一，单侧主支气管阻塞完全阻塞：此时因只有健侧肺通气，而患侧肺无通气，形同虚设，故肺功能检查可表现如限制性通气障碍，肺容量指标 VC（FVC）、TLC、RV 等显著下降，应与引起限制性障碍的其他疾病鉴别。

第二，单侧主支气管不完全阻塞：典型者流量容积曲线表现为双蝶型改变，这是因为健侧气流不受限而患侧气流受限，因而吸（呼）出相的早期主要为健侧通气，患侧气则在后期缓慢吸（呼）出所致，此类型病者的呼气相曲线易与一般的阻塞性通气障碍混淆，应结合吸气相的改变及临床资料分析。

2.限制性通气障碍

是指肺容量减少，扩张受限引起的通气障碍，TLC、VC、RV 减少，RV/TLC% 可以正常或增加。流量容积曲线显示肺容量减少。众多指标中，以 TLC 下降为主要指标，若没有测定 TLC，则可参考 VC。

常见于：①肺脏病变：如肺手术切除后、肺间质纤维化、肺泡蛋白沉着症、肺巨大肿瘤、硅沉着病等；②胸廓活动受限：如胸膜腔积液、胸膜增厚粘连、胸廓畸形；③腹部受压致膈肌活动受限：如腹水、妊娠、肥胖等；④呼吸肌无力：如膈肌疲劳，肌无力，肌萎缩，营养不良等；⑤单侧主支气管完全性阻塞。

3.混合性通气障碍

兼有阻塞性及限制性两种表现，主要表现为 TLC，VC 及 $FEV_1/FVC\%$ 的下降，而

FEV，降低更明显。流量容积曲线显示肺容量减少及呼气相降支向容量轴的凹陷，气速指数则可正常，大于或小于1。此时应与假性混合性通气障碍区别，后者的 VC 减少是由于肺内残气量增加。

混合性通气障碍常见于慢性肉芽肿疾患，如结节病、肺结核、肺囊性纤维变和支气管扩张、硅沉着病、肺尘埃沉着病以及充血性心力衰竭等疾病。

（二）通气功能障碍的程度

通气功能障碍程度的划分主要是协助临床医师判断疾病的严重程度，对患者的疾病知识教育，也有部分协助用药选择的目的，但应强调的是，肺功能损害程度的判断必须结合临床资料进行具体分析，综合判断。

慢性阻塞性肺疾病全球防治创议（GOLD）将不完全可逆的气流受限定义为吸入支气管舒张剂后 FEV_1/FVC 比值＜0.7.在此基础上依 FEV_1 分为轻、中、重和极重度4级。轻度：FEV_1 大于80%正常预计值；中度：在正常预计值的50%～79%区间；重度：在正常预计值的30%～49%区间；极重度：低于正常预计值的30%。但需注意肺功能分级与临床严重度分级有时候并不完全一致。

支气管哮喘全球防治指南（GINA）则将 FEV_1＞80%预计值归入间歇发作和轻度持续哮喘，将 FEV，在60%～79%区间的正常预计值者归入中度哮喘，而将 FEV_1＜60%预计值者判断力重度哮喘。

七、支气管激发试验

自然界存在着各种各样的刺激物，当被吸入时，气道可做出不同程度的收缩反应，此现象称为气道反应性。气道反应的强度可因刺激物的特性、刺激物的作用时间以及受刺激个体对刺激的敏感性而有所不同。正常人对这种刺激反应程度相对较轻或无反应；而在某些人群（特别是哮喘），其气管、支气管敏感状态异常增高，对这些刺激表现出过强或（和）过早出现的反应，则称为气道高反应性（AHR）。

气道反应性的改变可表现为气道的舒张和收缩，通过气道管径的大小反映出来。由于在整体上检查气道管径有困难，根据流体力学中阻力与管腔半径的4次方成反比这一原理，临床他实验室检查常用测定气道阻力的大小来反映气道管腔的改变。同时，由于气道阻力与气体流量成反比，因而气体流量也常用于反映气道管径的大小。

支气管激发试验是通过某些人工刺激（如物理、化学、生物等）刺激诱发气道收缩反应的方法，借助肺功能指标的改变来判定支气管缩窄或舒张的程度。通过对刺激物的量化及相应的反应强度的分析，还可对气道高反应性的严重程度进行分级。

（一）支气管激发试验的分类

按刺激因素的性质分类可分为刺激物激发试验（如醋甲胆碱、组胺）、生物激发试验（如尘螨、花粉）、物理激发试验（如运动、冷空气）等；按刺激的方法可分为吸入型激发试验和非吸入型激发试验；按激发试验的机制是否直接引起气道平滑肌的收缩,可分为直接激发试验和间接激发试验。目前,以直接激发剂吸入的激发试验临床应用最为普遍。

(二)试验前准备

1.肺通气功能检查的准备

因多数激发试验是在基础通气功能检查的基础上进行,需注意受试者是否适宜做肺通气功能检查。

2.避免影响试验结果的因素

有些因素或药物会影响气道的舒缩功能和气道炎症,从而影响气道反应性,导致试验出现假阳性或假阴性,因此需要在试验前停用这些药物或避免这些因素。

(三)激发试验方法及流程

1.方法

常用的激发剂吸入方法有Chai氏测定法(间断吸入法)、Yan氏测定法(简易手捏式雾化吸入法),Cockcroft测定法(潮气吸入法)及强迫振荡连续描记呼吸阻力法等。

2.流程

激发前先作肺功能测定(基础值),然后吸入用作稀释激发剂的稀释液(常用生理盐水),以作吸入方法的训练与适应,再测定肺功能(对照值)。观察稀释液是否对肺通气功能有所影响,若对照值与基础值变异 V5%者,取其最大值为基础参考值,否则以对照值为参考值,接着吸入起始浓度的激发剂(起始激发浓度常为醋甲胆碱 0.075mg/ml,组胺 0.03mg/ml,抗原 1:1000000)再测定肺功能,继续倍增吸入下一浓度的激发剂和测定肺功能,直至肺功能指标达到阳性标准或出现明显的临床不适,或吸入最高浓度的激发剂仍呈阴性反应时,停止激发剂吸入,若激发试验阳性且伴明显气促、喘息,应予支气管扩张剂吸入以缓解病者症状。

(四)结果评估

1.常用的肺功能评估指标

主要有FEV_1,比气道导气性(sGaw)及最高呼气流量(PEF)等。FEV_1通过肺量计测定,重复性好;sGaw通过体积描记仪测定,敏感性较高;PEF常通过简易呼气峰流量仪测定,操作简便,尤其适用于流行病学调查、现场调查和病人在家中自我监测随访。目前,在医院检查中以FEV_1最为常用。

2.结果评定

(1)定性判断

①阳性:吸入激发剂后FEV_1下降20%或以上;②阴性:达不到上述指标。如FEV_1下降15%~20%,无气促喘息发作,诊断为可,疑阳性,应2~3周后复查,必要时2个月后复查;如FEV_1下降<15%,判断为阴性,但应排除影响气道反应性测定及

评估的因素（如吸入方法、使用药物、过敏原接触、呼吸道感染等）。

（2）定量判断

通过累积激发剂量（PD）或激发浓度（PC）可定量测定气道反应性。通常以使 FEV_1 较基础值下降20%时吸入刺激物的累积剂量或浓度来判断。由于吸入激发药物的剂量（或浓度）呈几何级递增，故以对数（反对数）模型计算。

（五）激发试验的适应证、禁忌证和注意事项

1. 适应证

①不能解释的咳嗽、呼吸困难、喘鸣、胸闷或不能耐受运动等，为排除或明确哮喘的可能性。

②因临床征象不典型或不能取得预期疗效的未被确诊的哮喘病人。

③对临床诊断哮喘病人提供客观依据及作随访疗效的评价。

④其他疑有气道高反应性的各种疾病，并为科研提供数据。

2. 禁忌证

对诱发剂吸入明确超敏；肺通气功能损害严重；心功能不稳定；有不能解释的荨麻疹或血管神经性水肿；妊娠（妊娠者作支气管激发试验有可能引起早产或流产）。

3. 注意事项

由于支气管激发试验可诱发气道痉挛，因此在进行本试验时应注意备有支气管扩张剂，最好备有雾化吸入装置；备有吸氧及其他复苏药和器械；试验中应有富有经验的医生在场，以利必要时的复苏抢救。

支气管激发试验主要适用于协助临床诊断气道反应性增高，尤其是对支气管哮喘的诊断。此外，激发亦用于对气道高反应性严重度的判断和治疗效果的分析，并可用于对气道疾病发病机制的研究。

（六）临床意义

①气道反应性增高（BHR）是确诊支气管哮喘的重要指标之一，尤其对隐匿型哮喘病者的诊断，气道反应性测定是主要的诊断条件之一。

②BHR的严重程度与哮喘的严重程度呈正相关，重度BHR者通常其症状较明显，且极易发生严重的喘息发作；轻度BHR哮喘者病情较稳定；濒临死亡的患者有严重的气道反应性升高。

③评价疾病的治疗效果，治疗前后的比较能为治疗效果的评价提供准确的依据。

④研究哮喘的发病机制及流行病学。

第二节 急性呼吸窘迫综合征

急性呼吸窘迫综合征（ARDS）是指由心源性以外的各种肺内外致病因素导致的急性进行性缺氧性呼吸衰竭，其病理基础是由多种炎症细胞（巨噬细胞、嗜中性粒细胞和淋巴细胞等）介导的肺脏局部炎症反应和炎症反应失控所致的肺毛细血管膜损伤。临床表现为呼吸频数和呼吸窘迫、顽固性低氧血症。胸部 X 线显示双肺弥漫性浸润影，后期常并发多器官功能衰竭。急性肺损伤（ALI）是 ARDS 的早期表现，而严重的 ALI 即为 ARDS，

一、临床表现

①往往急性起病，原先心肺功能相对正常，有致 ARDS 相关的肺内或肺外因素。

②常在原发病后 24～48h 内发生，除原发病的症状外，早期可表现为胸痛、呼吸频率增快、过度通气，随着病情的发展出现呼吸窘迫、发绀、顽固性低氧血症等，并呈进行性加重。

③呼吸频数和呼吸窘迫是 ARDS 的主要临床表现。呼吸频率大于 20 次，/min，并进行性加快，可达 30～50 次/min，甚至达 60 次/min 以上。随着缺氧的出现和加重，临床表现可有心率增快＞100 次/min，焦虑、烦躁不安，甚至意识障碍。常规氧疗不能缓解。

④肺部体检。早期可无异常体征，随后可有少量干、湿性罗音，辅助呼吸肌运动增强等。

二、实验室检查

（一）动脉血气分析

根据血气分析可了解动脉血氧分压（PaO_2）、血氧饱和度（SaO_2）、肺泡动脉氧分压差（$PA-aDO_2$）、动脉分流率（QS/QT）、氧合指数等，是 ARDS 诊断和评价病情严重程度的主要指标。PaO_2 与氧合指数（PaO_2/FiO_2）是反映 ARDS 低氧血症程度的主要指标，将 ARDS 分为早期的 AL1 和后期的 ARDS，并与 ARDS 病人的预后直接相关，该指标也常用于肺损伤的评分。QS/QT 可用于病情分级，正常小于 15%，轻度大于 15%，中度大于 25%，重度大于 35%。肺泡动脉氧分压差（$PA-aDO_2$）可反应弥散功能和动静脉分流状况。在 ARDS 早期，血气分析常表现为呼吸性碱中毒和不同程度的低氧血症。常规方法高浓度吸氧，低氧血症多难以纠正。当肺损伤恶化到一定程度，低氧血症进一步加重。

（二）胸部 X 线检查

早期胸片常为阴性，进而出现肺纹理增加和斑片状阴影，后期为大片实变阴影，并可见空气–支气管征。与心源性肺水肿相比，ARDS 病人胸片中斑片状阴影多分布于外周，而且密度较低。ARDS 的 X 线改变常较临床症状迟 4～24h。

（三）CT 扫描

CT 扫描能更准确地反映病变肺区域的大小。CT 上可表现有损伤区肺泡浸润、实

变和不张，间质性改变以及非受累区的相对正常。另外，CT扫描能发现气压伤及小灶性的肺部感染，如间质性肺气肿、脓肿等。

（四）床边肺功能监测

ARDS的床边肺功能检查表现为死腔通气（VD/V_T）增加，若大于0.6则为机械通气指证之一。此外肺顺应性降低，其改变对病情的严重程度及疗效有判定价值。

（五）血流动力学监测

肺毛细血管楔压（PC≤P）、肺循环阻力（PVR）、QS/QT及心输出量（CO）等，对诊断、治疗和病情判断极有价值。PC≤P是ARDS的诊断条件之一，若PC≤P≤18mmHg则可排除急性左心衰竭。

三、诊断

ARDS的诊断包括两个阶段，即肺损伤早期的ALI和病情发展到一定程度的ARDS。ALI急性呼吸窘迫综合征诊断标准内容如下：

①有发病的高危因素，如脓毒症、多发伤、胃内容物误吸、肺挫伤、重症肺炎、淹溺和急性胰腺炎等。

②急性起病，呼吸频数和（或）呼吸窘迫。

③低氧血症。ALI时氧合指数（PaO_2/FiO_2）≤300mmHg，ARDS时氧合指数≤200mmHg。

④胸部X线胸片表现为两肺浸润影。

⑤肺毛细血管楔压（PC≤P）≤18mmHg或临床上能除外心源性肺水肿。

凡符合以上五项可诊断为ALI或ARDS。

四、救治措施

ARDS是一种急性重危病，早期诊断和治疗对改善预后十分重要。治疗原则包括：积极控制原发病，改善氧合功能，纠正缺氧，保护重要器官功能，防治并发症。

（一）祛除病因

积极处理原发疾病，如创伤的处理、骨折的固定、休克的纠正、有效的止血、严重感染的控制、重症胰腺炎的治疗以及羊水栓塞作子宫切除等，将有利于ARDS的治疗和改善预后。

2.氧疗

纠正低氧血症是ARDS治疗中重要手段。通常早期轻症病人可先面罩高浓度（$FiO_2>60\%$）吸氧，使$PaO_2>60mmHg$和$SaO_2>90\%$。如血氧分压不能改善<60mmHg，则进行机械通气。

3.机械通气

目前认为机械通气是治疗ARDS的主要手段，多数学者认为诊断确立，即进行机械通气。早期轻症病人可试用无创性通气方法，如鼻（面）罩通气，高频通气、持续性气道正压通气（CPAP）、双水平气道内正压通气（BiPAP）等；多数病人需要行气管插管或切开作机械通气。在应用呼气末正压通气（PEEP）时，应选择"最佳PEEP"，即用最小PEEP值达到最佳的血氧效果。PEEP从低水平开始，先用3～5cmH$_2$O（lcmH$_2$O=0.098kPa）开始逐渐增加至合适的水平。对血容量不足的病人，适量补充血容量，以代偿回心血量的不足。

机械通气中必须进行密切监测，包括气道压力、肺顺应性、潮气量、PEEP、持续氧饱和度和呼吸频率监测等，并根据血气分析调整有关参数。

4.维持适当的液体平衡

ARDS的液体疗法应量入为出，以晶体液为主。以最低有效血管内血容量来维持有效循环功能，要避免过多的液体输入加重肺水肿，出入液体量宜轻度负平衡。由于ARDS肺毛细血管通透性增加，可致大量胶体渗出至肺间质，故一般认为在ARDS的早期，除非伴有低蛋白血症，否则不宜输胶体液。

5.其他治疗

肺部或全身感染可能是ARDS的病因，且在疾病的后期亦常合并细菌或真菌的感染，及时有效地控制感染有助于提高生存率。目前多主张选用针对性强的或广谱抗生素，可联合用药及多途径给药。

对于某些原因引起的ARDS，如创伤、脂肪栓塞综合征、刺激性气体吸入等，应用糖皮质激素对控制ARDS病情有一定帮助，主张短程、大剂量、静脉应用，如地塞米松20～40mg/d，或相应量的甲基强的松龙。

治疗中应注意对心脏、肝脏、肾脏、胃肠道功能的监测和保护，防治多器官功能障碍综合征（MODS）。营养支持对病程较长的病人有意义，对机械通气病人给予足够热量，包括碳水化合物、脂肪乳剂、低蛋白血症者补充血浆蛋白。动态监护呼吸、循环、水电解质、酸碱平衡、肝肾功能、氧代谢状况以及生命体征。

第三节　哮喘持续状态

支气管哮喘是由于机体反应、植物神经功能失调所引起的气管、支气管反应过度增高所导致的广泛性、可逆性小支气管炎症及痉挛性疾病，其临床特点为发作性伴有哮鸣音的呼气性呼吸困难，可自行或经治疗后缓解。哮喘严重发作持续12h以上未能控制者，称哮喘持续状态。

一、临床表现及诊断要点

①有反复发作的支气管哮喘病史，本次发作严重，持续12h以上，应用一般治疗

不能缓解。

②病人极度呼吸困难，呈张口呼吸，伴咳嗽不畅、大汗淋漓，听诊呼气延长、哮喘音和肺气肿体征。

③循环障碍，心率增快常大于100次/min或出现奇脉。若循环进一步加重，胸腔压力增高，静脉回心血量减少，可使血压降低。

④心电图可出现肺动脉高压，如电轴右偏，P波高尖等，胸部X线检查常有肺气肿征。

⑤病人有以下特点常为病情严重的象征：①意识障碍；②血液气体分析：$Paol < 60mmHg$，$PaCO_2 > 50mmHg$表示病人除有严重缺氧外，还有二氧化碳潴留；③并发气胸或纵隔气肿。

二、鉴别诊断

①心源性哮喘有左心病变史，常并有心源性肺水肿，常在夜间睡眠中惊醒，发生呼吸困难，胸片及心电图符合左心疾患，强心利尿剂效果好。

②气胸常因咳嗽和在剧烈运动的情况下，突然出现剧烈的胸痛后呼吸困难，叩诊为鼓音，听诊呼吸音减弱，胸片示有气胸征象。

③上呼吸道梗阻因异物、肿瘤、炎症等引起的上呼吸道梗阻，可听到局限性哮鸣音，但与哮喘时两肺广泛哮鸣音不同，支气管扩张剂无明显效果。，喉部或纤维支气管镜检查可明确诊断。

三、救治措施

哮喘持续状态的救治原则是：①解除支气管痉挛；②纠正缺氧状态；③积极控制感染；④及时对症处理。

（一）吸氧

哮喘持续状态时，呼吸困难、心动过速、缺氧均危及生命，应立即给予氧气吸入，用鼻导管或面罩吸氧，鼻导管氧流量1.5～2L/min，面罩氧流量>5L/min。根据缺氧情况可适当加大每分钟氧流量，严重缺氧或$PaCO_2$升高时应给予气管插管和机械通气。

（二）应用支气管扩张剂

哮喘持续时应立即使用支气管扩张剂物。

1.氨茶碱

对哮喘持续状态的病人首先用5～6mg/kg加入5%葡萄糖注射液20ml稀释后缓慢静注（15～30min内注射完），继之以0.6mg/（kg h）静脉滴注，24h不超过1.0g。吸烟者所需剂量较大，可达每小时0.9mg/kg；有充血性心力衰竭、肺炎与肝病的病人，则适当减量，每小时0.5mg/kg。如病人同时应用西咪替丁、红霉素，也必须减少用量，因它们干扰肝脏微粒体酶。对伴有心动过速的病人宜选用二羟丙茶碱（喘定）注射液。

2. 糖皮质激素

糖皮质激素主要作用有：①抑制炎症细胞释放炎症介质；②抑制细胞因子的产生；③抑制嗜酸细胞的活化与聚集；④减轻微血管渗出；⑤增强气道平滑肌对β受体的反应。糖皮质激素可以吸入、口服或静脉滴注，在哮喘持续状态时以静脉给药为宜，待症状减轻后可改为口服。一般首次以地塞米松 5～l0mg 静注或加入 250ml 液中静滴，临床主张短疗程 3～5 天。停药要逐渐减量，同时要注意糖皮质激素可引起骨质疏松等副作用，儿童、绝经期妇女慎用。

3. 色甘酸钠

是一种非激素抗炎药，可部分抑制炎症细胞释放炎症介质，可以预防抗原和运动引起的气道收缩，能抑制嗜酸细胞反应。用量为 5mg 雾化吸入或 20mg 喷雾吸入。

（三）纠正酸碱和电解质失衡

哮喘持续状态者血钾、钠、氯化物一般正常，但在入量不足或大量应用肾上腺皮质激素，产生低钾血症时，应口服或静脉补充氯化钾。根据血气分析及酸碱度测定，进行调整酸碱失衡，常见的包括呼吸性碱中毒，代谢性酸中毒，代谢性碱中毒及呼吸性酸中毒。为纠正明显代谢性酸中毒，并部分代偿呼吸性酸中毒，可小量应用碳酸氢钠。碳酸氢钠也可使支气管β受体对β受体兴奋药的敏感性增加，但使用碳酸氢钠时必须有有效的通气状态，应用量宜从小剂量开始。

（四）补液

哮喘持续状态因呼吸用力和大量出汗，易发生脱水，痰不易咳出，应适当补液，每日补液 2000～3000ml，补液时注意心脏的功能。

（五）积极控制感染

哮喘持续状态时感染机会较多，应酌情加用抗生素，有呼吸道感染时应积极控制感染。可按痰培养和药效试验结果，及时选用有效抗生素。一般可首选青霉素，可与庆大霉素联用。

（六）处理并发症

哮喘持续状态时可并发自发性气胸、纵隔气肿、肺不张、肺炎等，应严密观察，及时发现并积极处理。

（七）综合救治

在一般救治后症状在 12h 内不能控制，可加用下列药物：多巴胺 10mg、山莨菪碱 10～20mg、雷尼替丁 0.2g、10% 硫酸镁 5～10ml 加入 5%～10% 葡萄糖注射液 250ml，静脉滴注，20～30 滴/min，每日 1 次。

四、监测与护理

（一）监测

1.一般监测

体温、脉搏、心率、血压；尿量，皮肤及肢端的颜色和温度；神志、瞳孔、神经反射，有无眼球结膜水肿及水肿程度。熟悉掌握病人病情及其变化情况。

2.血气分析监测

目前多采用动脉血气分析，采血前注射器用肝素处理，采血部位一般选择股动脉、肘动脉或桡动脉。采血后须立即排出针尖处的血液和泡沫，速用橡皮胶或软木密封针头。动态监测 PaO_2、$PaCO_2$、pH值、HCO_3、BE等值的变化。还可采用脉氧仪进行监测，将探头戴于指尖即可了解m氧饱和度（SpO_2）。

3.心电监护

缺氧、酸中毒、使用氨茶碱、西地兰，以及继发电解质紊乱等均可导致心律失常，重者危及生命。心律失常的出现提示病情加重，需要及时处理。

4.中心静脉压（CVP）监测

CVP可反映血容量的变化，正常值为 $5\sim12cmH_2O$（$0.49\sim1.18kPa$）。过低提示血容量不足或静脉回流受阻，过高提示补液量过多及心力衰竭。

5.血液生化监测

根据病情需要或变化定期复查电解质、肝肾功能等指标供临床参考。

6.氨茶碱血浓度监测

氨茶碱代谢的个体差异较大，且肝肾功能受损、使用喹诺酮类抗生素等因素可使氨茶碱代谢减慢，易产生毒副作用，甚至心搏骤停而死亡。故应动态观察氨茶碱的血浓度。若血浓度为 $6\sim15\mu g/ml$ 属安全有效范围；$<6\mu g/ml$ 为无效浓度，应加大药物剂量；$>25\mu g/ml$ 为中毒浓度，应立即停用氨茶碱；$15\sim25\mu g/ml$ 为接近中毒浓度，须减少药物剂量。

（二）护理

1.病房环境要求

无烟、无尘、无刺激性气体，无可疑过敏原，无动物皮毛及羽绒制品。安静、温暖、湿润，空气流通，阳光充足。

2.饮食护理

避免摄入过敏性食物（鱼、虾、蛋、奶）及辛辣刺激食物。食用清淡易消化、富有维生素的饮食。哮喘病人可因大量出汗及经呼吸道大量丢失水分，使痰干不易排出及肺不张等，应补足水分。

3.心理护理

哮喘病人多有紧张、焦虑，易因极度呼吸困难而感到恐惧。这些不良的心理因素可加重支气管平滑肌痉挛。应做好心理护理。

4.观察药物的毒副作用

氨茶碱可引起各种心律失常。恶心、呕吐及抽搐等反应，应仔细观察，及时发现及时处理。国受体兴奋剂也可引起心律失常。激素可加重呼吸道感染及口腔真菌感染。氧疗不当可致氧中毒。合并有心脏病者若过分强调水化治疗有可能诱发和加重心衰。

5.呼吸道护理

保持呼吸道通畅。尽量采用咳嗽和体位排痰方式将痰液排出体外，亦可用吸引器负压吸痰。吸痰时间每次不宜超过15s，吸引负压不宜超过100mmHg。痰干者可滴入3～5ml生理盐水湿化吸痰。吸痰管应严格消毒，一次性使用。湿化送入肺内的气体须经湿化瓶或呼吸机上的雾化装置充分湿化。

6.使用呼吸机病人的护理

注意观察呼吸机用后病人情况是否改善，如神志、血压、脉搏、呼吸等，尤其是应用呼吸机的头几个小时内；注意潮气量是否适当，注意气管套囊是否漏气，充气是否满意，呼吸机每个环节有无漏气，防止呼吸器接头与气管套管脱开。使用定容呼吸器时，应注意压力的变化，压力过高多有痰堵，压力过低表示有漏气。使用定压呼吸器时，应注意潮气量变化。每周更换消毒管道一次。呼吸道吸痰原则上每小时一次，严格无菌操作。

7.口、眼、皮肤护理

用3%硼酸或3%过氧化氢洗漱口腔，3次/d，防治口腔炎。用1%～4%的碳酸氢钠溶液漱口，3次/d。使用消炎眼药水或眼膏可防治眼球干燥、感染及溃疡。对不能主动翻身者应用气垫床或臀部加气垫圈，受压部位皮肤保持洁净。必要时局部使用红花酒精或滑石粉。每小时翻身1次，防治褥疮。注意勿牵拉呼吸机管道。

8.呼吸机的使用与保管

应专人负责使用和保管。熟练掌握所使用的呼吸机的类型、性能特点、操作方法。用毕之后及时清洁消毒。将管道、接头、面罩洗净后置于福尔马林熏箱内2h以上。不宜熏蒸的部件用70%酒精浸泡不少于1h。

第四节　呼吸衰竭

呼吸衰竭是由各种原因引起的肺通气或换气功能严重障碍，不能进行正常的气体交换，导致严重的低氧血症，伴（或不伴）二氧化碳潴留，从而引起一系列生理功能和代谢紊乱的综合征。临床上以海平面大气压下静息呼吸室内空气时，当动脉血氧分压（PaO_2）＜60mmHg，或伴有二氧化碳分压（$PaCO_2$）＞50mmHg作为诊断呼吸衰竭的依据；若PaO_2＜60mmHg，$PaCO_2$正常或低于正常时为Ⅰ型呼吸衰竭；若PaO_2＜

60mmHg且$PaCO_2>$50mmHg时为Ⅱ型呼吸衰竭。

一、临床表现

(一) 呼吸异常的表现

呼吸异常的表现如呼气性或吸气性呼吸困难、潮式呼吸、点头样呼吸、间歇呼吸等。

(二) 缺氧的临床表现

1.中枢神经系统

中枢神经对缺氧十分敏感，轻度缺氧即引起注意力不集中、头痛、兴奋等症状。重度缺氧出现烦躁不安、谵妄、惊厥，甚至引起脑水肿、呼吸节律改变和昏迷。

2.心血管系统

开始时出现代偿性心率增快，心搏量增加，血压增高。当缺氧严重时，则出现心率减慢、血压降低、心律失常，同时还可引起肺小动脉收缩、肺动脉高压，导致肺心病的出现。

3.呼吸系统

缺氧可通过刺激颈动脉窦和主动脉体的化学感受器，反射性地增加通气量，但其对呼吸的影响远较CO_2小。

4.其他

缺氧可损害肝细胞，使转氨酶增高。轻度缺氧使肾血流量、肾小球滤过率增加，但当PaO_2下降至40mmHg时，肾血流量开始减少，肾功能受到抑制，出现蛋白尿、血尿和氮质血症。慢性缺氧通过肾小球旁细胞产生促红细胞生成素因子，刺激骨髓，引起继发性红细胞增多。

3.二氧化碳潴留的临床表现

(1) 中枢神经系统

CO_2潴留使血管扩张，脑血流量增加，早期起到代偿作用，如果病情持续或加重时，出现脑水肿，颅内压增高。由于pH值下降，引起细胞内酸中毒，初期抑制大脑皮层，表现为嗜睡，随后皮层下刺激增强，间接引起皮层兴奋，表现为躁动不安、兴奋、肌肉抽搐、失眠等。晚期则皮层和皮层下均受到抑制而出现"二氧化碳麻醉"，病人表现为肺性脑病的症状。

(2) 心血管系统

早期使血管运动中枢和交感神经兴奋，回心血量增加，使心率增快，血压升高，脉搏有力，也可引起肺小动脉收缩，而导致肺心病。脑循环对CO_2亦非常敏感，可使脑血流量增加，出现搏动性头痛。

(3) 呼吸系统

CO_2潴留可兴奋呼吸中枢，使呼吸加深加快。但随着CO_2浓度的增加，呼吸中枢反而受到抑制。

4.酸碱平衡失调与电解质紊乱

在Ⅱ型呼吸衰竭中呼吸性酸中毒最为常见，主要是因为肺泡通气不足，导致CO_2在体内潴留引起。病情较重者可合并代谢性酸中毒，多由于无氧代谢引起乳酸增加和无机盐积聚所致。另外，由于利尿剂的使用、大量葡萄糖的输入、皮质激素的应用等，可导致低钾、低氯血症，以及肾功能障碍等，都可引起代谢性碱中毒。少数病人可因机械过度通气导致呼吸性碱中毒，甚至还可出现三重酸碱失衡。酸碱失调时，又与电解质紊乱密切相关，如酸中毒时，细胞外H^+，Na^+进入细胞内，而K^+自细胞内移到细胞外，产生高钾血症；碱中毒时则相反。其他尚有低氯血症、低钠、低钙和低镁血症等。

5.肺性脑病

发生的原因主要是呼吸性酸中毒使脑细胞内H^+浓度增加，pH值下降导致脑组织酸中毒所致。低氧血症对于肺性脑病的发生居次要地位。临床表现为头痛、淡漠不语、多汗、嗜睡，随着$PaCO_2$增加而出现兴奋、躁动不安、抽搐及无意识动作和行为、幻听等精神症状，最后昏迷、死亡。

6.其他表现

其他尚可出现肺心病、心力衰竭、胃肠道出血、肾功能不全、DIC等。

二、诊断

临床上根据血气分析的结果，以$PaO_2 < 60mmHg$和（或）伴有$PaCO_2 > 50mmHg$作为诊断呼吸衰竭的标准；若仅$PaO_2 < 60mmHg$，$PaCO_2$正常或低于正常时，即为Ⅰ型呼吸衰竭；若$PaO_2 < 60mmHg$，$PaCO_2 > 50mmHg$时，即为Ⅱ型呼吸衰竭。

三、救治措施

呼吸衰竭的急救原则是迅速改善通气，积极控制感染，纠正缺氧和二氧化碳潴留，为基础疾病的治疗争取时间和创造条件。

（一）保持呼吸道通畅

1.清除呼吸道异物

清除堵塞于呼吸道分泌物、血液、误吸的呕吐物或其他异物，解除梗阻，改善通气。对痰液黏稠者，可用祛痰药，如溴己新、祛痰合剂、氯化铵、氨溴索（安普索）等，无效者注意增加水分，多饮水和静脉补液（不少于$1000\sim1500ml/d$），并用药物雾化吸入或超声蒸气雾化吸入。常用吸入药物：①庆大霉素4万U+地塞米松5mg+氨茶碱0.25g+生理盐水20ml；②α-糜蛋白酶5～10mg+生理盐水20ml；③青霉素G40万U+链霉素0.5g+氨茶碱0.25g+α-糜蛋白酶5mg+生理盐水20ml。对咳痰无力者，可采用翻身、拍背、体位引流等措施帮助排痰。病情严重者，可用纤维支气管镜进入气管、支气管进行冲洗、抽吸。

2.解除支气管痉挛

①避免诱发因素。引起支气管痉挛的因素很多，除疾病本身外，吸痰操作不当，吸入高浓度干燥氧过久、吸入气过冷、气管内给药浓度过高或药量过多等均可加重气管痉挛。②氨茶碱是最常用的药物，剂量0.25～0.5g，加入5%葡萄糖液250ml缓慢静滴，一般每日不超过1.0g，也可用0.25g溶入25%葡萄液40ml内缓慢静注。该药直接舒张支气管平滑肌，而且还有兴奋延髓呼吸中枢、提高膈肌收缩力、降低肺动脉阻力及利尿、强心的作用。但剂量过大会引起恶心、呕吐等症状，严重时有心悸、兴奋、心律失常等。对于老人、心肾功能减退者，应减量，或改用副作用较少的二羟丙茶碱，用量为0.25～0.5g加入5%葡萄糖液250ml静滴。③β_2受体兴奋药，常用的有沙丁胺醇、特布他林、沙美特罗（强力安喘通）、丙卡特罗（美喘清）等，气雾剂有沙丁胺醇（喘乐宁、舒喘宁）、特布他林（喘康速）等。④肾上腺皮质激素多用于重症支气管痉挛者，地塞米松10～20mg/d或氢化可的松200～400mg/d，一般3～5天后减量。

3.机械通气

当上述方法仍不能改善通气时，应立即建立人工气道。适应证：病情变化急剧、危及生命、意识障碍者，应立即行气管插管；其他如肺性脑病或其早期，经氧疗、呼吸兴奋药等积极治疗后，PaO_2继续下降，$PaCO_2$继续升高，自主呼吸微弱、痰液不易排出等情况下也应建立人工气道。应急时可进行气管插管，但不宜久置。估计病情不能短期恢复者，应进行气管切开，长时间的切开时，要加强消毒隔离等护理手段和抗感染治疗，要注意继发感染的发生。过分干燥的气体长期吸入将损伤呼吸道上皮细胞，使痰液不易排出，细菌容易侵入而发生感染。因此，保证病人有足够液体摄入，保持气道的湿化是相当重要的，气道滴入的量以250ml/d左右为宜。目前已有多种提供气道湿化作用的湿化器或雾化器装置，可以直接使用或与呼吸机连接应用。湿化是否充分的标志就是观察痰液是否容易咳出或吸出。

（二）氧气疗法

氧疗的指证低氧血症（$PaO_2 \leq 80mmHg$），即是氧疗的指证。一般根据PaO_2的不同，将低氧血症分为3种类型，$PaO_2$60～80mmHg为轻度、40～60mmHg为中度、<40mmHg为重度低氧血症。吸氧浓度亦分为低浓度（≤35%）、中浓度（35%～50%），高浓度（>50%）。轻度低氧血症一般不需要氧疗。

1.Ⅰ型呼吸衰竭病人

多为急性病，以缺氧为主，因不伴有CO_2潴留，氧浓度可以提高到50%，流量4～5L/min，将PaO_2提高到70-80mmHg。待病情稳定后，逐渐减低氧浓度。吸氧浓度可按下列公式推算：实际吸氧浓度（%）＝21＋4×O_2流量（L/min）。

2.Ⅱ型呼吸衰竭病人

既有缺氧，又有CO_2潴留，宜用低流量（1～2L/min）、低浓度（24%～28%）持续吸氧。力争在短期内将 PaO_2 提高到 60mmHg 或以上，将 $PaCO_2$ 降至 55mmHg 以下。若在氧疗过程中 PaO_2 仍低于 60mmHg，$PaO_2 > 70mmHg$，应考虑机械通气。

3.吸氧途径

常规有鼻塞法、鼻导管法、面罩法等。对危重病人常规吸氧无效时，应考虑气管插管或气管切开进行机械通气治疗。吸入氧温度应保持在 37℃，湿度 80% 左右。

4.氧疗有效的指证

发绀减轻或基本消失，呼吸改善、平稳，神志好转，心率减慢，瞳孔恢复正常，出汗减少等。实验室检查：无 $PaCO_2$ 增高时，$PaO_2 > 60mmHg$，有 $PaCO_2$ 增高时，PaO_2 应达到 50～60mmHg。

（三）呼吸兴奋药的使用

呼吸衰竭经常规治疗无效，PaO_2 过低，$PaCO_2$ 过高，或出现肺性脑病表现或呼吸节律、频率异常时，均可考虑使用。常用药物有：

1.尼可刹米（可拉明）

直接兴奋呼吸中枢，使呼吸加深加快，改善通气。剂量：0.375～0.75g 静脉缓慢推注。随即以 3.0～3.75g 溶于 5% 葡萄糖液 500ml 内静脉滴注。总量 < 5.0g/d。一般 3 天为一疗程，无效即停用。副作用有恶心、呕吐、颜面潮红、肌肉抽动等。

2.洛贝林（山梗菜碱）

3～9mg，静脉推注，2～4h 一次，或 9～15mg 加入液体静滴，可与可拉明交替使用。

3.甲弗林（回苏林）

8～16mg 加入液体静滴，起效快，维持时间长。

4.多沙普仑（吗乙苯吡酮）

除具有兴奋呼吸中枢作用外，还可通过颈动脉体化学感受器反射性地兴奋呼吸中枢。该药特点是呼吸兴奋作用强，安全范围大，对改善低氧血症和高碳酸血症优于其他呼吸兴奋药。剂量：100mg 加入液体 500ml 中以 1.5～3mg/min 静滴。

5.阿米西群（阿米脱林）

口服 2h 药浓度达高峰，半衰期 40h，副作用少，通常用 50～100mg，每日两次。

（四）纠正酸碱失衡与电解质紊乱

1.呼吸性酸中毒

治疗原则是改善通气，增加肺泡通气量，促使二氧化碳排除。当 pH 值 < 7.30 时应用氨丁三醇（THAM）进行纠正，它与二氧化碳结合后形成 HCO_3，使 $PaCO_2$ 下降，提高 pH 值。用法：3.64%THAM 溶液 200ml 加 5% 葡萄糖 300ml 静脉滴注，每日 1～2 次。快速大量滴注可致低血糖、低血压、恶心、呕吐、低血钙和呼吸抑制。值得注意的是，如果呼吸性酸中毒病人的 HCO_3 增高或正常时，不要急于使 $PaCO_2$ 下降过快，否则当 $PaCO_2$ 突然降至正常时，而 HCO_3^- 不能及时降低，导致呼吸性酸中毒过度代偿，

出现碱中毒。

2.代谢性酸中毒

如果合并有代谢性酸中毒，$PaCO_2$增高，缺氧纠正后即可恢复，可不给碱性药，尤其不宜使用碳酸氢钠，因碳酸氢钠分解后形成更多的二氧化碳，使$PaCO_2$更加增高。但如果HCO_3^-明显降低，pH值减低严重者可少量补碱，选用THAM为宜。单纯HCO_2减低，$PaCO_2$正常时，当pH值＜7.20时可予补碱。

3.代谢性碱中毒

多由于利尿剂、皮质激素等药物的使用，导致低钾、低氯性碱中毒，所以要积极补充氯化钾、谷氨酸钾、氯化铵等，严重者可补酸性药物如盐酸精氨酸。

4.电解质紊乱

常见有低钾血症、低氯血症、低钠血症等，其原因与摄入不足或排出过多有关，尤其是与利尿剂的使用不当有关，治疗措施是找出原因，补充相应电解质。

（五）控制感染

呼吸道感染是引起呼吸衰竭或诱发慢性呼吸衰竭急性加重的主要原因，迅速有效地控制感染是抢救呼吸衰竭的重要措施。应在保持呼吸道引流通畅的情况下，根据细菌及药物敏感试验的结果选择有效的抗生素。而且应该注意：①如果没有痰培养的条件，应联合使用抗生素；②以大剂量、静脉滴注为主；③不可停药过早，以免复发；④一般在急性发作缓解后仍巩固治疗3～5天，如用药2～3天无效时可更换或加用抗生素；⑤对广谱抗生素使用时间长、剂量大，又同时使用糖皮质激素的病人，要注意有继发真菌感染的可能。

（六）其他疗法

1.营养支持

由于呼吸衰竭病人的呼吸做功增加，且多伴有发热，导致能量消耗增加，加上感染不易控制，呼吸肌容易疲劳，因此，应给病人补充营养，以满足机体的需要。常用鼻饲高蛋白、高脂肪和低碳水化合物饮食，以及多种维生素。必要时补充血浆、人血白蛋白、脂肪乳、氨基酸等。

2.脱水疗法

缺氧和二氧化碳潴留均可导致脑水肿，肺性脑病病人更是如此，故应进行脱水疗法。但过多的脱水又可引起血液黏度增加，痰不易咳出，所以脱水以轻或中度为宜。

3.糖皮质激素

激素具有减轻脑水肿、抗支气管痉挛、稳定细胞溶酶体膜和促进利尿等作用，常用于严重支气管痉挛、肺性脑病、休克和顽固性右心衰竭病人的治疗。用量为泼尼松10mg，口服，3次/d，或氢化可的松100～300mg/d、地塞米松10～20mg/d静脉滴注，减量时注意逐步递减。

4.防治并发症

对于出现心律失常、心力衰竭、休克、消化道出血、DIC等并发症，要予以相应的治疗和预防措施。

四、监测与护理

（一）监测

1.一般监测

体温、脉搏、心率、血压、呼吸、尿量、皮肤及肢端颜色和温度、神志、瞳孔、神经反射及有无眼球结膜水肿。

2.血气分析

PaO_2，$PaCO_2$，pH值，HCO_3，BE等。可用动脉血法，漂浮导管法，经皮监测法，以及脉氧仪，耳血氧计监测法，呼出气二氧化碳监测法。

3.肺功能及呼吸动力学监测

呼吸频率、潮气量、每分钟通气量、肺顺应性、气道阻力、呼气峰值流速、最大吸力压力等。

4.循环功能监测

心输出量及心脏指数、中心静脉压、肺毛细血管楔压、肺动脉压。

5.其他

心电图、电解质、肝功能、肾功能等。

（二）护理

1.病房环境要求

室温18～20℃，湿度60%左右。空气清新、洁净、无烟、无尘。每日紫外线消毒一次，每次30～60min。室内安静，减少探视。定时开窗通风换气，每日1～3次，每次15～20min。

2.呼吸道护理

保持呼吸道通畅，尽量采用咳嗽和体位排痰方式将痰液排出体外，使用呼吸机者用吸引器吸痰。每次吸痰时间<15s，痰干者可滴入3～5ml生理盐水湿化后吸痰。吸痰管严格消毒，一次性使用。送入肺内的气体须经湿化瓶或呼吸机上的雾化装置湿化。除雾化法外，还可在气管切开处向气管内滴少许液体加强湿化效果。应用上述方法效不佳者可采用抗生素、蛋白酶和激素的雾化吸入法：庆大霉素8万U，氨茶碱0.25g，地塞米松5mg，α糜蛋白酶5mg，加生理盐水至50ml，雾化吸入，每次15～30min，2次/d。药物经雾化吸入后直接在呼吸道产生抗炎、解痉和化痰作用，有利于保持呼吸道通畅。发生痰块或血块阻塞气道而窒息时应立即吸出或挖出。对严重病人进行气管切开或气管插管机械通气。

3.气管插管及气管切开的护理

气管插管者，保障插管位置适当，避免导管位置过深或过浅；保障导管气囊的小容量充气和正常通气的进行；保持湿化装置的无菌状态。气管切开病人，采用双带打死结固定导管；保持切开部位伤口清洁干燥；金属套管的内管定期消毒，常规每4h一次；床边备有全套呼吸急救设备，当人工气道意外脱出，备用套管不能置入时，可经喉行气管插管。

4.昏迷病人的护理

昏迷者应在无菌操作下行导尿术，保留导管，用0.02%呋喃西林冲洗，2次/d。已有大小便失禁者应将会阴及臀部洗擦干净，及时更换衣服及床单。

5.用药的护理

应用呼吸兴奋剂时若瞬间药物浓度过高可引起抽搐，甚至昏迷，故静注速度应适当控制。呼吸兴奋剂应配合抗感染、解痉、氧疗或机械通气等措施，否则反而加重耗氧。氨茶碱可引起各种心律失常、恶心、呕吐及抽搐等反应，应仔细观察，及时处理。β_2受体激动剂也可引起心律失常。激素可加重呼吸道感染及口腔真菌感染。合并有心脏病者过分强调水化治疗可能诱发和加重心衰。不宜使用对呼吸中枢有抑制作用的药物，如吗啡、哌替啶或镇静催眠药。

6.口、眼、皮肤护理

每天用3%硼酸或3%过氧化氢洗漱口腔，3次/d，防治口腔炎。口腔黏膜出现白斑应考虑真菌感染，及时作相应处理。每日漱口2～3次。使用各种消炎眼药水或眼膏可防治眼球干燥、感染及溃疡。对不能主动翻身者应用气垫床或臀部加气垫圈，受压部位皮肤保持洁净。必要时局部使用红花酒精或滑石粉。每小时翻身1次防治褥疮。注意勿牵拉呼吸机管道。

7.防治交叉感染

室内空气，各种器械、物品、操作人员的手，工作服及口罩帽子均应按有关常规做好清洁及消毒，以防交叉感染，特别是绿脓杆菌感染。

8.呼吸机的使用与保管

熟练掌握所使用的呼吸机的类型、性能特点和操作方法。判断和排除机械故障，观察病人使用后的反应。用毕之后及时清洁消毒。

9.心理护理

专人守护，向病人表示或暗示有生存希望，驱除其消极心理，争取主动配合。

10.特别注意

在观察病情中，若发现呼吸衰竭病人有睡眠颠倒、幻觉、兴奋或类似癔病的症状应考虑肺性脑病已经或即将发生；对原无肺部疾病的病人出现了难于解释的呼吸困难，应警惕ARDS的发生。对中枢神经系统疾患，及可能导致呼吸动力功能障碍的周围神经及呼吸肌病的病人应备好呼吸机，并做好气管切开或气管插管的准备。

第五节　肺栓塞

肺栓塞为肺动脉及其分支被内源性或外源性栓子堵塞而引起的临床病理、生理综合征，并发出血或坏死者称肺梗死。最常见的栓子来自静脉系统，肺动脉或左右分支的栓塞可致心搏骤停，肺叶动脉栓子完全阻断血流，使阻塞血管远端肺组织梗死，粟粒状小栓塞则可引起肺动脉高压及亚急性肺心病。由于肺组织的氧来自肺动脉、支气管动脉及肺泡，因此，肺栓塞后肺梗死的发生率不到10%。

一、临床表现

肺栓塞症状和体征均为非特异和不敏感，主要取决于肺血管受损程度、发生发展速度和心肺的基础状态。

（一）临床症状

1.呼吸困难

是肺栓塞的常见症状，轻者呈阵发性过度通气，重者突然出现濒死感。

2.胸痛

较大的栓子可引起类似心绞痛样胸痛，较小栓子位于肺周边，可表现为胸膜性疼痛。

3.咯血

常提示肺梗死存在。

4.咳嗽

多为干咳或伴少量黏痰。

5.晕厥

主要因为大块肺栓塞引起的脑供血不足，多伴有心衰、低血压、低氧血症，小的栓塞可引起阵发性头晕。

6.发热

一般不超过38.5℃。

7.烦躁、恶心、呕吐、出冷汗

往往是急性肺栓塞的表现。

（二）体格检查

1.一般症状

低热，发生率40%。出现心功能不全时可有发绀、颈静脉怒张。

2.心脏体征

主要是急慢性肺动缺高压和右心功能不全的体征。

3.肺部体征

可出现干湿性罗音，部分病人可有胸腔积液征。

（三）辅助检查

1.血液检查

白细胞计数增多，血沉增快，血清胆红素、乳酸脱氢酶升高。

2.动脉血气：约 85% 病人 $PaO_2<80mmHg$，$PaCO_2<35mmHg$。

3.心电图

无特异性，可有窦性心动过速，不同程度右束支传导阻滞，电轴显著右偏，少数左偏，ST 段下降及 T 波倒置，Ⅲ 导联出现深 Q 波。

4.胸部 X 线检查

慢性肺栓塞的 X 线表现肺纹理呈网状，肺不张或充血性肺水肿，肺梗死多位于肺下部，典型表现是肺内有圆形或三角形密度不均匀阴影，三角形基底常与胸膜粘连，并有少量胸腔积液。亦可有支气管肺炎、肺不张或粟粒性浸润表现。

5.肺动脉造影

尤其是栓塞发生后的 72h 内，选择性肺动脉造影对诊断有极高的准确性、敏感性和特异性。在明确诊断的同时，可测定肺动脉及右心室压力，可判断肺栓塞对血流动力学的影响。

二、诊断与鉴别诊断

（一）诊断

肺栓塞的诊断应包括以下三个方面，疑诊病例、确诊检查、寻找危险因素。

1.临床疑诊

①对存在有形成栓子的原发病或高危因素的病例，要有较强的诊断意识。

②突然发病，出现不明原因的呼吸困难、胸痛、晕厥、咯血和休克等。或伴有单侧或双侧不对称的下肢肿胀、疼痛等对诊断具有重要的提示意义。

③心电图呈右心负荷增大。X 线胸片有片状阴影或呈楔形阴影者，动脉血气分析为 PaO_2 降低和 $PaCO_2$ 降低者可以初步疑诊肺栓塞。

④常规进行 D-二聚体检测，据此以辅助诊断或作出可能的排除诊断。

⑤超声检查示肺动脉高压、右室高负荷和肺源性心脏病，或发现肺动脉近端的血栓、右房或右室血栓、下肢深静脉血栓的证据则更有助于诊断。

2.确定诊断

（1）核素肺通气/灌注扫描检查

在不能进行通气显像时亦可进行单纯灌注扫描。典型征象是呈肺段分布的肺灌注缺损，并与通气显像不匹配。如结果为非诊断性异常，则需要作进一步检查，包括作肺动脉造影。

（2）螺旋 CT、电子束 CT 或 MRI

可发现肺动脉内血栓的直接证据。

（3）脉动脉造影

目前仍为肺栓塞诊断的"金标准"。肺动脉造影可显示肺动脉的充盈缺损或肺动脉的截断，为诊断肺栓塞的依据。

（4）检出下肢血栓

对诊断也有帮助。因肺栓塞的栓子多来自下肢，可行下肢静脉造影、电阻抗检查或多普勒超声检查下肢有否血栓存在，有助于肺栓塞的诊断。

3.寻找危险因素

①对于疑诊病例，同时运用超声检查、核素或静脉造影、MRI等手段积极明确是否存在深静脉血栓形成（DV_T），并对两者发病联系作出评价。

②对于确诊病例或存在DV_T的病例，应进行临床评价，做相关检查以发现其危险因素，并据此采取相应的预防和治疗措施。

（二）鉴别诊断

1.急性心肌梗死

急性肺栓塞可有剧烈胸痛，伴酷似心肌梗死的心电图形，但仔细询问病史，能发现两者在起病及临床表现体征上略有一些不同，血清酶的检查，动态心电图的观察也有助于鉴别。

2.主动脉夹层瘤

此类病人也有胸痛、休克等症状，但常有高血压病史，疼痛部位广泛，与呼吸无关。超声心动图可帮助鉴别。

3.肺炎

肺炎是肺栓塞最多误诊的疾病，若X线胸片出现多处浸润性改变，肺炎治疗无效，要考虑肺栓塞的可能。

三、救治措施

急救原则为针对性治疗发病因素，纠正低氧血症，缓解栓塞和防止再发展，维持循环血量和组织供氧，治疗原发病等。

（一）对症处理

1.一般处理

卧床、吸氧、止痛，严密观察生命体征。

2.抗休克

适当补液，多巴胺10～20mg及多巴酚丁胺5～15mg/kg加入100～200ml葡萄糖液中静滴。降低肺循环阻力，增加心排量，维持收缩压在90mmHg左右，必要时可用异丙肾上腺素和肾上腺皮质激素。

3.维持心肺功能

可用异丙肾上腺素 1～2mg 加入 5% 葡萄糖液 500ml 静脉点滴，慎用毛花苷 C 和利尿剂。阿托品 0.5～1mg 静脉注射防止肺血管及冠脉痉挛，降低肺循环阻力，增加心排量。氨茶碱可改善气道痉挛。

（二）抗凝治疗

抗凝治疗为肺栓塞治疗的基础疗法，可有效防止血栓的形成，降低复发性血栓而致死亡的危险性。常用肝素 5000～7500U 静脉滴注，每 6h 一次；或 10000U 深部肌内注射，每 8h 一次。维持凝血时间为正常对照的 2～2.5 倍，每日用量多为 25000U 以下，通常用 7～10 天。肝素治疗 2 天后口服华法林，首剂 15～20mg，第 2 日 2～10mg，以后 2.5～5mg/d；或双香豆素首剂 200mg，第 2 日 100mg，以后 25～75mg/d 维持。维持凝血酶的时间为通常对照的 2 倍左右，疗程约为 3 个月。一旦发生出血，应立即中止治疗，由肝素引起者用等量鱼精蛋白静脉滴注；口服抗凝药引起者，给予维生素 K 静脉注射，20mg/次，必要时输血。

（三）溶栓疗法

肺栓塞出现明显心力衰竭或伴呼吸衰竭时应即采用溶栓疗法。常用药物为尿激酶、链激酶及组织纤溶酶原激活物。溶栓药可经静脉导管直接注射到受累动脉使血栓溶解。

（四）手术治疗

手术治疗常包括下腔静脉阻断术，肺栓塞取栓术等。

四、监测与护理

①对高度疑诊或确诊肺栓塞（APE）的病人进行严密监护，监测呼吸心率、血压、心电图及血气的变化。要求绝对卧床，保持大便道畅，以防止栓子再次脱落。对于有焦虑、胸痛、发热、咳嗽等症状可给予镇静、止痛、镇咳等相应的对症处理。

②呼吸循环支持，采用经鼻导管或面罩吸氧。当合并严重的呼吸衰竭时，可使用经鼻面罩无创性机械通气或经气管插管进行机械通气。应避免气管切开防止出血。对于右心功能不全、血压正常的病例，可用多巴酚丁胺和多巴胺。若出现血压下降，可增大剂量或使用其他血管加压药物，如间羟胺、肾上腺素等。补液治疗中应注意液体入量，保护心功能。

③溶栓和抗凝治疗注意监测 3P 试验、纤维蛋白原、纤维蛋白降解物、血小板、凝血酶原时间等血液学指标。

④昏迷者应在无菌操作下行导尿术，保留导管，用 0.02% 呋喃西林冲洗每日 2 次。已有大小便失禁者应将会阴及臀部洗擦干净，衣服、床单及时更换，防止肺部感染、泌尿系感染及褥疮的发生。

⑤做好心理护理，消除其恐惧心理，争取其主动配合治疗。

第六节　自发性气胸

自发性气胸是指不明原因或肺部疾患导致肺泡破裂，肺内气体进入胸膜腔而引起的胸腔积气。临床上发生于原无肺部疾患表现者，称特发性（原发性）自发性气胸；继发于肺部疾病者，称为继发性自发性气胸。自发性气胸分为3类：①闭合性气胸；②开放性气胸；③张力性气胸。

一、临床表现

（一）症状

患侧胸痛常突然发生，因咳嗽及深呼吸而加重；呼吸困难与胸痛同时发生。如肺脏本身无明显病变或病灶范围不大，肺功能良好，肺萎陷少于20%者，呼吸困难可不明显。如原有肺功能不全，虽然肺压缩只占10%，仍可出现严重呼吸困难。张力性气胸常有进行性呼吸困难，甚至休克、呼吸衰竭等。

（二）体征

小量气胸可仅有呼吸音减弱。胸腔积气多时，可见气管及心脏向健侧移位，患侧饱满，肋间隙增宽，呼吸运动减弱，叩诊呈鼓音，语颤及呼吸音减弱或消失。左侧气胸时心尖搏动可触不到，心音遥远。

（三）辅助检查

胸部X线检查气胸部位透亮度增高，且无肺纹理可见。肺组织受压，向肺门处萎陷。在萎陷肺的边缘，脏层胸膜呈纤细的发线影。纵隔、心脏、气管可同时向对侧移位，膈肌下降。如有积液，可见液平面。

二、诊断与鉴别诊断

根据胸痛、呼吸困难、休克、呼吸衰竭等临床表现，气管向健侧移位，患侧肋间隙增宽，呼吸运动减弱，语颤及呼吸音减弱，结合胸部X线检查，临床不难诊断。需与以下疾病鉴别：

（一）急性心肌梗死

可突然发生胸痛、胸闷，甚至呼吸困难、休克等。病人常有高血压、动脉粥样硬化、冠心病史。心肌酶学检查、心电图检查、胸部透视可资鉴别。

（二）肺栓塞

突发的胸痛、呼吸困难、发绀等酷似自发性气胸。肺栓塞病人常有咯血和低热，并常有下肢或盆腔栓塞性静脉炎、骨折、严重心脏病、心房颤动等病史，或发生在长期卧床的老年病人。详细体格检查和 X 线检查可作出鉴别。

三、救治措施

（一）排气治疗

气胸量少于 20%，症状轻微或无症状，如轻度单纯性气胸，气体可自行吸收，不需排气，但须严密观察呼吸循环状况；气胸量较大，有呼吸困难，特别是张力性气胸，必须尽快排气。

1.紧急简易排气法

病情急重、无专用设备情况下，可用 50ml 或 100ml 注射器，在患侧锁骨中线第二肋间或腋前线第 4～5 肋间穿刺排气，至病人气急缓解后，再进行其他处理。另一急救处理可用一粗注射针，在其尾部扎上橡皮指套，指套末端剪一小口，插入胸腔排气。橡皮指套形成单向阀，高压气体只能排出，外界空气不能进入。

2.闭式引流排气

开放性或高压性气胸经反复抽气不能缓解呼吸困难，或胸内压不能下降至负压时，应作胸腔插管水封瓶引流。插管部位一般取锁骨中线第二肋间。如为局限性气胸或引流积液，须在 X 线透视下选择适当部位进行。

（二）手术治疗

可行肺部分切除、肺缝合术。适用于反复发作的气胸伴有多发性肺大泡者；经引流排气无效的张力性气胸；经引流排气肺脏不能复张者。

四、监测与护理

①监测指标：体温、脉搏、心率、血压、呼吸等生命体征的监测；呼吸频率、潮气量、每分钟通气量、肺顺应性、气道阻力、呼气峰值流速、最大吸力压力等呼吸动力学监测；心电图和血气分析、电解质、肾功能等血液监测。

②保持室内安静，平稳呼吸，避免用力。单纯性气胸，气体可自行吸收；气胸量较大，有呼吸困难，必须尽快胸腔闭式引流排气。

③吸氧、保持呼吸道通畅；若病人出现休克，取平卧位，补液、迅速纠正休克；纠正呼吸、循环功能紊乱。待全身情况得到改善后，进行手术治疗。

④昏迷病人行导尿术，保留导管，用 0.02% 呋喃西林冲洗，2 次/d。做好口腔、皮肤护理，防止褥疮及口腔溃疡。

⑤自发性气胸（特别是张力性气胸）一般不用呼吸机治疗。

⑥加强营养支持，防止电解质紊乱；做好心理护理，争取其主动配合。

第六章　消化系统急危重症

第一节　急性胃炎

急性胃炎是指各种外在和内在因素引起的急性广泛或局限性胃黏膜炎症。病变可局限于胃底、胃体、胃窦或弥漫分布于全胃,病变深度大多仅限于黏膜层,严重时则可累及黏膜下层、肌层,甚至达浆膜层。临床表现多种多样,以上腹痛、上腹不适、恶心、呕吐最为常见,也可无症状或仅表现为消化道出血。胃镜下可见胃黏膜充血、水肿、糜烂、出血及炎性渗出物。组织学检查主要表现为中性多核细胞浸润。急性胃炎一般是可逆性疾病,病程短,经适当治疗或调整饮食在短期内痊愈;也有部分患者经过急性胃炎阶段而转为慢性胃炎。

急性胃炎的分类方法较多,目前尚未有统一的方案。临床上一般将急性胃炎分为四类:①急性单纯性胃炎。②急性糜烂性胃炎。③急性化脓性胃炎。④急性腐蚀性胃炎。以前两种较常见。

一、急性单纯性胃炎

急性单纯性胃炎多由微生物感染或细菌毒素引起,少数也可因物理、化学等刺激因素造成。

(一) 病因和发病机制

1.微生物感染或细菌毒素

进食被微生物或细菌毒素污染的饮食是急性胃炎最常见的病因。常见的微生物有沙门菌属、嗜盐杆菌、幽门螺杆菌、轮状病毒、诺沃克病毒等。细菌毒素以金葡菌毒素、肉毒杆菌毒素等引起的病变最严重。

2.物理因素

暴饮暴食或进食过冷、过热及粗糙的食物等均可破坏胃黏膜屏障引起急性炎症反应。另外，食入异物和柿石等也可导致胃黏膜的改变。

3.化学因素

（1）药物

部分药物可刺激胃黏膜而引起急性胃炎。较常见的是非甾体类抗炎药，如阿司匹林、对乙酰氨基酚、吲哚美辛、保泰松等，以及含有这类药物的各种感冒药物、抗风湿药物。此类药能使细胞的氧化磷酸化解离，并降低细胞的磷酸肌酐水平，从而使上皮细胞的能量代谢发生障碍，Na^+、CL^-的转运速度减慢，使 H^+ 逆流，细胞肿胀并脱落；非甾体类药还可抑制环氧化物，减少内源性前列腺素的生成，使其分泌的碳酸氢钠和黏液减少，破坏了胃黏膜屏障；同时明显减少胃黏膜血流量，影响胃黏膜的氧和各种营养物质的供给，从而降低了胃黏膜的防御功能。

另外，铁剂、碘剂、氧化钾、洋地黄、抗生素类、激素类、组胺类、咖啡因、奎宁、卤素类及某些抗癌药物等均可刺激胃黏膜引起浅表的损伤。

（2）酗酒及饮料

酒精、浓茶及咖啡等饮料均能破坏胃黏膜屏障，引起 H^* 逆流，加重胃黏膜上皮细胞的损伤；同时损伤黏膜下的毛细血管内皮，使血管扩张，血流缓慢，血浆外渗，血管破裂等导致胃黏膜充血、水肿、糜烂及出血。

（3）误食毒物

误食灭虫药、毒蕈、灭鼠药等化学毒物等均可刺激胃黏膜，破坏胃黏膜屏障，从而引起炎症。

4.其他

胃的急性放射性损伤、留置胃管的刺激，以及某些全身性疾病如肝硬化、尿毒症、晚期肿瘤、慢性肺心病和呼吸功能衰竭等均可产生一些内源性刺激因子，引起胃黏膜的急性炎症。

（二）病理

胃窦、胃体、胃底或全胃黏膜充血、水肿、点片状平坦性糜烂，黏膜表面或黏膜下有新鲜或陈旧性出血，黏膜表面有炎性渗出物。大多数病变局限在黏膜层，不侵犯黏膜肌层。

镜检可见表层上皮细胞坏死、脱落、黏膜下出血，组织中有大量的中性粒细胞浸润，并有淋巴细胞、浆细胞和少量嗜酸粒细胞浸润。腺体的细胞，特别是腺体颈部细胞呈不同程度的变性和坏死。

（三）临床表现

临床表现常因病因不同而不同。细菌或细菌毒素所致的急性单纯性胃炎较多见，一般起病较急，多于进食污染物后数小时至24h发病，症状轻重不一，大多有中上腹部疼痛、饱胀、厌食、恶心、频繁呕吐，因常伴有急性水样腹泻而称为急性胃肠炎。严重者可出现脱水、电解质平衡失调、代谢性酸中毒和休克。如沙门菌感染常有发热、脱水等症状；轮状病毒感染引起的胃肠炎多见于5岁以下儿童，好发于冬季，有发热、水样腹泻、呕吐、腹痛等症状，常伴脱水，病程1周左右。

由理化因素引起的急性单纯性胃炎一般症状较轻。非甾体类药物引起的胃炎临床表现常以呕血、黑便为主，为上消化道出血的重要原因之一。出血多呈间歇性发作，大出血时可发生休克。

并非所有急性单纯性胃炎均有症状，约30%的患者，仅有胃镜下急性胃炎的表现，而无任何临床症状。体格检查可发现上腹部或脐周有压痛，肠鸣音亢进。一般病程短，数天内可好转自愈。

（四）相关检查

1.血常规

感染因素引起的急性胃炎患者白细胞计数增高，中性粒细胞比例增多。

2.便常规

便常规有少量黏液及红白细胞。便培养可检出病原菌。

3.内镜检查

内镜检查对本病有诊断价值。内镜下可见胃黏膜充血、水肿，有时有糜烂及出血灶，表面覆盖厚而黏稠的玻璃样渗出物和黏液。

（五）诊断和鉴别诊断

1.诊断

根据饮食不当或服药等病史，对起病急，有上腹痛、恶心、呕吐或上消化道出血等临床表现的患者可做出诊断。少数不典型病例须做胃镜才能明确诊断。

2.鉴别诊断

（1）急性阑尾炎

急性阑尾炎早期可表现为急性上腹部疼痛，但急性阑尾炎的上腹痛或脐周痛是内脏神经反射引起的，疼痛经过数小时至24h左右，转移并固定于右下腹是其特点，同时可有右下腹腹肌紧张和麦氏点压痛阳性。腹部平片可见盲肠胀气，或有液平面，右侧腰大肌影消失或显示阑尾粪石。

（2）胆管蛔虫症

胆管蛔虫症也可表现为上腹痛、恶心、呕吐等症状，但其腹痛常常为突发的阵发性上腹部剧烈钻顶样痛，有时可吐出蛔虫，间歇期可安静如常。既往有排蛔虫或吐蛔虫的病史。

（3）急性胰腺炎

急性胰腺炎也可呈现上腹痛和呕吐，疼痛多位于中上腹或左上腹'呈持续性钝痛、钻痛或绞痛；仰卧位时加重，前倾坐位时可缓解。疼痛一般较剧烈，严重时可发生休克。血、尿淀粉酶升高有助于本病的诊断。

（4）急性胆囊炎

急性胆囊炎时上腹痛多位于右上腹胆囊区，疼痛剧烈而持久，可向右肩背部放射；疼痛常于饱餐尤其是脂肪餐后诱发，Murphy征阳性。超声检查可见胆囊壁增厚、粗糙，或胆囊结石。

（六）治疗

1.去除病因

本病患者急性期应卧床休息，停止一切对胃黏膜有刺激的饮食或药物；进食清淡流质饮食，多饮水，腹泻较重时可饮糖盐水；必要时可暂时禁食。

2.对症治疗

①腹痛者可局部热敷，疼痛剧烈者可给解痛剂，如654-2 10mg或阿托品0.3～0.6mg，每日3次口服。

②剧烈呕吐或失水者应静脉输液补充水、电解质和纠正酸碱平衡；肌内注射甲氧氯普胺、氯丙嗪，或针刺足三里、内关等以止吐。

③伴有上消化道出血或休克者应积极止血、补充液体以扩充血容量，尽快纠正休克；静脉滴注或口服奥美拉唑、H_2受体拮抗剂以减少胃酸分泌；应用胃黏膜保护剂如硫糖铝、胶体铋剂等，以减轻黏膜炎症。

④对微生物或细菌毒素感染，尤其伴腹痛者可选小檗碱、甲硝唑、诺氟沙星、氨苄西林等抗菌药物。

（七）预后

在去除病因后，多于数天内痊愈。少数可因致病因素持续存在，发展为慢性浅表性胃炎。

二、急性糜烂性胃炎

急性糜烂性胃炎是指不同病因引起胃黏膜多发性糜烂为特征的急性胃炎，也可伴急性溃疡形成。

（一）病因和发病机制

1.应激因素

引起应激的因素有严重创伤、大面积烧伤、大手术、中枢神经系统肿瘤、外伤、败血症、心力衰竭、呼吸衰竭、肝和肾功能衰竭、代谢性酸中毒及大量使用肾上腺皮质激素等。发病机制可能为应激状态下体内去甲肾上腺素和肾上腺素分泌增多，使内脏血管收缩，胃血流量减少，引起胃黏膜缺血、缺氧，导致黏膜受损和胃酸分泌增多，黏液分泌不足，HCO_3^-分泌减少，前列腺素合成减少，从而削弱了胃黏膜的抵抗力，结果加剧了黏膜的缺血缺氧，使H^+反弥散，致使黏膜糜烂、出血。

2.其他

引起急性单纯性胃炎的各种外源性病因，均可严重的破坏胃黏膜屏障，导致H^+及胃蛋白酶的反弥散，引起胃黏膜的损伤而发生糜烂和出血。

（二）病理

本病病变多见于胃底和胃体部，但胃窦有时也可受累。胃黏膜呈多发性糜烂，伴有点片状新鲜或陈旧出血灶，有时见浅小溃疡。镜下可见糜烂处表层上皮细胞有灶性脱落，固有层有中性粒细胞和单核细胞浸润，腺体因水肿、出血而扭曲。

（三）临床表现

急性糜烂性胃炎起病前一般无明显不适，或仅有消化不良的症状，但由于原发病症状严重而被掩盖。本病常以上消化道出血为首发症状，表现为呕血和/或黑便，一般出血量不大，常呈间歇性，能在短期内恢复正常。部分患者可表现为急性大量出血，引起失血性休克，若不能及时正确处理，死亡率可高达50%以上。少数因烧伤引起本病者，仅有低血容量引起的休克，而无明显呕血或黑便，常易被误诊。

（四）诊断和鉴别诊断

1.诊断

诊断主要依靠病前有服用非甾体类药、酗酒、烧伤、手术或重要器官功能衰竭等应激状态病史，而既往无消化性溃疡等病史；一旦出现上消化道出血症状应考虑本病的可能。但确诊最主要依靠急诊内镜检查，一般应在出血停止后24～48d内进行。

2.鉴别诊断

急性糜烂性胃炎应与急性胰腺炎、消化性溃疡、急性阑尾炎、急性胆囊炎、胆石症等疾病相鉴别；合并上消化道出血时应与消化性溃疡、食管静脉破裂出血等鉴别，主要靠急诊胃镜检查确诊。

（五）治疗

1.一般治疗

本病治疗首先应去除发生应激状态的诱因，让患者安静卧床休息，可给流质饮食，必要时禁食。

2.止血措施

（1）抑酸剂

抑酸剂减少胃酸的分泌，防止H，逆向弥散，达到间接止血作用。如奥美拉唑、西咪替丁、法莫替丁等静脉滴注或口服。

（2）冰盐水

给胃内注入冰盐水250mL，保留15～20min后吸出，可重复4～5次。冰盐水可使胃壁血管收缩并使胃酸分泌减少。

（3）药物止血

口服凝血酶、去甲肾上腺素、孟氏液等，如出血量较大可静脉输入巴曲酶、奥曲肽、酚磺乙胺等。

（4）内镜下止血

对上述止血措施效果不理想时，可酌情选用电凝、微波、注射药物或激光止血。

3.胃黏膜保护剂

胃黏膜保护剂如硫糖铝、麦滋林–S颗粒、得乐胶囊等可阻止胃酸和胃蛋白酶的作用，有助于黏膜上皮再生和防止 H^+ 逆向弥散；促进前列腺素合成，减少黏液中表皮生长因子（ECF）降解，刺激黏液和碳酸氢盐的分泌，增加黏膜血流供应，具有保护黏膜的作用。

4.外科治疗

少数患者经内科24h积极治疗难以控制出血者应考虑手术治疗。

（六）预防

对多器官功能衰竭、脓毒血症、大面积烧伤等应激状态患者应给予 H_2 受体拮抗剂或制酸剂（氢氧化铝凝胶、氢氧化镁等）及黏膜保护剂如硫糖铝等，以预防急性胃黏膜病变。

三、急性化脓性胃炎

急性化脓性胃炎是胃壁受细菌感染引起的化脓性疾病，是一种罕见的重症胃炎，又称急性蜂窝组织性胃炎，本病男性多见，男女之比约为3∶1。

（一）病因和发病机制

本病多发生于免疫力低下，且有身体其他部位感染灶的患者，如脓毒血症、败血症、蜂窝组织炎等，致病菌通过血循环或淋巴播散到胃；或在胃壁原有病变如慢性胃炎、胃溃疡、胃息肉摘除的基础上繁殖，而引起胃黏膜下层的急性化脓性炎症。常见的致病菌为α溶血性链球菌，其他如肺炎球菌、葡萄球菌、绿脓杆菌、大肠杆菌、炭疽杆菌、产气夹膜梭状芽孢杆菌等也可引起本病。

（二）病理

急性化脓性胃炎的炎症主要累及黏膜下层，并形成坏死区，严重者炎症可穿透肌层达浆膜层，发生穿孔时可致化脓性腹膜炎。由产气芽孢杆菌引起者，胃壁增厚、胃腔扩张，其组织内有气泡形成。镜下可见黏膜下层有大量的白细胞浸润，亦可见到多数细菌，有出血、坏死、胃小静脉内也可见血栓形成。以化脓性感染范围可分为弥漫型和局限型。弥漫型炎症侵及胃的大部分或全胃，甚至扩散至十二指肠等胃的邻近器官；局限性炎症局限，形成单发或多发脓肿，以幽门区脓肿多见。

（三）临床表现

本病起病急骤且凶险，常有寒战、高热，剧烈的上腹部疼痛，也可为全腹痛，取前倾坐位可使腹痛缓解，称为Deninger征，为本病的特征性表现。恶心、频繁呕吐也是本病常见的症状，呕吐物中可见坏死脱落的胃黏膜组织；有时可出现呕血及黑便。

部分患者有脓性腹腔积液形成，出现中毒性休克。可并发胃穿孔、血栓性门静脉炎及肝脓肿。

体格检查上腹部有明显压痛、反跳痛和肌紧张等腹膜炎的征象。

（四）相关检查

1.血常规

血白细胞计数一般大于 $10 \times 10^9/L$，以中性粒细胞为主，伴核左移现象。

2.尿常规

尿常规镜检可见蛋白及管型。

3.便常规

大便潜血试验可呈阳性。

4.呕吐物检查

呕吐物中有坏死黏膜并混有脓性呕吐物。

5.X线检查

腹平片示胃扩张，如产气荚膜梭状芽孢杆菌感染者可见胃壁内有气泡形成；伴有穿孔者膈下可见游离气体。钡餐检查相对禁忌。

6.超声检查

超声检查可见患者胃壁增厚，由产气荚膜梭状芽孢杆菌引起者，胃壁内可见低回声区。

7.胃镜检查

本病因可诱发穿孔，禁忌行内镜检查。

（五）诊断和鉴别诊断

1.诊断

根据本病有上腹部疼痛、恶心、呕吐、寒战高热等症状，以及上腹部压痛、反跳痛和肌紧张等体征，结合血常规检查和X线检查等可做出诊断。

2.鉴别诊断

急性化脓性胃炎应与急性胰腺炎、急性阑尾炎、急性胆囊炎、胆石症等疾病相鉴别，一般根据临床表现和辅助检查可资鉴别。

（六）治疗

本病治疗的关键在于早期确诊，给予足量抗生素以控制感染；及时行胃壁脓肿切开引流或胃次全切除术，能明显降低死亡率。

四、急性腐蚀性胃炎

急性腐蚀性胃炎是由于误服或自服腐蚀剂（强碱如苛性碱，强酸如盐酸、硫酸、硝酸，以及来苏儿、氯化汞、碑、磷等）而引起胃壁的急性损伤或坏死。

（一）病因和发病机制

腐蚀剂进入消化道引起损伤的范围和严重性与腐蚀剂的种类、浓度、数量、胃内有无食物及与黏膜接触的时间长短等有关。轻者引起胃黏膜充血、水肿；重者发生坏死、穿孔；后期出现瘢痕、狭窄而使胃腔变形，引起上消化道梗阻。强酸类腐蚀剂所至损伤主要为胃，尤其是胃窦、幽门和小弯；而强碱类腐蚀剂食管损伤较胃严重。强酸可使蛋白质和角质溶解、凝固，组织呈界限明显的灼伤或凝固性坏死伴有焦痂，受损组织收缩变脆，大块坏死组织脱落造成继发性穿孔、腹膜炎或纵隔炎。强碱由于能迅速吸收组织中的水分，与组织蛋白质结合形成胶冻样物质，使脂肪酸皂化，造成严重的组织坏死；因此，强碱的病变范围多大于其接触面积。

（二）病理

病变程度与吞服的腐蚀剂剂量、浓度、胃内所含食物量及腐蚀剂与黏膜接触的时间长短等有关。轻者引起胃黏膜充血、水肿，重者发生坏死、穿孔，后期可出现瘢痕和狭窄引起上消化道梗阻。

（三）临床表现

临床症状与吞服的腐蚀剂种类有关。吞服后黏膜都有不同程度的损害，多立即出现口腔、咽喉、胸骨后及上腹部的剧烈疼痛，频繁恶心、呕吐，甚至呕血，呕吐物中可能会含有脱落坏死的胃壁组织。严重时因广泛的食管、胃的腐蚀性坏死而致休克，也可出现食管及胃的穿孔，引起胸膜炎和弥漫性腹膜炎。继发感染时可有高热。但也有部分腐蚀剂如来苏儿由于它对表层迷走神经有麻醉作用，并不立即出现症状。此外，各种腐蚀剂吸收后还可引起全身中毒症状。酸类吸收可致严重酸中毒而引起呼吸困难；来苏儿吸收后引起肾小管损害，导致肾衰竭。急性期过后，可出现食管、贲门和幽门狭窄及梗阻的症状。

各种腐蚀剂引起的口腔黏膜灼痂的颜色不同，有助于识别腐蚀剂的类型，硫酸致黑色痂，盐酸致灰棕色痂，硝酸致深黄色痂，醋酸致白色痂，来苏儿致灰白色痂，后转为棕黄色痂，强碱则呈透明的水肿。

（四）诊断

本病根据病史和临床表现，很容易做出诊断和鉴别诊断急性期一般不做上消化道钡餐和内镜检查，以免引起食管和胃穿孔。待急性期过后，钡餐检查可见胃窦黏膜纹理粗乱，如果腐蚀深达肌层，由于瘢痕形成，可表现为胃窦狭窄或幽门梗阻。

（五）治疗

本病是一种严重的内科急症，必须积极抢救。①一般洗胃属于禁忌，禁食水，以免发生穿孔；尽快静脉补液，纠正水、电解质和酸碱失衡。②去除病因，服强酸者尽快口服牛奶、鸡蛋清或植物油100～200mL，避免用碳酸氢钠，以免产气过多而导致穿孔；服强碱者给食醋 500mL 加温水 500mL 分次口服，然后再服少量蛋清、牛奶或植物油。③有的学者主张在发病 24h 内应用肾上腺皮质激素，以减少胶原、纤维瘢痕组织的形成，如每日氢化可的松 200～300mg 或地塞米松 5～10mg 静脉滴注，数日后改为口服醋酸泼尼松，使用皮质激素时应并用抗生素。④对症治疗，包括解痉、止吐，有休克时应给予抗休克治疗。⑤积极预防各种并发症。⑥急性期过后，若出现疤痕、狭窄，可行扩张术或手术治疗。

第二节　食管胃底静脉曲张破裂出血

一、概述

食管胃底静脉曲张破裂出血是门脉高压的主要并发症，发生率为 25%～30%。虽然有 65% 的患者在确定食管胃底静脉曲张的诊断后 2 年内不会发生出血，但一旦出血，首次出血者病死率高达 50%，反复出血者病死率更高。目前，肝硬化还是引起门脉高压的主要病因。门脉高压定义为肝静脉–门静脉压力梯度 > 5mmHg，其发生机制是肝硬化高动力循环状态时，体循环血管扩张引起内脏血流增加或肝内及门脉侧支血管阻力增加。药物治疗目的是减少内脏血流，降低血管阻力，从而降低门脉压力。药物治疗包括使内脏血流减少的非选择性。–阻滞剂、血管加压素、生长抑素及其类似物和直接使门脉侧支血管扩张和（或）内脏血流减少的长效硝酸盐制剂。非选择性 β–阻滞剂和长效硝酸盐制剂主要用于静脉曲张出血一级和二级预防；加压素和生长抑素及其类似物主要用于控制急性出血，并为内镜下注射硬化剂或皮圈结扎治疗赢得时间，使内镜下观察更清晰。

二、食管胃底静脉曲张出血病因

食管胃静脉曲张及出血主要原因是门静脉高压。国外研究显示，肝脏功能储备及肝静脉压力梯度（HVPG）是决定食管胃静脉曲张出血的重要因素。HVPG 正常值为 3～5mmHg。若 HVPG＜10mmHg，肝硬化患者通常不发生静脉曲张。肝硬化伴食管胃静脉曲张患者的 HVPG 至少为 10～12mmHg。若 HVPG＜12mmHg，则可控制门静脉高压相关的并发症。因此，理论上长期用药持续降低门静脉压力，可降低门静脉高压相关并发症的发生率，但目前仍无理想的预防与治疗方法。

食管胃静脉曲张可见于约 50% 的肝硬化患者，与肝病严重程度密切相关，约 40% 的 Child-PughA 级患者和 85% 的 C 级患者发生静脉曲张。原发性胆汁性肝硬化（PEC）患者可在病程早期即发生静脉曲张及出血，甚至在没有明显肝硬化形成前即可发生。有报道认为，在肝脏组织学上有桥接纤维化的丙型肝炎患者中，16% 有食管静脉曲张，没有静脉曲张的患者以每年 8% 的速度发展为静脉曲张。是否发生静脉曲张的最强预测因子为HVPG＞10mmHg。较小直径的曲张静脉以每年8%的速度发展为较大直径的曲张静脉。失代偿期肝硬化（Child-PughB/C级）、酒精性肝硬化和曲张静脉表面存在红色征与曲张静脉的直径增加相关。

静脉曲张出血的年发生率为5%～15%，较为重要的预测因子为曲张静脉的直径，其他预测因子包括失代偿期肝硬化和红色征。6周内的病死率可达20%左右。若出血24h内HVPG＞20mmHg，入院1周内早期再出血的高风险率或止血失败率为83%，1年病死率为64%。压力低于此数值者，相应事件的发生率仅为29%和20%。未治疗的患者后期再出血率约为60%，大部分发生在首次出血后的1～2年内。

曲张静脉壁张力是决定其是否破裂的主要因素。血管直径是决定血管壁张力的因素之一。相同血管内压力下，血管直径越大，管壁张力越大，越容易破裂。决定血管壁张力的另一因素为曲张静脉内压力，后者与HVPG直接相关。HVPG下降会导致曲张静脉壁张力降低，从而减少破裂出血的风险。一般认为，HVPG＜12mmHg者不会发生静脉曲张出血。HVPG较基线值下降超过20%者，再出血风险亦会显著下降。HVPG降低至12mmHg以下或较基线值下降至20%者（"HVPG应答者"）不仅静脉曲张出血复发的机会减少，发生腹腔积液、肝性脑病和死亡的风险均会降低。

与食管静脉曲张相比，胃静脉曲张发生率可见于33.0%～72.4%的门静脉高压患者，据报道其2年的出血发生率约25%。出血的风险因素包括胃静脉曲张程度、Child-Pugh分级及红色征。

三、套管胃静脉曲张分级（型）：我国的分型方法

按食管静脉曲张形态及出血危险程度分轻、中、重3级。轻度（G1）：食管静脉曲张呈直线形或略有迂曲、无红色征。中度（G2）：食管静脉曲张呈直线形或略有迂曲，有红色征或食管静脉曲张呈蛇形迂曲隆起但无红色征。重度（G3）：食管静脉曲张呈蛇形迂曲隆起且有红色征或食管静脉曲张呈串珠状、结节状或瘤状（不论是否有红色征）。

胃静脉曲张的分类主要根据其与食管静脉曲张的关系以及在胃内的定位。

食管胃静脉曲张（GOV）是食管静脉曲张的延伸，可分为3型。最常见的为1型（GOV1）静脉曲张，显示为连续的食管胃静脉曲张，沿胃小弯延伸至胃食管交界处以下2～5cm，这种静脉曲张较直，被认为是食管静脉的延伸，其处置方法与食管静脉曲张类似。2型（GOV2）静脉曲张沿胃底大弯延伸，超过胃食管结合部，通常更长、更迂曲或呈贲门部结节样隆起。3型（GOV3）静脉曲张既向小弯侧延伸，又向胃底延伸。

孤立的胃静脉曲张（IGV）不伴食管静脉曲张，分为2型。1型（IGV1）位于胃底，迂曲交织，呈串珠样、瘤样、结节样等。2型（IGV2）位于胃体、胃窦或幽门周围，此型十分罕见。出现ICV1型胃底静脉曲张时，需除外腹腔、脾静脉栓塞。

四、食管胃静脉曲张出血的治疗目的

①控制急性食管胃静脉曲张出血。

②预防食管胃静脉曲张首次出血（一级预防）与再次出血（二级预防）。

③改善肝脏功能储备。

五、套管胃静脉曲张出血与再出血

（一）食管胃静脉曲张出血的诊断

出血48h内进行食管胃十二指肠镜检查是诊断食管胃静脉曲张出血唯一可靠的方法。内镜下可见曲张静脉活动性出血（渗血、喷血）、曲张静脉上有"血栓头"、虽未发现其他部位有出血病灶但有明显的静脉曲张。

（二）提示食管胃静脉曲张出血未控制的征象

72h内出现以下表现之一者为继续出血。6h内输血4个单位以上，生命体征不稳定，收缩压＜70mmHg（lmmHg=0.133kPa），心率＞100次/min或心率增加＞20次/min；间断呕血或便血，收缩压降低20mmHg以上或心率增加＞20次/min，继续输血才能维持血红蛋白含量稳定；药物或内镜治疗后新鲜呕血，在没有输血的情况下，血红蛋白含量下降30g/L以上。

（三）提示食管胃静脉曲张再出血的征象

出现以下表现之一者为再出血。出血控制后再次有活动性出血的表现（呕血或便血；收缩压降低20mmHg以上或心率增加＞20次/min，在没有输血的情况下血红蛋白含量下降30g/L以上）。早期再出血：出血控制后72h～6周内出现活动性出血。迟发性再出血：出血控制6周后出现活动性出血。

六、控制活动性急性出血

（一）综合治疗

对中等量及大量出血的早期治疗措施主要是纠正低血容量性休克、止血、防止胃肠道出血相关并发症、监测生命体征和尿量。

1.恢复血容量

保持静脉通畅，以便快速补液输血。应尽早恢复血容量，根据出血程度确定扩容量及液体性质，以维持血流动力学稳定并使血红蛋白水平维持在80g/L以上（I，B）。需要强调的是，血容量的恢复要谨慎，过度输血或输液可能导致继续或重新出血。避免仅用氯化钠溶液补足液体，以免加重或加速腹腔积液或其他血管外液体的蓄积。必要时应及时补充血浆、血小板等。血容量充足的指征：①收缩压90～120mmHg；②脉搏＜100次/min；③尿量＞40mL/h、血Na^+＜140mmol/L；④神志清楚或好转，无明显脱水貌。

2.应用降低门静脉压力药物和其他药物

药物治疗是静脉曲张出血的首选治疗手段，β-受体阻滞剂在急性出血期时不宜使用。

血管加压素及其类似物联用或不联用硝酸酯类药物：包括垂体后叶素、血管加压素、特利加压素等。静脉使用血管加压素的疗效已在一些临床试验中得到证实。它可明显控制曲张静脉出血，但病死率未获降低，且不良反应较多（如：心脏及外周器官缺血、心律不齐、高血压、肠缺血）。加用硝酸酯类药物可改善其安全性及有效性，但联合用药的不良反应高于特利加压素、生长抑素及类似物。因此，为减少不良反应，静脉持续使用最高剂量血管加压素的时间≤24h。垂体后叶素用法同血管加压素，0.2~0.4U/min连续静脉泵入，最高可加至0.8U/min；常联合静脉输入硝酸酯类药物，并保证收缩压大于90mmHg。特利加压素是合成的血管加压素类似物，可持久有救地降低HVPG、减少门静脉血流量，且对全身血流动力学影响较小。特利加压素的推荐起始剂量为每4h2mg，出血停止后可改为2次/d，每次1mg。一般维持5d，以预防早期再出血。

生长抑素及其类似物：这类药物包括十四肽生长抑素、八肽生长抑素类似物、伐普肽等。十四肽生长抑素是人工合成的环状14氨基酸肽，能显著改善出血控制率，但病死率未获改善。疗效和病死率与血管加压素大致相同，但不良反应更少、更轻微。与血管加压素不同，生长抑素与硝酸甘油联用不但不能加强疗效，反而会带来更多不良反应。此外，生长抑素可有效预防内镜治疗后的HVPG升高，从而提高内镜治疗的成功率。使用方法为首剂负荷量250μg快速静脉内滴注后，持续进行250μg/h静脉滴注。奥曲肽是人工合成的八肽生长抑素类似物，它保留了生长抑素的大多数效应，且半衰期更长。荟萃分析及对照研究显示，奥曲肽是控制急性出血安全有效的药物，其用法通常为：起始静脉滴注50μg、之后50μg/h静脉滴注，首次控制出血率为85%~90%，无明显不良反应，使用5d或更长时间。伐普肽是新近人工合成的生长抑素类似物，用法为起始剂量50μg，之后50μg/h静脉滴注。

H_2受体拮抗剂和质子泵抑制剂：H_2受体拮抗剂和质子泵抑制剂能提高胃内pH值，促进血小板聚集和纤维蛋白凝块的形成，避免血凝块过早溶解，有利于止血和预防再出血，临床常用。

抗生素的应用：活动性出血时常存在胃黏膜和食管黏膜炎性水肿，预防性使用抗生素有助于止血，并可减少早期再出血及预防感染。荟萃分析表明，抗生素可通过减少再出血及感染提高存活率。因此，肝硬化急性静脉曲张破裂出血者应短期应用抗生素，可使用喹诺酮类抗生素，对喹诺酮类耐药者，也可使用头孢类抗生素。

3.气囊压迫止血

气囊压迫可使出血得到有效控制，但出血复发率高。当前只用于药物治疗无效的病例或作为内镜下治疗前的过渡疗法，以获得内镜止血的时机。目前已很少应用单气囊止血。应注意其并发症，包括吸入性肺炎、气管阻塞等，严重者，可致死亡。进行气囊压迫时，应根据病情8～24h放气一次，拔管时机应在血止后24h，一般先放气观察24h，若仍无出血，即可拔管。

4.并发症的预防和处理

主要并发症包括吸入性肺炎、肝性脑病、感染、低氧血症和电解质紊乱等，这些往往会导致肝功能的进一步损害并成为最终的死亡原因。

（二）内镜下治疗措施

内镜治疗的目的是控制急性食管静脉曲张出血，并尽可能使静脉曲张消失或减轻以防止其再出血。内镜治疗包括内镜下曲张静脉套扎术、硬化剂或组织黏合剂（氰基丙烯酸盐）注射治疗。药物联合内镜治疗是目前治疗急性静脉曲张出血的主要方法之一，可提高止血成功率。

1.套扎治疗

（1）适应证

急性食管静脉曲张出血；外科手术后食管静脉曲张再发；中重度食管静脉曲张虽无出血史但存在出血危险倾向（一级预防）；既往有食管静脉曲张破裂出血史（二级预防）。

（2）禁忌证

有上消化道内镜检查禁忌证，出血性休克未纠正，肝性脑病Nil期；过于粗大或细小的静脉曲张。

（3）疗程

首次套扎间隔10～14d可行第2次套扎，直至静脉曲张消失或基本消失。建议疗程结束后1个月复查胃镜，然后每隔3个月复查第二、第三次胃镜；以后每6～12个月进行胃镜检查，如有复发，则在必要时行追加治疗。

（4）术后处理

术后一般禁食24h，观察有无并发症如术中出血（曲张静脉套扎割裂出血）、皮圈脱落（早期再发出血）、发热及局部哽噎感等。

2.硬化治疗

（1）适应证

同套扎治疗。对于不适合套扎治疗的食管静脉曲张者，也可考虑应用EIS。

（2）禁忌证

有上消化道内镜检查禁忌证；出血性休克未纠正；肝性脑病≥Ⅱ期；伴有严重肝肾功能障碍、大量腹腔积液或出血抢救时应根据医生经验及医院情况而定。

（3）疗程

第一次硬化治疗后，再行第二、第三次硬化治疗，直至静脉曲张消失或基本消失。每次硬化治疗间隔时间约1周。第一疗程一般需3～5次硬化治疗。建议疗程结束后1个月复查胃镜，每隔3个月复查第二、第三次胃镜，6～12个月后再次复查胃镜。发现静脉再生，必要时，行追加治疗。

（4）术后处理

禁食6～8h后可进流质饮食；注意休息；适当应用抗生素预防感染；酌情应用降门静脉压力药物；严密观察出血、穿孔、发热、败血症及异位栓塞等并发症征象。由于胃曲张静脉直径较大，出血速度较快，硬化剂不能很好地闭塞血管，因此，胃静脉曲张较少应用硬化治疗。但在下列情况下，可以胃静脉曲张硬化治疗作为临时止血措施：急诊上消化道出血行胃镜检查见胃静脉喷射状出血；胃曲张静脉有血囊、纤维素样渗出或其附近有糜烂或溃疡。

3.组织黏合剂治疗

（1）适应证

急性胃静脉曲张出血；胃静脉曲张有红色征或表面糜烂且有出血史（二级预防）。

（2）方法

三明治夹心法。总量根据胃曲张静脉的大小进行估计，最好一次将曲张静脉闭塞。1周、1个月、3个月及6个月时复查胃镜。可重复治疗直至胃静脉闭塞。

（3）术后处理

同硬化治疗，给予抗生素治疗5～7d，注意酌情应用抑酸药。组织黏合剂疗法有效而经济，但组织黏合剂治疗后可发生排胶出血、败血症和异位栓塞等并发症且有一定的操作难度及风险。

套扎治疗、硬化治疗和组织黏合剂注射治疗均是治疗食管胃静脉曲张出血的一线疗法，但临床研究证明，其控制效果与生长抑素及其类似物相似，因此，在活动性食管胃静脉曲张出血时，应首选药物治疗或药物联合内镜下治疗。有研究显示，联用套扎和硬化治疗有一定的优势，并发症较少、根除率较高、再出血率较低。对不能控制的胃底静脉曲张出血，介入治疗或外科手术亦是有效的抢救措施。

（三）介入治疗

1.经颈静脉肝内门-体静脉支架分流术（TIPS）

能在短期内明显降低门静脉压，因此推荐用于治疗门静脉高压和食管胃静脉曲张破裂出血。与外科门-体分流术相比，TIPS具有创伤小、成功率高、降低门静脉压力效果可靠、可控制分流道直径、能同时行断流术（栓塞静脉曲张）、并发症少等优点。TIPS对急诊静脉曲张破裂出血的即刻止血成功率可达90%～99%。但其中远期（21年）疗效尚不十分满意。影响疗效的主要因素是术后分流道狭窄或闭塞，主要发生在术后6～12个月。

（1）适应证

食管、胃底静脉曲张破裂大出血保守治疗（药物、内镜下治疗等）效果不佳；外科手术后再发静脉曲张破裂出血；终末期肝病等待肝移植术期间静脉曲张破裂出血等待处理。有争议的适应证：肝功能 Child-PughC 级，尤其是血清胆红素、肌 SF 和凝血因子国际标准化比值高于正常值上限者，除非急诊止血需要，不宜行 TIPS；门静脉高压性胃病，经保守治疗无效者等。

（2）禁忌证

救治急诊静脉曲张破裂大出血时 TIPS 无绝对禁忌证。但在下列情况下应持谨慎态度：重要脏器（心、肺、肝、肾等）功能严重障碍者；难以纠正的凝血功能异常，未能控制的感染性疾病，尤其存在胆系感染者，肺动脉高压存在右心功能衰竭者，顽固性肝性脑病；多囊肝或多发性肝囊肿（容易导致囊腔内出血）；肝癌合并重度静脉曲张；门静脉海绵样变性。

2.其他介入疗法

经球囊导管阻塞下逆行闭塞静脉曲张术（BORTO）、脾动脉栓塞术、经皮经肝曲张静脉栓塞术（PTVE）等。

（四）外科手术治疗肝硬化门静脉高压曲张静脉破裂出血

尽管有以上多种治疗措施，仍有约 20% 的患者出血不能控制或出血一度停止后 24h 内复发出血。HVPG＞20mmHg（出血 24h 内测量）但 child-PughA 级者行急诊分流手术有可能可挽救患者生命；Child-PughB 级者多考虑实施急诊断流手术；Child-PughC 级者决定手术应极为慎重（病死率 N50%）。外科分流手术在降低再出血率方面非常有效，但可增加肝性脑病风险，且与内镜及药物治疗相比并未改善生存率。肝移植是可考虑的理想选择。

七、再出血预防

急性静脉曲张出血停止后，患者再次发生出血和死亡的风险很大。对于未经预防治疗的患者，1～2 年内平均出血复发率为 60%，病死率可达 33%。二级预防（预防再出血）非常重要。对于未接受一级预防者，建议使用非选择性。β-受体阻滞剂、套扎治疗、硬化治疗或药物与内镜联用。对于已接受非选择性。β-受体阻滞剂进行一级预防者，二级预防建议加行套扎和硬化治疗。一般，二级预防在首次静脉曲张出血 1 周后开始进行。

（一）药物预防

1.非选择性 β-受体阻滞剂

非选择性 β-受体阻滞剂可减少再出血、提高生存率。非选择性 β-受体阻滞剂联合套扎治疗疗效优于单纯套扎治疗。对于肝硬化 Child-PughA 和 B 级患者，如果对普萘洛尔的反应性差或基础心率低，可联合应用血管扩张药（如硝苯吡啶、5-单硝酸异山梨醇等），但仍需更多临床循证医学依据。对于 Child-Pugh C 级患者，普萘洛尔可因减少肝动脉及门静脉血流而加重肝功能损害。

2.其他药物

长效生长抑素类似物可有效降低HVPG，可试用于二级预防。由于部分肝硬化门静脉高压患者因各种原因对单一降门静脉压力药物无反应，故需选择联合用药。

（二）内镜治疗

二级预防内镜治疗的目的是根除静脉曲张。曲张静脉根除者5年生存率明显高于未根除者。对于急诊采用内镜治疗的食管胃静脉曲张出血者，应连续治疗至食管静脉曲张消除或基本消除，可加用非选择性β-受体阻滞剂以提高疗效。对于食管胃静脉曲张出血时采用药物和双囊三腔管压迫止血者，可在1周内进行内镜治疗。联用非选择性β-受体阻滞剂和套扎治疗是静脉曲张破裂出血二级预防的最佳选择。药物联合内镜治疗较单一内镜治疗效果更好，但要求患者定期复查胃镜以减少再发出血、延长生存期。

（三）介入治疗

TIPS预防复发出血6个月内的有效率为85%～90%，1年内70%～85%，2年内45%～70%。TIPS术后1～2年（平均18个月）复发出血率低于内镜治疗，但肝性脑病发生率较高、总体生存率未获改善。TIPS可用于内镜及药物治疗失败者或作为肝移植前的过度。近年聚四氟乙烯（PTFE）被覆膜支架广泛应用于临床，明显降低TIPS术后再狭窄及血栓形成率，可提高远期效果，但需进一步临床对照研究证实其疗效。TIPS在Child-PughA、B级药物治疗或内镜治疗无效复发出血者再出血率、肝性脑病发生率和病死率方面与远端脾肾分流术基本相同。

PTVE是否可作为预防食管胃静脉曲张破裂出血的措施，目前尚无循证医学证据。对于破裂风险很高的重度胃底静脉曲张者，若急救条件有限，且不考虑其他治疗措施时，可考虑行PTVE。BORTO是一种比较有效的介入技术，对肝功能影响小、术后无肝性脑病并发症、损伤较小，技术成功率60%～90%，临床有效率50%～80%。日本学者报道较多，我国尚无大宗病例报道。

脾动脉栓塞术是一种安全、有效的介入诊疗技术，临床用于无急诊手术指征的脾脏损伤、门静脉高压症等多种疾病的治疗。

（四）外科手术

随着药物发展和内镜治疗技术的进步，肝硬化门静脉高压症外科手术治疗例数明显减少。外科手术指征：反复出血内科治疗无效、全身情况能耐受手术的Child-PughA级患者。分流手术在降低首次出血风险方面非常有效，但肝性脑病发生率显著上升，病死率由此增加。因此，各种分流手术（包括TIPS）不适合作为预防首次出血的措施。当患者肝功能属Child-PughA或B级且伴中、重度静脉曲张时，为预防可能发生的出血，可实施门-奇静脉断流手术（包括脾切除术）。

（五）肝脏移植

理论上，肝脏移植是治疗终末期肝病最有效的方法。目前我国已有关于肝脏移植技术的准入、适应证及管理方面的法规，应参照执行。

第三节　下消化道出血

下消化道出血的患病率虽不及上消化道出血高，但临床亦常发生。其中，小肠出血比大肠出血少见，但诊断较为困难。近年来由于检查手段增多及治疗技术的提高，下消化道出血的病因诊断率有了明显提高，急性大出血病死率亦有所下降。

一、病因

（一）肠道原发疾病

1.肿瘤和息肉

恶性肿瘤有癌、类癌、恶性淋巴瘤、平滑肌肉瘤、纤维肉瘤、神经纤维肉瘤等；良性肿瘤有平滑肌瘤、脂肪瘤、血管瘤、神经纤维瘤、囊性淋巴管瘤、黏液瘤等。这些肿瘤以癌最常见，多发生于大肠；其他肿瘤少见，多发生于小肠。

息肉多见于大肠，主要是腺瘤性息肉，还有幼年性息肉及幼年性息肉病变及黑斑息肉综合征。

2.炎症性病变

引起出血的感染性肠炎有肠结核、肠伤寒、菌痢及其他细菌性肠炎等；寄生虫感染有阿米巴、血吸虫、蓝氏贾第鞭毛虫所致的肠炎，由大量钩虫或鞭虫感染所引起的下消化道大出血国内亦有报道。非特异性肠炎有溃疡性结肠炎、克罗恩病、结肠非特异性孤立溃疡等。此外，还有抗生素相关性肠炎、坏死性小肠炎、缺血性肠炎、放射性肠炎等。

3.血管病变

如血管瘤、毛细血管扩张症、血管畸形（其中结肠血管扩张常见于老年人，为后天获得，常位于盲肠和右半结肠，可发生大出血）、静脉曲张（注意门静脉高压所引起的罕见部位静脉曲张出血可位于直肠、结肠和回肠末段）。

4.肠壁结构性病变

如憩室、肠重复畸形、肠气囊肿病（多见于高原居民）、肠套叠等。

5.肛门病变

痔和肛裂。

（二）全身疾病累及肠道

白血病和出血性疾病；风湿性疾病如系统性红斑狼疮、结节性多动脉炎、Behcet

病等；淋巴瘤；尿毒症性肠炎。

腹腔邻近脏器恶性肿瘤浸润或脓肿破裂侵入肠腔可引起出血。

据统计，引起下消化道出血的最常见原因为大肠癌和大肠息肉，肠道炎症性病变次之，其中肠伤寒、肠结核、溃疡性结肠炎、克罗恩病和坏死性小肠炎有时可发生大量出血。不明原因出血虽然少见，但诊断困难，应予注意。

二、诊断

（一）除外上消化道出血

下消化道出血一般为血便或暗红色大便，不伴呕血。但出血量大的上消化道出血亦可表现为暗红色大便；高位小肠出血乃至右半结肠出血，如血在肠腔停留较久亦可呈柏油样。遇此类情况，应常规作胃镜检查除外上消化道出血。

（二）下消化道出血的定位及病因诊断

1.病史

（1）年龄

老年患者以大肠癌、结肠血管扩张、缺血性肠炎多见。儿童以 Meckel 憩室、幼年性息肉、感染性肠炎、血液病多见。

（2）出血前病史

结核病、血吸虫病、腹部放疗史可引起相应的肠道疾病。动脉硬化、口服避孕药可引起缺血性脑炎。在血液病、风湿性疾病病程中发生的出血应考虑原发病引起的肠道出血。

（3）粪便颜色和性状

血色鲜红，附于粪表面多为肛门、直肠、乙状结肠病变，便后滴血或喷血常为痔或肛裂。右侧结肠出血为暗红色或猪肝色，停留时间长可呈柏油样便。小肠出血与右侧结肠出血相似，但更易呈柏油样便。黏液脓血便多见于菌痢、溃疡性结肠炎，大肠癌特别是直肠、乙状结肠癌有时亦可出现黏液脓血便。

（4）伴随症状

伴有发热见于肠道炎症性病变，由全身性疾病如白血病、淋巴瘤、恶性组织细胞病及风湿性疾病引起的肠出血亦多伴发热。伴不完全性肠梗阻症状常见于克罗思病、肠结核、肠套叠、大肠癌。上述情况往往伴有不同程度腹痛，而不伴有明显腹痛的多见于息肉、未引起肠梗阻的肿瘤、无合并感染的憩室和血管病变。

2.体格检查

①皮肤黏膜检查有无皮疹、紫癜、毛细血管扩张；浅表淋巴结有无肿大。

②腹部检查要全面细致，特别注意腹部压痛及腹部包块。

③一定要常规检查肛门直肠，注意痔、肛裂、瘘管；直肠指检有无肿物。

3.实验室检查

常规血、尿、粪便及生化检查，疑似伤寒者做血培养及肥达试验，疑似结核者做结核菌素试验，疑似全身性疾病者做相应检查。

4.内镜及影像学检查

除某些急性感染性肠炎如痢疾、伤寒、坏死性肠炎等之外，绝大多数下消化道出血的定位及病因需依靠内镜和影像学检查确诊。

（1）结肠镜检查

是诊断大肠回肠末端病变的首选检查方法。其优点是诊断敏感性高、可发现活动性出血、结合活检病理检查可判断病变性质。检查时应注意，如有可能，无论在何处发现病灶，均应将镜端送至回肠末段，称全结肠检查。

（2）X线钡剂造影

X线钡剂灌肠用于诊断大肠、回盲部及阑尾病变，一般主张进行双重气钡造影。其优点是基层医院已普及，患者较易接受。缺点是对较平坦病变、广泛而较轻炎症性病变容易漏诊，有时无法确定病变性质。因此对X线钡剂灌肠检查阴性的下消化道出血患者需进行结肠镜检查，已作结肠镜全结肠检查患者一般不强调X线钡剂灌肠检查。

小肠X线钡剂造影是诊断小肠病变的重要方法。X线小肠钡餐检查又称全小肠切剂造影，通过口服钡剂分段观察小肠，该检查敏感性低、漏诊率相当高。小肠钡灌可一定程度提高诊断阳性率，但有一定难度，要求经口或鼻插管至近段小肠导入钡剂。

X线钡剂造影检查一般要求在大出血停止至少3d之后进行。

（3）放射性核素扫描或选择性腹腔动脉造影

必须在活动性出血时进行，主要用于内镜检查（特别是急诊内镜检查）和X线钡剂造影不能确定出血来源的不明原因出血。

放射性核素扫描是静脉推注用 ^{99m} 锝标记的患者自体红细胞或胶体硫进行腹部扫描，出血速度＞0.1mL/min时，标记红细胞在出血部位溢出形成浓染区，由此可判断出血部位。该检查创伤少，但存在假阳性和定位错误，可作为初步出血定位。

对持续大出血患者则宜及时作选择性腹腔动脉造影，在出血量＞0.5mL/min时，可以发现造影剂在出血部位溢出，有比较准确的定位价值。对于某些血管病变如血管畸形和血管瘤、血管丰富的肿瘤兼有定性价值。螺旋CT血管造影是一项新技术，可提高常规血管造影的诊断率。

（4）胶囊内镜或双气囊小肠镜检查

十二指肠降段以下小肠病变所致的消化道出血一直是传统检查的"盲区近年发明了胶囊内镜，患者吞服腔囊内镜后，内镜在胃肠道拍摄的图像通过无线电发送至体外接收器进行图像分析。该检查对小肠病变诊断阳性率在60%～70%。传统推进式小肠镜插入深度仅达幽门下50～150cm，近年发展起来的双气囊小肠镜具有插入深度好，诊断率高的特点，不但可以在直视下清晰观察病变，且可进行活检和治疗，因此已逐渐成为诊断小肠病变的重要手段。腔囊内镜或双气囊小肠镜检查适用于常规内镜检查和X线钡剂造影不能确定出血来源的不明原因出血，出血活动期或静止期均可进行，可视病情及医疗条件选用。

5.手术探查

各种检查不能明确出血灶，持续大出血危及患者生命，必须手术探查。有些微小病变特别是血管病变手术探查亦不易发现，此时可借助术中内镜检查帮助寻找出血灶。

（三）下消化道出血的诊断步骤

多数下消化道出血有明显血便，结合临床进行有必要实验室检查，通过结肠镜全结肠检查，必要时，配合X线小肠钡剂造影检查，确诊一般并不困难。

不明原因消化道出血的诊断步骤：不明原因消化道出血是指常规消化道内镜检查（包括检查食管至十二指肠降段的胃镜及肛直肠至回肠末段的结肠镜检查）不能确定出血来源的持续或反复消化道出血。多为小肠出血（如小肠的肿瘤、Meckel憩室和血管病变等），虽然不多见（约占消化道出血的3%～5%），但却是消化道出血诊断的难点。在出血停止期，先行小肠钡剂检查；在出血活动期，应及时作放射性核素扫描或（及）选择性腹腔动脉造影；若上述检查结果阴性，则选择胶囊内镜或（及）双气囊小肠镜检查；出血不止危及生命者，行手术探查，探查时，可辅以术中内镜检查。

三、治疗

下消化道出血主要是病因治疗，大出血时应积极抢救。

第一，一般急救措施及补充血容量。第二，止血治疗。

①凝血酶保留灌肠有时对左半结肠出血有效。

②内镜下止血：急诊结肠镜检查如能发现出血病灶，可试行内镜下止血。

③血管活性药物应用：血管加压素、生长抑素静脉滴注可能有定作用。如作动脉造影，可在造影完成后动脉输注血管加压素0.1～0.4U/min，对右半结肠及小肠出血止血效果优于静脉给药。

④动脉栓塞治疗：对动脉造影后动脉输注血管加压素无效病例，可作超选择性插管，在出血灶注入栓塞剂。本法主要缺点是可能引起肠梗死，拟进行肠段手术切除的病例，可作为暂时止血用。

⑤紧急手术治疗：经内科保守治疗仍出血不止危及生命，无论出血病变是否确诊，均是紧急手术的指征。

第三，病因治疗：针对不同病因，选择药物治疗、内镜治疗、择期外科手术治疗。

第四节　重症急性胰腺炎

急性胰腺炎是一种病情差异很大的疾病，从病情轻微、仅有上腹部疼痛、经抗炎、补液治疗1周可康复出院的轻症急性胰腺炎，到病情凶险危重、出现全身多器官功能衰竭、花费巨资治疗数月甚至病死的重症急性胰腺炎。

一、急性胰腺炎的诊断标准

急性胰腺炎的诊断须符合下列3项指标中的2项：①上腹部持续疼痛（疼痛发病急、较重，并常常向后背部放射）；②血清脂肪酶或淀粉酶至少高于正常值上限的3倍；③增强CT显示有特征性急性胰腺炎表现。如果患者有持续上腹部疼痛而血清脂肪酶或淀粉酶不高于正常值上限的3倍或正常，则需要行强化CT以明确是否有急性胰腺炎；如果患者有上腹部疼痛并且血清脂肪酶或淀粉酶高于正常值上限的3倍，则可以诊断为急性胰腺炎，不需要在急诊室或病程早期行CT检查。

二、急性胰腺炎的种类

分为间质水肿性急性胰腺炎和坏死性急性胰腺炎两类。大部分患者为间质水肿性急性胰腺炎，增强CT显示胰腺实质均匀强化，有的患者有胰腺周围积液。这种类型急性胰腺炎通常在1周内即可恢复，大约5%～10%的急性胰腺炎为坏死性急性胰腺炎，胰腺实质和（或）胰腺周围脂肪组织有坏死。胰腺实质和胰周组织从血供障碍到坏死有个演变过程，常常需要数天，这就是为什么早期CT常常不能判别有胰腺和胰周组织坏死的存在。胰腺和胰周坏死组织既可能是无菌的，也可能被感染。大多数研究显示，胰腺和胰周组织坏死的程度与感染的发生率和症状的持续时间没有相关性。坏死感染很少发生在病程的第一周。感染性胰腺坏死的诊断主要是通过增强CT、细针穿刺（FNA）。增强CT发现肠腔外胰腺或胰周组织内有气泡，FNA抽吸物涂片染色、培养发现有细菌和（或）真菌，均可以诊断为感染性胰腺坏死。

三、急性胰腺炎病情严重程度的定义

急性胰腺病分为轻症急性胰腺炎、中度重症急性胰腺炎、重症急性胰腺炎3种。

轻症急性胰腺炎是指既没有脏器功能障碍也没有局部和全身并发症，患者通常在早期就可以出院，不需要做CT检查，很少有病死。中度重症急性胰腺炎是指有一过性脏器功能障碍，或有局部并发症或有全身并发症，但没有持续性脏器功能障碍。中度重症急性胰腺炎可能会不需要手术治疗就能治愈，也可能需要很长时间的专业治疗，但病死率较重症急性胰腺炎要低很多。重症急性胰腺炎是急性胰腺炎伴有脏器功能障碍，或出现坏死、脓肿或假性囊肿等局部并发症者，或两者兼有。常见腹部体征有上腹部明显的压痛、反跳痛、肌紧张、腹胀、肠鸣音减弱或消失等。可以有腹部包块，偶见腰肋部皮下瘀斑征和脐周皮下瘀斑征。可以并发一个或多个脏器功能障碍，也可伴有严重的代谢功能紊乱，包括低钙血症。增强 CT 为诊断胰腺坏死的最有效方法，B 超及腹腔穿刺对诊断有一定帮助。暴发性急性胰腺炎病情凶险，非手术治疗常不能奏效，常继发腹腔间隔室综合征。

四、急性胰腺炎并发症

1.脏器功能衰竭的定义

评估 3 个器官系统功能来评价脏器功能衰竭状况：呼吸系统、心血管系统、肾脏。脏器功能衰竭的定义为修订版的 Marsa 评分系统中 3 个器官系统任一器官功能评分 22 分。

2.局部并发症的定义

急性胰腺炎的局部并发症主要有 4 个：急性胰周液体集聚、胰腺假性囊肿、急性坏死集聚、包裹性坏死，其他局部并发症还可能有胃排空功能不全（胃输出道梗阻）、脾静脉及门静脉栓塞、结肠坏死。

（1）急性胰周液体集聚

发生在急性间质水肿性胰腺炎早期阶段，在 CT 图像上可见均质的、无包膜的液体，大多数 APFC 可以被自发吸收，不需特殊处理，少数会发展为胰腺假性囊肿。

（2）胰腺假性囊肿

胰腺假性囊肿是急性胰周液体集聚而来的，有完整的包膜，内容物无坏死组织等实体组织，如果有胰腺或胰周坏死组织，则称为包裹性坏死（WON）。从起病到假性囊肿形成一般至少需要 4 周时间。

（3）急性坏死集聚

在急性坏死性胰腺炎起病的前 4 周，胰腺或胰周坏死组织以及周围的液体，统称为急性坏死集聚。在急性胰腺炎起病的第 1 周，急性坏死集聚很难与急性胰周液体集聚鉴别，因为很难判断有无胰腺或胰周组织坏死，但 1 周后一旦确定有胰腺或胰周组织坏死，则应称为急性坏死集聚。

（4）包裹性坏死

急性坏死集聚经过炎症包裹形成完整有包膜的 WON 大约需要 4 周时间，包裹性坏死可能会继发感染。

3.全身并发症的定义

患者先前已存在的伴发疾病，如冠心病、慢性阻塞性肺气肿等，因患急性胰腺炎而加重，称为全身并发症。

五、急性胰腺炎的分期

根据急性胰腺炎有 2 个死亡高峰期,分为 2 个有重叠的期间:早期和后期。早期多为病程的第一周,以后进入病程长达数周甚至数月的后期。

(1)早期

胰腺炎症所引起的细胞因子瀑布样级链反应,临床表现为全身炎症反应综合征(SIRS),如果 SIRS 持续存在,则可能发展为脏器功能衰竭。急性胰腺炎早期病情严重程度主要是由是否有脏器功能衰竭以及脏器功能衰竭的持续时间所决定。脏器功能衰竭分为一过性和持续性,一过性脏器功能衰竭是指脏器功能衰竭持续时间<48h,持续性脏器功能衰竭是指脏器功能衰竭持续时间超过 48h。如果脏器功能衰竭超过 1 个则称为多器官功能衰竭。

(2)后期

只有中度重症急性胰腺炎或重症急性胰腺炎才有后期,临床表现为急性胰腺炎的局部并发症和(或)全身并发症持续存在,所以急性胰腺炎后期的病情严重程度是由局部并发症和有无脏器功能障碍决定的。

重症急性胰腺炎无脏器功能障碍者为 1 级,伴有脏器功能障碍者为 1 级,其中 72h 内经充分的液体复苏,仍出现脏器功能障碍的 1 级重症急性胰腺炎患者属于暴发性急性胰腺炎。其全病程大体可以分为 3 期,但不是所有患者都有 3 期病程,有的只有第一期,有的有 2 期,有的有 3 期。①急性反应期:自发病至 2 周,可有休克、呼吸功能障碍、肾功能障碍和脑病等并发症。②全身感染期:发病 2 周~2 个月,以全身细菌感染、深部真菌感染或双重感染为其主要临床表现。③残余感染期:时间为发病 2~3 个月以后,主要临床表现为全身营养不良,存在后腹膜或腹腔内残腔,常常引流不畅,窦道经久不愈,伴有消化道瘘。

六、根据病程分期选择治疗方案

1.急性反应期的处理

针对病因的治疗。

(1)胆源性急性胰腺炎

首先要鉴别有无胆管梗阻病变。凡伴有胆管梗阻者,一定要及时解除梗阻。首选作经纤维十二指肠镜下行 Oddi 括约肌切开取石及鼻胆管引流,或联合腹腔镜胆囊切除,或做开腹手术,包括胆囊切除,胆总管探查,明确胆总管下端有无阻塞。胰腺受累明显者,需要可加做小网膜囊胰腺区引流。若无胆管梗阻者先行非手术治疗,待病情缓解尽早进行进一步诊断和治疗。胆源性的病因有时很隐蔽,如胆管阻塞,需要通过密切的临床观察、肝功能化验和影像检查加以识别,对于非手术治疗不能奏效而又怀疑有胆管梗阻者,可以做 ERCP 以明确胆管病因,同时置管引流。

（2）高血脂性急性胰腺炎

近年来明显增多，因此入院时一定要询问高血脂、脂肪肝和家族性高血脂病史，以及是否应用可能升高血脂的药物，静脉抽血时注意血浆是否已成乳糜状，需要早期监测血脂。三酰甘油＞11.3mmol/L易发生急性胰腺炎，需要在短时间内降至5.65mmol/L以下。这类患者要限用脂肪乳剂，避免应用可能升高血脂的药物。药物治疗可以采用小剂量低分子肝素和胰岛素，主要是增加脂蛋白酶的活性，加速乳糜微粒的降解；快速降脂技术有血脂吸附和血浆置换。

（3）酒精性急性胰腺炎

针对酒精性急性胰腺炎的可能致病机制，强调减少胰液分泌、胃酸分泌、改善十二指肠酸化状态，强调缓解Oddi括约肌痉挛，改善胰液的引流状态。

（4）其他病因

对于其他能发现的病因，也要及时针对病因治疗，如高钙性急性胰腺炎大多与甲状旁腺功能亢进有关，需要作降钙治疗和相应的甲状旁腺手术。对于病因不明者，在按病程分期选择相应治疗的同时，仔细观察有无隐匿病因出现。

2.非手术治疗

①液体复苏、维持水电解质平衡和加强监护治疗：由于胰周及腹膜后大量渗出，造成血容量丢失和血液浓缩，又由于毛细血管渗漏存在，需要以动态监测CVP或P≤CP作为指导，进行扩容，并要注意晶体胶体比例，减少组织间隙液体潴留。应注意观察尿量和腹内压的变化，同时注意维护机体的氧供和内脏功能监测。

②胰腺休息疗法：如禁食、胃肠减压、抑酸和抑酶治疗。

③预防性抗生素应用：主要针对肠源性革兰阴性杆菌易位，应采用能通过血胰屏障的抗生素，如喹诺酮类、头孢他啶、碳氢酶烯类及甲硝唑等。

④镇静、解痉、止痛处理。

⑤中药：生大黄15g，胃管内灌注或直肠内滴注，2次/d。中药皮硝全腹外敷，500g，2次/d。

⑥预防真菌感染：可采用氟康唑。

⑦营养支持：在内环境紊乱纠正后，在肠功能恢复前，可酌情选用肠外营养；一旦肠功能恢复，就要早期进行肠内营养，一定要采用鼻空肠管输注法，根据肠道功能状况，选用合适的配方、浓度和速度，一定要逐步加量，同时严密观察耐受反应。

3.早期识别暴发性急性胰腺炎和腹腔间隔室综合征

在早期进行正规的非手术治疗包括充分液体复苏和去除病因治疗的同时，密切观察脏器功能变化，如果脏器功能障碍呈进行性加重，即可及时判断为暴发性急性胰腺炎，需要争取早期手术引流，手术方式尽量简单以渡过难关，若患者无手术条件，需要积极创造，包括应用机械通气改善机体氧供，应用血滤纠正内环境紊乱的危象等。

腹腔内压（IAP）增加到一定程度，一般来讲，当IAP≥25cmH$_2$O（1cmH$_2$O=

0.098kPa）时，就会引发脏器功能障碍，出现腹腔间隔室综合征（=ACS）。本综合征常是暴发性急性胰腺炎的重要并发症及死亡原因之一。腹腔内压测定的简便、实用方法是经导尿管膀胱测压法，患者平卧，以耻骨联合作为0点，排空膀胱后，通过导尿管向膀胱内滴入100mL生理盐水，测得平衡时水柱的高度即为IAP0。ACS的治疗原则是及时采用有效的措施缓解腹内压，方法包括腹腔内引流、腹膜后引流以及肠道内减压，需要酌情选用。

4.治疗中出现坏死感染者应中转手术治疗

在正规的非手术治疗过程中，若怀疑有感染时，则要做CT扫描，判断有困难时，可以在CT导引下作细针穿刺抽吸术，以判别胰腺坏死及胰外侵犯是否已有感染。对临床上出现明显脓毒综合征或腹膜刺激征者，或CT上出现气泡征者，可细针穿刺抽吸物涂片找到细菌或真菌者，均可判为坏死感染，应立即转手术治疗。手术方法为胰腺感染坏死组织清除术及小网膜腔引流加灌洗，有胰外后腹膜腔侵犯者，应作相应腹膜后坏死组织清除及引流。对于有胆管感染者，加作胆总管引流。需作空肠营养性造瘘。必要时，切口部分敞开。

5.全身感染期的治疗

①根据细菌培养及药敏试验，选择敏感的抗生素。

②结合临床征象作动态CT监测，明确感染灶所在部位。在急性炎症反应期过后，体温再度上升，或者高热不降，要怀疑坏死感染或胰腺脓肿的出现，要做CT扫描。患者出现明显脓毒综合征，排除导管感染等因素，CT扫描见胰腺或胰周有坏死病灶或包裹性液性病灶存在，可以不依赖CT气泡征，或细针穿刺抽吸物涂片找到细菌或真菌，而做出坏死感染或胰腺脓肿的临床判断。对感染病灶，进行积极的手术处理是控制感染的关键之一。对坏死感染，包括包裹性坏死感染，需要做坏死组织清除引流术，术后持续灌洗，有时需要再次清创；对胰腺脓肿可以采用手术引流或经皮穿刺引流，但要密切注意引流情况，若引流不满意，应及时做手术引流，对有胰外后腹膜腔侵犯者，应做相应腹膜后坏死组织清除及引流，或经腰侧做腹膜后引流。需做空肠营养性造瘘。

③警惕深部真菌感染，根据菌种选用抗真菌药物，如氟康唑或两性霉素B。

④注意有无导管相关性感染。

⑤继续加强全身支持治疗，维护脏器功能和内环境稳定。

⑥在病情尚未缓解时，继续采用空肠营养支持；饮食恢复一定要在病情缓解后逐步进行。

⑦如果出现消化道瘘，则需要根据瘘的类型采用相应的处理措施。十二指肠瘘可采用三腔管低负压持续灌洗引流，有自愈的可能；结肠瘘宜行近端失功性造瘘以减轻胰周病灶的感染，后期行结肠造瘘还纳。

⑧如果术后出现创口出血，要区分是血管性出血，坏死感染出血，还是肉芽出

血。对血管性出血需要通过手术止血，由于组织和血管往往较脆，可以用1/2弧的小圆针或者4～6个"0"的损伤血管缝线扎止血；对坏死感染出血需要一边清除坏死组织，一边止血；肉芽出血无需手术处理。同时做好凝血机制的监测和纠正。

6.残余感染期的治疗

①通过造影明确感染残腔的部位、范围及毗邻关系，注意有无胰瘘、胆瘘及消化道瘘存在。

②继续强化全身支持疗法，加强营养支持，改善营养状况。如果存在上消化道功能不全或十二指肠瘘，则需要采用空肠营养。

③及时做残腔扩创引流，对不同消化道瘘作相应的处理。

7.局部并发症的治疗原则

（1）急性液体积聚

多会自行吸收，无需手术，也不必穿刺，使用中药皮硝外敷可加速吸收，500g皮硝装在棉布袋内作腹部大面积外敷，每天更换2次。

（2）胰腺及胰周组织坏死

坏死感染，需做坏死组织清除术加局部灌洗引流；对无菌坏死原则上不做手术治疗，但是症状明显，加强治疗无效者应做手术处理；对于包裹性坏死感染，需要做坏死组织清除术加局部灌洗引流。

（3）急性胰腺假性囊肿

囊肿长径＜6cm，无症状，不作处理，随访观察，若出现症状、体积增大或继发感染则需要手术引流或经皮穿刺引流，如果穿刺引流不畅，则改行手术引流；囊肿＞6cm，经过3个月仍不吸收者作内引流术，术前可行ERCP检查，明确假性囊肿与主胰管的关系。对于因症状出现或体积增大，不能观察到3个月的患者，在作作手术治疗的时候，可以根据术中情况决定是否作内引流，如果囊肿壁成熟，囊内无感染、无坏死组织，则可行内引流术，否则作外引流。

（4）胰腺脓肿

胰腺及胰外侵犯区临床及CT、证实确有脓肿形成者，应立即做手术引流，或先作经应穿刺引流，但引流效果不明显者应立即做手术引流。

七、关于重症急性胰腺炎治疗的争议与共识

（一）SAP早期是否预防性应用抗生素

SAP后期死亡的主要原因是胰腺和胰腺周围坏死组织感染引起的MODS；SAP继发感染的发生率为40%-70%；SAP继发胰腺感染及感染性并发症的病死率高达50%o由此可见，感染是直接影响SAP治愈率的主要因素之一。但SAP早期预防性应用抗生素的疗效一直存在争议。预防性应用抗生素并未明显降低SAP感染性并发症的发生率和病死率。但需要指出的是，当时研究应用的氨苄西林不能有效渗透入胰腺组织，致

使该结论受到广泛质疑。Colub等对8项预防性应用抗生素治疗急性胰腺炎的随机对照试验进行了荟萃分析，其结果为预防性使用抗生素在降低病死率方面有积极作用，但这种治疗获益仅限于胰腺组织中达到有效抗菌浓度的重症患者，提示早期预防性应用抗生素能有效预防胰腺感染坏死。随后的两个荟萃分析均包括了6个高质量的随机对照试验并得出结论：研究方法的质量和预防性应用抗生素与SAP的病死率呈负相关，预防性应用抗生素与病死率、胰腺感染和手术干预没有相关性，这两个荟萃分析均不支持预防性应用抗生素治疗SAP。由于不同时期学者对疾病认识的差异以及研究方法、抗生素疗效的不同，各临床对照试验得出的结论并不一致。高质量、令人信服的随机对照试验更彰显其重要性。最近两个高质量的双盲随机对照试验结果表明，预防性应用抗生素并不能减少胰腺感染的发生、需手术治疗的比例及住院时间。目前，对SAP早期预防性应用抗生素的指征已有一定共识：①入院72h内有MODS和休克表现、发展为SIRS；②有脓毒血症的临床表现或胰腺坏死＞50%；③合并肺炎、菌血症和泌尿系统感染；④胆源性胰腺炎合并急性胆囊炎或急性胆管炎。

（二）胆源性胰腺炎早期是否行ERCP治疗

早期诊断并及时去除病因对胆源性胰腺炎治疗至关重要。胆源性胰腺炎多伴有胆管梗阻及继发胆管感染，早期行ERCP治疗能发现胆管梗阻的原因，对于SAP的病因诊断和后续治疗都有很大益处。但早期行ERCP联合EST或ENBD治疗SAP仍存在争议。基于共同通道学说，大量临床试验研究了早期行ERCP治疗对SAP治愈率的影响，这也是荟萃分析和指南的基础。关于ERCP治疗急性胆源性胰腺炎的第1个荟萃分析推荐所有胆源性胰腺炎均应早期行ERCP治疗；2004年，第二个荟萃分析对有无胆管炎的患者进行了明确区分，结果表明早期行ERCP治疗能减少预测重症胆源性胰腺炎的并发症，第三个荟萃分析结果表明，在伴发或不伴发胆管炎的轻或重症胆源性胰腺炎中，早期行ERCP治疗并不能降低并发症发生率和病死率。还有临床研究结果表明重症胆源性胰腺炎行ERCP和EST治疗是必要和有效的。基于这些荟萃分析和临床研究，不同国家或组织也制订了相应的指南：美国胃肠学会建议早期行ERCP治疗只适用于重症胆源性胰腺炎和胆管炎患者；日本指南建议可疑胆管梗阻和胆管炎的重症胆源性胰腺炎患者行ERCP治疗；荷兰指南建议重症胆源性胰腺炎伴有胆管炎或胆管梗阻患者应24h内行ERCP治疗，对于无胆管炎或胆管梗阻的重症胆源性胰腺炎患者应72h内行ERCP治疗。由此可见，大量研究结果和指南对于早期行ERCP治疗胆源性胰腺炎结论并不一致。目前，对于早期行ERCP治疗胆源性胰腺炎虽未达成共识，但国内学者更多倾向于对伴有胆管炎或胆管梗阻的患者早期行ERCP治疗。

（三）SAP继发腹腔感染的干预时机

感染坏死是影响SAP患者预后的重要因素，对感染坏死的干预与治疗是提高SAP患者生存率的重要手段。对SAP继发腹腔感染的干预时机有2种不同观点：一种认为应早期手术；另一种认为应避免早期手术，尽量延迟手术至发病4周后。前者认为，

SAP 在发病后 72h 常伴有的腹内高压导致难以纠正的休克甚至发生 MODS，虽未发生感染，也应尽早进行手术，以减缓或终止 SAP 的病情发展。而后者认为，早期手术胰腺坏死感染组织尚未充分液化、局限，导致手术清除不甚彻底，且会加重患者的应激反应，造成"二次打击"，不但不能减缓 SAP 的发展，反而会加重病情。近年来，Buehler 等报道在 SAP 发病 28d 后手术病死率明显下降。由此可见，延迟手术能极大地降低 SAP 的病死率－然而，由于 SAP 继发腹腔感染病情凶险、复杂多变，"治疗窗"可能很短暂，手术时机的延迟应该在严密的临床观察下进行，以免错过最佳外部干预时机。目前，国内外学者对 SAP 手术时机已有一定共识：①发生感染坏死的 SAP 患者，若生命体征稳定，应首选非手术治疗；②感染不是手术的绝对指征，在严密的观察下，尽量延迟手术时间（4周），但也应避免错过最佳时机。

（四）胆源性胰腺炎胆囊切除的时机

胆源性胰腺炎占我国胰腺炎发病总数的 50%～70%，其中胆囊结石是其首要病因。胆囊结石病因的存在是胰腺炎复发的重要因素。胆囊切除在预防胆源性胰腺炎复发中有重要意义。胆囊切除的最佳时机应取决于疾病的临床表现。但由于胰腺炎病情的特殊性，不适当的手术创伤可能会加重病情，胆囊切除手术的时机也存在争议。多个指南对胆源性胰腺炎胆囊切除的时机也不一致。有学者认为入院时或 2 周内行胆囊切除，也有学者认为出院 3～4 周后再次入院行胆囊切除。Nguyen 等的研究结果显示：住院期间未行胆囊切除的胆源性胰腺炎复发率达到 25%～63%。主张早期行胆囊切除的学者认为复发的胆源性胰腺炎病情可能更重甚至是致命的。因此，应尽早于住院期间行胆囊切除，以避免或减少胰腺炎复发。主张延迟行胆囊切除的学者也接受胆源性胰腺炎治疗后会复发的风险。他们认为早期胆囊难于分离，可能会加重病情甚至出现更多并发症，如胆管损伤，应让患者从胰腺炎的应激中完全恢复后再行胆囊切除。针对多个指南未能就胆囊切除的时机达成一致，Bakker 等重新评估了胆源性胰腺炎行胆囊切除的最佳时机。这项多中心的研究结果表明、胆源性胰腺炎患者出院平均 6 周行胆囊切除，其因胰腺炎复发再次住院率达 13.7%，而住院期间行胆囊切除的患者复发率则较低。该研究结果更倾向于同次住院期间早期行胆囊切除。目前，国内尚缺乏有关胆囊切除时机的研究，但国内学者更多主张于住院期间 SAP 病情稳定且趋于康复时行胆囊切除。

（五）SAP 液体复苏原则

SAP 早期细胞因子和炎症介质的释放，使有效循环血量锐减，血流动力学不稳定，最终导致胰腺微循环障碍甚至 MODS。液体复苏在 SAP 早期治疗中的作用不可忽视。现阶段对于 SAP 急性反应期液体治疗的主要争论是开放性还是限制性液体复苏。充分的液体治疗是维持器官功能、纠正内环境紊乱、防治 MODS 的关键；而不充分的液体治疗可导致休克、微循环低灌注、急性肾功能衰竭等。但过度的液体治疗则加重液体潴留、心肺超负荷导致 ARDS、急性心功能衰竭等。因此，其实质性的争论是对于液体复苏终点的判断。Rivers 等的研究结果发现：早期目标导向治疗对于严重脓毒症和脓毒性休克患者具有重要意义，提出了早期目标导向治疗（EGDT）的概念。目前国内外尚缺乏关于 SAP 早期开放性和限制性液体复苏的临床研究。国内学者的共识是 SAP 急性反应期液体治疗应遵循 EGDT 的基本原则，在保证血流动力学稳定的基础上，减少液体潴留、防治胰外器官功能障碍、促使液体负平衡尽早出现。EGDT 应需达到的目标：心率 80～110 次/min、尿量 ≥0.5mL/（kg·h）、平均动脉压 ≥65mmHg（1mmHg=0.133kPa）、中心静脉压 8～12mmHg、红细胞比容 ≥30%、中心静脉血氧饱和度 ≥70%。

（六）SAP 的营养支持

SAP 可导致快速营养消耗，约 30% 患者伴有营养不良，免疫功能受损致使脓毒症和 MODS 的风险增加而使病死率增加。我们在临床实践中也意识到了营养支持的重要性。营养支持已成为 SAP 支持治疗中必不可少的一部分。在胰腺炎的急性反应期主张完全肠外营养满足机体营养需求'减少胰腺外分泌从而使其得到休息，以利于缓解病情。但随着研究的深入，临床研究结果表明，在完全肠外营养阶段，肠道内会迅速发生一系列改变：肠蠕动紊乱、细菌过度繁殖、动脉血流量减少、肠道黏膜屏障通透性增加和细菌异位，导致胰周和（或）胰腺感染坏死甚至全身感染。而肠内营养能维持肠黏膜的完整性，减少炎症介质的释放和氧化应激及促进 SIRS 的消退。有研究结果表明，急性胰腺炎患者早期肠内营养能明显改善预后。Bakker 等的多中心临床对照试验结果表明：与早期（24h 内）经口或 72h 后经鼻空肠管肠内营养比较，早期经鼻空肠管肠内营养能够明显降低病死率和感染发生率。可见，早期经鼻空肠肠内营养能够避免完全肠外营养的并发症，减少胰腺感染并降低病死率。目前，关于 SAP 营养支持国内学者尚未达成共识，但我们认为，实施符合"个体化"的阶段性营养支持治疗方案更佳。

第五节　重症肝炎

重症肝炎是病毒性肝炎的一种类型，一般是由甲型肝炎病毒、乙型肝炎病毒或混合感染引起的消化道传染病。其主要病变为肝细胞变性，大块或亚大块或大灶性的肝坏死伴肝细胞的重度水肿或新旧不等的亚大块坏死伴再生。食欲缺乏、频繁呕吐、高度腹胀、高度乏力、高度黄疸等为其主要临床表现。甲型肝炎病毒易侵犯学龄儿童，其次为青年，男女发病基本相同。

一、流行病学

近期内有无与肝炎患者密切接触史，有无输血、血制品、针灸史等。在流行地区应注意有无水源、食物污染史。

二、临床表现

临床可分为急性重症肝炎、亚急性重症肝炎、慢性重症肝炎三型，分述如下。

（一）急性重症肝炎

①既往无肝炎病史。

②发病初期常与急性黄疸型肝炎相似，但病情发展迅速，起病10d内出现精神神经症状，肝性脑病Ⅱ度以上，如不积极抢救，常于数日内昏迷。

③凝血因子活动度低于40%而无其他原因者。

④黄疸急剧加深，肝功能明显异常，特别是血清胆红素大于171μmol/L。

⑤肝臭、扑翼样震颤阳性。

⑥肝脏浊音界逐渐缩小。

⑦有出血倾向，皮肤、黏膜和穿刺部位出血点或瘀斑，甚至胃肠道出血。伤口出血不止等。

⑧有严重的消化道症状（食欲缺乏、频繁呕吐、腹胀或呕逆），极度乏力，同时出现烦躁不安、谵妄、狂躁、抑郁等昏迷前驱症状者，即或黄疸很轻，甚至尚未出现黄疸，亦应考虑本病。

⑨肝炎发病后过度劳累、大量饮酒或应用损肝药物、妊娠晚期罹患肝炎等易诱发本病。

（二）亚急性重型肝炎

发病初期类似一般肝炎，起病后10d以上凝血因子时间明显延长（凝血因子活动度低于40%）；具有以下指征之一者可以确诊。

①出现Ⅱ度以上肝性脑病症状。

②黄疸迅速上升，肝功能严重损害（血清ALT升高或酶胆分离、A/G倒置、丙种球蛋白升高）。

③高度乏力及明显食欲减退、恶心、呕吐、重度腹胀。

④可有明显的出血现象（对无腹腔积液及明显出血现象者，应注意是否为本型的早期）。多于起病后2～12周内死亡，一部分患者可发展为坏死后肝硬化。

（三）慢性重型肝炎

临床表现同亚急性重型肝炎，但有慢性肝炎、肝硬化或乙肝表面抗原携带史、体征及严重肝功能损害，或虽无上述病史，但影像学、腹腔镜检或肝穿检查支持慢性肝炎表现者。根据临床表现，亚急性和慢性重型肝炎均可分为早、中、晚三期。

早期：符合急性肝衰的基本条件，如严重的周身及消化道症状，黄疸迅速加深，但未发生明显的脑病，亦未出现腹腔积液。血清胆红素≥171μmol/L凝血因子活动度≤40%，或经病理证实。

中期：有Ⅱ度肝性脑病或明显腹腔积液、出血倾向（出血或瘀斑），凝血因子活动度≤30%。

晚期：有难治性并发症如肝肾综合征，消化道出血、严重出血倾向（注射部位瘀斑）、严重感染、难以纠正的电解质紊乱或Ⅱ度以上肝性脑病、脑水肿。凝血因子活动度≤20%。

三、治疗

本型肝炎的病死率高，目前尚缺乏肯定有效的特效疗法，故应采取综合疗法。其原则是：支持疗法，减少肝细胞坏死，促使肝细胞再生，预防和治疗各种并发症，加强监护，千方百计维持患者生命，等待肝功能的恢复。

（一）支持疗法

卧床休息，饮食宜低盐、低脂肪、高糖，保证充足的热量，不能口服者可静脉滴注10%～25%葡萄糖溶液，同时给予小量胰岛素。补充足量的维生素B族和维生素C以及三磷酸腺苷、辅酶A等。保持水、电解质的平衡，保持口腔及皮肤的清洁。在昏迷期禁食蛋白，禁用含氨药物，慎用镇静剂、利尿剂。

（二）减少肝细胞坏死，促进肝细胞再生

1. 肝细胞生长刺激因子疗法

可静脉滴注促肝细胞生长素（HGF）60～100mg，每日2次，至患者清醒或明显好转，一般一个月为一疗程。此药较安全，无过敏反应及其他毒副不良反应，剂量也可以再加大。

2. 前列腺素 E_1（PGE_1）：PGE_1有扩张肝脏血管，增加肝血流量，促进肝细胞再生，稳定溶酶体膜，减少肿瘤坏死因子产生，减轻肝损伤的作用。但本药不良反应大，常出现头痛、高热等。

3. 肾上腺皮质激素

在病程早期（出现精神症状之前或刚出现精神症状时），短期应用中等剂量可能有一定疗效，一般用3～5d。病程后期则禁用。在应用皮质激素的同时应用胸腺素10～20mg，每日一次，静脉或肌内注射。

4. 胰高血糖素-胰岛素（G-I）疗法

一般可用胰高血糖素1mg、胰岛素10U，加入10%葡萄糖溶液500mL内，静脉缓慢滴注，如输注太快可有恶心、呕吐、心悸等不适，每日1～2次，有阻断肝细胞坏死和促进DNA合成作用，从而促使肝细胞再生。但慢性重型肝炎应慎用或不用此疗法。

5. 甘草酸

有类似皮质激素的非特异性消炎作用，而无加重继发感染的危险，唯效力较弱，不能用皮质激素者可应用，每日100～120mL，静脉滴注。

（三）免疫调节疗法和抗病毒行疗法

1.胸腺素

小牛胸腺素及猪胸腺素，均可应用。剂量每日 10～20mg，静脉滴注或肌内注射。

2.新鲜血浆或新鲜血液可每日或隔日输入少量

此疗法的关键是新鲜，最好是采血当日、最迟不超过 3d，只有新鲜血浆中才含有调理素和补体等免疫活性物质，不但可提高机体的防御功能，预防继发感染，而且可输入蛋白质及凝血因子，有利于肝细胞的恢复及出血倾向的减少。

3.干扰素

目前对于急性重型肝炎是否应该使用干扰素认识不一。有人认为干扰素可以抑制病毒复制，有利于疾病的恢复。也有人认为暴发型肝炎的发病机制主要是超敏反应，在这种情况下应用干扰素不但无益，反而有害，因干扰素可增加肝细胞表面 HLA 的表达，可加重 TK 细胞对肝细胞的杀伤作用，不主张应用，在干扰素的疗效尚未十分肯定的情况下，比较多的临床工作者在抢救重症肝炎时不使用干扰素。

（四）对症疗法

重症肝炎常出现肝性脑病、出血、肝肾综合征、脑水肿、DIC 等症状，应分别积极治疗。

1.肝性脑病的预防和治疗

①应注意出血倾向，防止凝血因子的衰减。

②避免并发细菌、真菌和其他病毒性感染。

③慎重放腹腔积液，只有在大量腹腔积液、压迫症状明显、循环障碍时作为配合治疗的一种措施。一般一次放腹腔积液量不宜太多，以稍能缓解压迫症状为度。严防因放腹腔积液导致腹腔感染、放腹腔积液过急引起晕厥及入肝血骤降而加速肝细胞坏死，促发肝性脑病。可在放腹腔积液前先注高渗葡萄糖、补充血浆白蛋白或输血。

④禁用麻醉安眠药：于肝性脑病前期烦躁时，可予异丙嗪，必要时可服水合氯醛，注射副醛或用水合氯醛灌肠。

⑤注意预防、清除和抑制微生物内毒素和肠道含氨物质的产生和吸收。

⑥禁用氯化铵、水解蛋白酶及乙酰唑胺等使氨增高的药物。

⑦有昏迷前期症状时，宜早期应用降低血氨和清除、取代假性神经介质的药物。

⑧积极纠正水、电解质和酸碱平衡的紊乱。

⑨供给足量葡萄糖、维生素与能量代谢药物。

⑩特别要防止缺氧、低血钾和脑水肿的产生。

2.大出血的预防和治疗

①补充凝血物质：可输注凝血因子复合物，每次 1 瓶，每日 2～3 次，至凝血因子活动度恢复或接近正常，亦可同时输新鲜血浆、新鲜血液，并同时注射维生素 K 及其他止血药物。

②活血药物：给予低分子右旋糖酐、川芎嗪、丹参注射液等活血药物，以预防DIC的发生。

③可用雷尼替丁 0.15g，每晚一次。亦可用西咪替丁 0.2g，每日 3 次，口服，或静脉注射 0.4g，每日 2 次。亦可用奥美拉唑等质子泵抑制剂以预防呕血的发生。

④垂体后叶素适用于门脉高压所致的上消化道出血者。

3.DIC 的预防和治疗

应密切观察有无 DIC 的发生，如有，应根据血凝状态采取不同措施。

①如处于高凝状态，则以应用肝素为主 1mg/kg，加入葡萄糖溶液或其他液体如低分子右旋糖酐 250mL 中，静脉滴注，每 4～6h 一次，使试管法凝血时间维持在 20～30min 为宜。

②当已发生纤溶时，则必须同时加用抗纤溶剂如 6-氨基己酸，首剂 4～6g，溶于葡萄糖溶液中，15～30min 滴完，以后每 6h 可滴注 1g，可维持 12～24h，亦可用氨甲苯酸。

4.脑水肿的预防和治疗

脑水肿是急性重型肝炎常见的重要的并发症，是致死的主要原因之一。必须密切观察，及时发现，积极治疗，常用 20% 甘露醇或 25% 山梨醇，每次 1～2g/kg，每 4～6h 一次，静脉推注。

5.肾功能不全的预防和治疗

过量利尿，消化道出血，大量多次放腹腔积液，DIC、休克、严重感染、应用损伤肾功的药物易诱发肾功能不全，应注意避免和及时处理，避免应用消炎痛、保泰松、阿司匹林等抑制前列腺素合成的药物，有人认为早期应用改善肾血流量的药物可能有预防和治疗作用。当出现少尿或无尿，应区别是血容量不足还是肾功能不全，如为肾功能不全则应鉴别是肾小管坏死还是肝-肾综合征。

第六节　肝衰竭

一、肝衰竭的定义和病因

（一）定义

肝衰竭是多种因素引起的严重肝脏损害，导致其合成、解毒、排泄和生物转化等功能发生严重障碍或失代偿，出现以凝血功能障碍、黄疸、肝性脑病、腹腔积液等为主要表现的一组临床综合征。

（二）病因

在我国引起肝衰竭的首要病因是肝炎病毒（主要是乙型肝炎病毒），其次是药物及肝毒性物质（如乙醇、化学制剂等）。药物是引起急性、亚急性肝衰竭的主要原因；

酒精性肝损害常引起慢性或慢加急性肝衰竭。儿童肝衰竭还可见于遗传代谢性疾病。

（三） 发病机制

1.宿主因素

①有众多证据显示宿主遗传背景在乙型肝炎重症化过程中的重要性。目前对乙型肝炎病毒（HBV）感染与清除、慢性HBV感染相关肝硬化及肝癌等疾病表现的遗传因素研究较多、但对重型乙型肝炎遗传易感性研究较少。②宿主免疫在肝衰竭发病中的作用已被广泛认可，以CTL为核心的细胞免疫在清除细胞内病毒方面起关键作用，同时也是造成细胞凋亡或坏死的主要因素：

2.病毒因素

①病毒对肝脏的直接作用。我国以乙型肝炎患者居多。研究表明，细胞内过度表达的HBsAg可导致肝细胞损伤及功能衰竭。HBV的x蛋白也可引起肝脏损伤，在感染早期，x蛋白使肝细胞对TNF-α等炎性介质更敏感而诱导细胞凋亡，过可能与重型乙型肝炎发病有关。②研究表明，HBV基因变异可引起细胞坏死，导致严重的肝脏损害。

3.毒素因素

严重肝病患者，由于库普弗细胞功能严重受损，来自门静脉的大量内毒素未经解毒而溢入体循环。内毒素可直接或通过激活库普弗细胞释放的化学介质引起肝坏死，且是其他肝毒物质（如半乳糖胺、CCl_4和乙醇等）致肝坏死的辅助因素，因而可导致肝衰竭的发生。

4.代谢因素

各类慢性肝病患者皆存在不同程度的肝脏微循环障碍，血液难以进出肝脏，无法保证对肝细胞的营养供应。胃肠道吸收的营养成分难以进入肝脏，消化不良；吸收在血液中的药物难以进入肝脏与肝细胞接触，无法有效发挥药物疗效；代谢废物难以排出肝脏，成为毒素，滞留于肝脏、导致肝细胞损伤，而加快肝病进展。

（四） 流行病学

我国肝衰竭的病因主要是HBV感染，这也是我国最常见的肝脏疾病死亡原因，临床表现以慢加急性肝衰竭为主，其次是药物及肝毒性物质（如乙醇、化学制剂等）导致的肝衰竭。在我国研究中，免疫抑制剂是HBV再激活的重要诱因之一，任一HBV血清学标志物阳性的感染者均可发生肝衰竭，为直接致病机制。大量病毒复制导致肝细胞营养耗竭，免疫麻痹（与免疫耐受完全不同）是损伤前提。HBV相关肝衰竭病情严重、并发症多、治疗困难、病死率高。发患者群以男性居多，女性较少，年龄则以青壮年为主，且呈上升趋势。

二、肝衰竭的分类和诊断

（一）分类

根据病理组织学特征和病情发展速度，肝衰竭可分为四类：急性肝衰竭（ALF）、亚急性肝衰竭（SALF）、慢加急性（亚急性）肝衰竭（ACLF）和慢性肝衰竭（CLF）。

（二）诊断

1.临床诊断

肝衰竭的临床诊断需要依据病史、临床表现和辅助检查等综合分析而确定。

（1）急性肝衰竭

急性起病，2周内出现Ⅱ度及以上肝性脑病（按Ⅳ度分类法划分）并有以下表现者：①极度乏力，有明显厌食、腹胀、恶心、呕吐等严重消化道症状；②短期内黄疸进行性加深；③出血倾向明显，血浆凝血因子活动度（PTA）≤40%（或INRN1.5），且排除其他原因；④肝脏进行性缩小。

（2）亚急性肝衰竭

起病较急，2～26周出现以下表现者：①极度乏力，有明显的消化道症状；②黄疸迅速加深，血清总胆红素（TBil）大于正常值上限10倍或每日上升≥7.1μmol/L③伴或不伴有肝性脑病；④出血倾向明显，PTA≤40%（或INR≥1.5）并排除其他原因者。

（3）慢加急性（亚急性）肝衰竭

在慢性肝病基础上，短期内发生急性或亚急性肝功能失代偿的临床综合征，表现为：①极度乏力，有明显的消化道症状；②黄疸迅速加深，血清TBH大于正常值上限10倍或每日上升N17.1μmol/L；③出血倾向，PTA≤40%（或INR≥1.5），并排除其他原因者；④失代偿性腹腔积液；⑤伴或不伴有肝性脑病。

（4）慢性肝衰竭

在肝硬化基础上，肝功能进行性减退和失代偿：①血清TBil明显升高，②白蛋白明显降低；③出血倾向明显，PTA≤40%（或INR≥1.5），并排除其他原因者；④有腹腔积液或门静脉高压等表现；⑤肝性脑病。

2.组织病理学表现

组织病理学检查在肝衰竭的诊断、分类及预后判定中具有重要价值，但由于肝衰竭患者的凝血功能严重低下，实施肝穿刺具有一定的风险，在临床工作中应特别注意。肝衰竭发生时（慢性肝衰竭除外），肝脏组织学检查可观察到广泛的肝细胞坏死，坏死的部位和范围因病因和病程不同而不同。按照坏死的范围程度，可分为大块坏死（坏死范围超过肝实质的2/3）、亚大块坏死（约占肝实质的1/2～2/3），融合性坏死（相邻成片的肝细胞坏死）及桥接坏死（较广泛的融合性坏死并破坏肝实质结构）。在不同病程肝衰竭肝组织中，可观察到一次性或多次性新旧不一的肝细胞坏死病变。

（1）急性肝衰竭

肝细胞呈一次性坏死，可呈大块或亚大块坏死，或桥接坏死，伴存活肝细胞严重变性，肝窦网状支架塌陷或部分塌陷。

（2）亚急性肝衰竭

肝组织呈新旧不等的亚大块坏死或桥接坏死；较陈旧的坏死区网状纤维塌陷，或有胶原纤维沉积，残留肝细胞有程度不等的再生，并可见细、小胆管增生和胆汁淤积。

（3）慢加急性（亚急性）肝衰竭

慢加急性（亚急性）肝衰竭是在慢性肝病病理损害的基础上，发生新的程度不等的肝细胞坏死性病变。

（4）慢性肝衰竭

慢性肝衰竭主要为弥漫性肝纤维化以及异常增生结节形成，可伴有分布不均的肝细胞坏死。

（三）分 期

根据临床表现的严重程度，亚急性肝衰竭和慢加急性（亚急性）肝衰竭可分为早期、中期和晚期。

1.早期

①有极度乏力，并有明显厌食、呕吐和腹胀等严重消化道症状；②黄疸进行性加深（血清 TBil≥171μmol/L 或每日上升≥17.1μmol/L）；③有出血倾向，30%＜PTA≤40%，（或 1.5＜INR≤1.9）；④未出现肝性脑病或其他并发症。

2.中期

在肝衰竭早期表现基础上，病情进一步发展，出现以下两条之一者：①出现Ⅱ度以下肝性脑病和（或）明显腹腔积液、感染；②出血倾向明显（出血点或瘀斑），20%＜PTA≤30%（或 1.9＜INR≤2.6）。

3.晚期

在肝衰竭中期表现基础上，病情进一步加重，有严重出血倾向（注射部位瘀斑等），PTA≤20%（或 INR≥2.6），并出现以下四条之一者：肝肾综合征、上消化道大出血、严重感染、Ⅱ度以上肝性脑病。

考虑到一旦发生肝衰竭治疗极其困难，病死率高，故对于出现以下肝衰竭前期临床特征的患者，须引起高度的重视，进行积极处理：①极度乏力，并有明显厌食、呕吐和腹胀等严重消化道症状；②黄疸升高（TBil≥51μmol/L，但 171μmol/L），且每日上升 N17.1μmol/L；③有出血倾向，40%＜PTA≤50%（或 1.5＜INR≤1.6）。

（四）肝衰竭诊断格式

肝衰竭不是一个独立的临床疾病，而是一种功能性诊断。在临床实际应用中，完整的诊断应包括病因、临床类型及分期，建议按照以下格式书写，例如：①药物性肝炎：急性肝衰竭；②病毒性肝炎，急性，戊型：亚急性肝衰竭（中期）；③病毒性肝炎，慢性，乙型；病毒性肝炎，急性，戊型，慢加急性（亚急性）肝衰竭（早期）；
④血吸虫性肝硬化慢性肝衰竭；⑤亚急性肝衰竭（早期）：原因待查（入院诊断）；原因未明（出院诊断）（对可疑原因写出并打问号）。

（五）疗效判断

1.疗效指标

主要疗效指标是生存率（4、12、24和48周生存率）。次要疗效指标包括：乏力、纳差、腹胀、尿少、出血倾向、肝性脑病、感染及腹腔积液等临床症状和体征的改善；血液生化学检查示TBil下降，PTA（INR）恢复正常，人血白蛋白改善。

2.治愈率或好转率

（1）临床治愈标准

①乏力、纳差、腹胀、尿少、出血倾向和肝性脑病等临床症状消失；②黄疸消退，肝脏恢复正常大小；③肝功能指标基本恢复正常；④PTA（INR）恢复正常。急性、亚急性肝衰竭常以临床治愈率作为判断标准。

（2）临床好转标准

①乏力、纳差、腹胀、出血倾向等临床症状明显好转，肝性脑病消失；②黄疸、腹腔积液等体征明显好转；③肝功能指标明显好转（TBil降至正常的5倍以下，PTA＞40%或INR＜1.6）。慢加急性、慢性肝衰竭以临床好转率作为判断标准。

（六）预后评估

肝衰竭尚缺乏敏感、可靠的临床评估指标或体系。多因素预后评价模型如皇家医学院医院（KCH）标准、终末期肝病模型（MELD）、序贯器官衰竭评估（SOFA）、Child pugh-Turcotte评分（CTP）等，以及单因素指标如TBil、凝血因子时间（PT）、血肌酐、胆碱酯酶、血脂、血清钠等对肝衰竭预后评估有一定价值，可在临床参考应用。

三、肝衰竭的治疗

目前肝衰竭的内科治疗尚缺乏特效药物和手段。原则上强调早期诊断、早期治疗，针对不同病因采取相应的病因治疗措施和综合治疗措施，并积极防治各种并发症。肝衰竭患者诊断明确后，应进行病情评估和重症监护治疗，有条件者，早期进行人工肝治疗，视病情进展情况进行肝移植前准备。

（一）内科综合治疗

1.一般支持治疗

①卧床休息，减少体力消耗，减轻肝脏负担。

②加强病情监测处理：建议完善PTA/INR，血氨及血液生化的监测，动脉血乳酸，内毒素，嗜肝病毒标志物，铜蓝蛋白，自身免疫性肝病相关抗体检测，以及腹部

B超（肝胆脾胰、腹腔积液），胸廓X线检查，心电图等相关检查。

③推荐肠道内营养，包括高碳水化合物、低脂、适量蛋白饮食，提供每千克体重35～40kcal总热量，肝性脑病患者需限制经肠道蛋白摄入，进食不足者，每日静脉补给足够的热量、液体和维生素。

④积极纠正低蛋白血症，补充白蛋白或新鲜血浆，并酌情补充凝血因子。

⑤进行血气监测，注意纠正水电解质及酸碱平衡紊乱，特别要注意纠正低钠、低氯、低镁、低钾血症。

⑥注意消毒隔离，加强口腔护理及肠道管理，预防医院感染发生。

2.病因治疗

肝衰竭病因对指导治疗及判断预后具有重要价值，包含发病原因及诱因两类。对其尚不明确者，应积极寻找病因以期达到正确处理的目的。

①病毒性肝炎

对病毒性肝炎肝衰竭的病因学治疗，目前主要针对HBV感染所致的患者。对HBV DNA阳性的肝衰竭患者，不论其检测出的HBV DNA滴度高低，建议立即使用核苷（酸）类药物抗病毒治疗，应注意晚期肝衰竭患者因残存肝细胞过少、再生能力严重受损，抗病毒治疗似难以改善肝衰竭的结局。在我国上市的核苷（酸）类药物中，拉米夫定、恩替卡韦、替比夫定、阿德福韦酯等均可有效降低HBV DNA水平，降低肝衰竭患者的病死率。其中前三种更加强效快速，而阿德福韦酯则较为慢速，但对于高病毒载量且过去有过核苷（酸）类药耐药者，阿德福韦酯则为不可或缺的药物。今后，随着替诺福韦的上市，将可增加一种良好选择。考虑到慢性HBV相关肝衰竭常为终生用药，应坚持足够的疗程，避免病情好转后过早停药导致复发；应注意后续治疗中病毒耐药变异，并作出及时处理。对免疫抑制剂所致HBV再激活者应以预防为主，放宽核苷（酸）类药物的适应证（HBV血清学标志物阳性即可）。甲型、戊型病毒样肝炎引起的急性肝衰竭，目前尚未证明病毒特异性治疗有效。对确定或疑似疱疹病毒或水痘-带状疱疹病毒感染引发的急性肝衰竭患者，可使用阿昔洛韦（5～10mg/kg，每8h一次，静脉滴注）治疗，并应考虑进行肝移植。

②药物性肝损伤所致急性肝衰竭

应停用所有可疑的药物，追溯过去6个月服用的处方药、中草药、非处方药、膳食补充剂的详细信息（包括服用、数量和最后一次服用的时间尽可能确定非处方药的成分。已有研究证明，N-乙酰半胱氨酸（NAC）对药物性肝损伤所致急性肝衰竭有益。其中，确诊或疑似对乙酰氨基酚（APAP）过量引起的急性肝衰竭患者，如摄入APAP在4h之内，在给予N-乙酰半胱氨酸之前应先口服活性肽。摄入大量APAP的患者，血清药物浓度或转氨酶升高提示即将或已经发生了肝损伤，应立即给予N-乙酰半胱氨酸怀疑APAP中毒的急性肝衰竭患者，也可应用N-乙酰半胱氨酸。必要时，给予人工肝吸附治疗。对于非APAP引起的急性肝衰竭患者，应用N-乙酰半胱氨酸亦可改善结局。

③确诊或疑似毒蕈中毒的急性肝衰竭患者，可考虑应用青霉素 G 和水飞蓟素。继发于蘑菇中毒的急性肝衰竭患者应被列入移植名单，因为这种操作往往是挽救生命的唯一选择。

④妊娠急性脂肪肝/HELLP 综合征所导致的肝衰竭建议立即终止妊娠，如果终止妊娠后病情仍继续进展，须考虑人工肝和肝移植治疗。

⑤Wilson 病：要排除 Wilson 病，应获取铜蓝蛋白、血清和尿铜水平、裂隙灯检查有无角膜色素环（Kayser–Fleische ring）、肝脏铜水平（当肝活检可行时）以及总胆红素/碱性磷酸酶的比值；对于 Wilson 病可能为急性肝衰竭病因的患者，必须迅速考虑进行肝移植。

⑥自身免疫性肝炎：当怀疑自身免疫性肝炎是急性肝衰竭的病因且自身抗体为阴性时，建议进行肝活检；有凝血病和自身免疫性肝炎所致肝性脑病的患者应考虑用糖皮质激素治疗（泼尼松，40～60mg/d）；即使正在使用糖皮质激素、自身免疫性肝炎患者，也应考虑进行移植。

3.其他治疗

（1）肾上腺皮质激素在肝衰竭中的使用

目前对于肾上腺皮质激素在肝衰竭治疗中的应用尚存在不同意见。非病毒感染性肝衰竭，如自身免疫性肝炎是其适应证，可考虑使用泼尼松 40～60mg/d，其他原因所致肝衰竭前期或早期，若病情发展迅速且无严重感染、出血等并发症者，也可酌情使用。

（2）促肝细胞生长治疗

为减少肝细胞坏死，促进肝细胞再生，可酌情使用促肝细胞生长素和前列腺素 E_1（PGE_1）脂质体等药物，但疗效尚需进一步确定。

（3）微生态调节治疗

肝衰竭患者存在肠道微生态失衡，肠道益生菌减少，肠道有害菌增加，而应用肠道微生态制剂可改善肝衰竭患者预后。根据这一原理，可应用肠道微生态调节剂、乳果糖或拉克替醇，以减少肠道细菌易位或降低内毒素血症及肝性脑病的发生。

4.防治并发症

（1）脑水肿

有颅内压增高者，给予甘露醇 0.5～1.0g/kg；襻利尿剂，一般选用呋塞米，可与渗透性脱水剂交替使用；人工肝支持治疗，不推荐肾上腺皮质激素用于控制颅内高压；急性肝衰竭患者使用低温疗法可防止脑水肿，降低颅内压。

（2）肝性脑病

去除诱因，如严重感染、出血及电解质紊乱等，限制蛋白性食，应用乳果糖或拉克替醇，口服或高位灌肠，可酸化肠道，促进氨的排出，调节微生态，减少肠源性毒素吸收，视患者的电解质和酸碱平衡情况酌情选用精氨酸、鸟氨酸–门冬氨酸等降氨药物；对慢性肝衰竭或慢加急性肝衰竭患者可酌情使用支链氨基酸或支链氨基酸与精氨酸混合制剂以纠正氨基酸失衡；对 Ⅲ度以上的肝性脑病建议气管插管；抽搐患者可酌情使用半衰期短的苯妥英或苯二氮䓬类镇静药物，但不推荐预防用药。人工肝支持治疗。

（3）合并细菌或真菌感染

推荐常规进行血液和其他体液的病原学检测；除了慢性肝衰竭时可酌情口服喹诺酮类作为肠道感染的预防以外，一般不推荐常规预防性使用抗菌药物，一旦出现感染，应首先根据经验选择抗菌药物，并及时根据培养及药敏试验结果调整用药。使用强效或联合抗菌药物、激素等治疗时，应同时注意防治真菌二重感染。

（4）低钠血症及顽固性腹腔积液

低钠血症是失代偿肝硬化的常见并发症，而低钠血症、顽固性腹腔积液与急性肾损伤等并发症常见相互关联及连续发展。从源头上处理低钠血症是预防后续并发症的关键措施。水钠潴留所致稀释性低钠血症是其常见原因，而现有的利尿剂均导致血钠排出，且临床上传统的补钠方法不仅疗效不佳，反而易导致脑桥髓鞘溶解症。托伐普坦作为精氨酸加压素 V_2 受体阻滞剂、可通过选择性阻断集合管主细胞 V_2 受体，促进自由水的排泄，已成为治疗低钠血症及顽固性腹腔积液的新途径。

（5）急性肾损伤及肝肾综合征

保持有效循环血容量，低血压初始治疗建议静脉输注生理盐水。顽固性低血容量性低血压患者可使用系统性血管活性药物，如特利加压素或去甲肾上腺素加白蛋白静脉输注，但在有颅内高压的严重脑病患者中应谨慎使用，以免因脑血流量增加而加重脑水。保持平均动脉压≥75mmHg。限制液体入量，24h 总入量不超过尿量加 500～700mL。人工肝支持治疗。

（6）出血

推荐常规预防性使用 % 受体阻滞剂或质子泵抑制剂。对门静脉高压性出血患者，为降低门静脉压力，首选生长抑素类似物，也可使用垂体后叶素（或联合应用硝酸酯类药物）；食管胃底静脉曲张所致出血者可采用三腔二囊管压迫止血；或行内镜下硬化剂注射或套扎治疗止血，可行介入治疗，如 TIPS。对显著凝血障碍患者，可给予新鲜血浆、凝血因子复合物和纤维蛋白原等补充凝血因子，血小板显著减少者可输注血小板，对弥漫性血管内凝血（DIC）者可酌情给予小剂量低分子肝素或普通肝素，对有纤溶亢进证据者，可应用氨甲环酸或止血芳酸等抗纤溶药物。肝衰竭患者常合并维生素 K 缺乏，故推荐常规使用维生素 K（5～10mg）。

（7）肝肺综合征

PaO_2 ＜80mmHg 时，应给予氧疗，通过鼻导管或面罩给予低流量氧（2～4L/min），对于氧气需要量增加的患者，可行加压面罩给氧或者行气管插管后予以呼吸机辅助通气支持。

（二）人工肝支持治疗

1.治疗机制和方法

人工肝支持系统是治疗肝衰竭有效的方法之一，其治疗机制是基于肝细胞的强大再生能力，通过一个体外的机械、理化和生物装置，清除各种有害物质，补充必需物质，改善内环境，暂时替代衰竭肝脏的部分功能，为肝细胞再生及肝功能恢复创造条件或等待机会进行肝移植。

人工肝支持系统分为非生物型、生物型和混合型三种。非生物型人工肝已在临床广泛应用并被证明确有一定疗效。在临床实践中，血液净化常用方法有血浆置换（PE）、血液/血浆灌流（HP或PP）、血液滤过（HF）、血浆胆红素吸附（PBA）、连续性血液透析滤过（CHDF）等，我国学者创建了新一代个体化的非生物型人工肝支持系统：PE（血浆置换）、PEF（血浆置换联合持续血液滤过）、PED（血浆滤过透析），PEAF（血浆置换联合体外血浆吸附和血液滤过）。上述技术针对不同病因、不同病情、不同分期的肝衰竭患者均有较显著疗效，统称为李氏人工系统。临床上应根据患者的具体情况合理选择不同方法进行个体化治疗：在药物和毒物相关性的肝衰竭应用PBA/PEF/PED/PEAF治疗，在严重感染所致的肝衰竭应用PEF治疗，在病毒性肝炎肝衰竭早期应用PE治疗，在病毒性肝炎肝衰竭中期应用PEF或PAEF治疗，伴有脑水肿或肾衰竭时，可选用PEF或PED治疗；伴有水电解质紊乱时，可选用PED或PEF治疗，对伴有显著淤胆症状者可用PBA。其他原因所致肝衰竭治疗亦可参照应用该系统进行治疗。应注意人工肝支持系统治疗操作的规范化。

生物型及混合生物型人工肝支持系统不仅具有解毒功能，而且还具备部分合成和代谢功能，是人工肝发展的方向。国内外生物型/混合型人工肝尚处于临床试验阶段，部分系统完成了n/ni期临床试验并证明了其对部分肝衰竭患者的有效性。现在生物型/混合型人工肝研究的方向是确认其生物安全性，同时提高疗效，在此基础上扩大临床试验的规模进行验证。干细胞治疗肝衰竭是具有应用前景的研究方向，但其机制仍未阐明。虽然干细胞治疗在动物实验中获得了较好疗效，但在临床应用中尚缺乏足够的经验及证据。

2.适应证

①各种原因引起的肝衰竭早、中期，INR在1.5～2.5之间和血小板$>50 \times 10^9/L$的患者为宜；晚期肝衰竭患者亦可进行治疗，但并发症多见，治疗风险大，临床医生应评估风险及利益后作出治疗决定，未达到肝衰竭诊断标准，但有肝衰竭倾向者，亦可考虑早期干预。②晚期肝衰竭肝移植术前等待供体、肝移植术后排异反应、移植肝无功能期的患者。

3.相对禁忌证

①严重活动性出血或并发DIC者；②对治疗过程中所用血制品或药品如血浆、肝

素和鱼精蛋白等高度过敏者；③循环功能衰竭者；④心脑梗死非稳定期者；⑤妊娠晚期。

4.并发症

人工肝支持系统治疗的并发症有出血、凝血、低血压、继发感染、变态反应、低血钙、失衡综合征等，需要在人工肝支持系统治疗前充分评估并预防并发症的发生，在人工肝支持系统治疗中和治疗后要严密观察并发症，随着人工肝技术的发展，并发症发生率将进一步下降。

（三）肝移植

肝移植是治疗中晚期肝衰竭最有效的挽救性治疗手段。当前可用的预后评分系统有 MELD 等对终末期肝病的预测价值较高，但对急性肝衰竭意义有限，因此，不建议完全依赖这些模型选择肝移植候选人。

1.适应证

①各种原因所致的中晚期肝衰竭，经积极内科综合治疗和（或）人工肝治疗疗效欠佳，不能通过上述方法好转或恢复者；②各种类型的终末期肝硬化。

2.禁忌证

（1）绝对禁忌证

①难以控制的感染，包括肺部感染、脓毒血症、腹腔感染、颅内感染、活动性结核病；②肝外合并难以根治的恶性肿瘤；③合并心、脑、肺、肾等重要脏器的器质性病变，需要基本生命支持，包括重度心功能不全、颅内出血、脑死亡、肾功能不全行肾脏替代治疗时间大于 1 个月；④获得性人类免疫缺陷综合征病毒（HIV）感染；⑤难以戒除的酗酒或吸毒；⑥难以控制的精神疾病。

（2）相对禁忌证

①年龄大于 65 岁；②合并心、脑、肺、肾等重要脏器功能性病变；③肝脏恶性肿瘤伴门静脉主干癌栓形成；④广泛门静脉血栓形成、门静脉海绵样变等导致无法找到合适的门静脉流入道者。

3.移植肝再感染肝炎病毒的预防和治疗

（1）HBV 再感染

肝移植术后 HBV 再感染的预防方案是术前即开始使用核苷（酸）类药物；术中和术后长期应用高效价乙型肝炎免疫球蛋白，并联合核苷（酸）类药物长期治疗，包括拉米夫定、阿德福韦酯、恩替卡韦、替比夫定、替诺福韦酯等。近年发现对成功预防术后 HBV 再感染者可单用核苷（酸）类药物治疗，且部分患者通过接种乙型肝炎疫苗获得持久性抗体（抗–HBs）。

（2）HCV 再感染

目前对于 HCV 感染患者肝移植术后肝炎复发，建议肝移植术前开始进行 α 干扰素及利巴韦林联合抗病毒治疗，以降低术后再感染率，但相应的严重药物相关不良事件发生概率增高：术后是否需要进行抗病毒药物预防，尚无定论。

第七节　肝性脑病

肝性脑病又称为肝昏迷或门体脑病。它是指发生在严重肝脏疾病伴有肝功能失调或障碍，或各种原因导致的门脉高压伴广泛门体分流的基础上出现的一系列中枢神经功能失调综合征，主要表现为意识障碍、行为失常和昏迷。

一、病因和诱因

引起肝性脑病的常见病因分为以下几种。

（一）急性肝性肝功能衰竭

如暴发性、重症各种病毒性肝炎、药物性肝炎、化学药品（如四氯化碳或毒蕈）引起的中毒性肝炎，以及急性妊娠期脂肪肝等。

（二）慢性肝脏疾病伴肝功不全

最常见的病因是各种病因所致的终末期慢性肝病，如终末期肝硬化、晚期肝癌、肝大部分切除术后等。

（三）各种原因引起的门脉高压症或门体分流

如终末期肝硬化、布查综合征、经皮经肝门体静脉分流术（TIPS术）后、外科门体分流手术等。

肝性脑病，尤其是慢性肝脏疾病或门体分流所引起肝性脑病常有诱因，在慢性肝病时，大约半数病例可发现肝性脑病的诱因。常见的诱因可归纳为三个方面：①增加氨等含氮物质及其他毒物的来源，如进食过量的蛋白质、消化道大出血、肾功能不全等。便秘也是不利的因素，使有毒物质排出减慢。②加重对肝细胞的损害，使肝功能进一步减退，例如手术，肝损药物使用不当、感染和缺氧等。③增加血脑屏障的通透性或加重脑细胞对氨及其他毒物的敏感性，如止痛、镇静、麻醉药的使用不当、缺氧等。

二、发病机制

迄今为止，肝性脑病的发病机制仍不甚明了。但动物和临床研究表明肝功能衰竭时，许多有毒物质不能在肝内代谢解毒，或由于门-体短路绕开肝脏直接进入体循环，并通过通透性增高的血脑屏障，引起中枢神经系统功能失调，进而导致肝性脑病的发生。这些有害物质包括氨、硫醇、短链脂肪酸、过多的芳香族氨基酸、假性神经递质，以及氨基丁酸等，其中多数为含氮物质。

（一）氨中毒学说

目前氨中毒学说仍是肝性脑病发病机制中研究最多、证据较为充分的学说，在肝性脑病的治疗学中有举足轻重的意义。大量临床资料表明，80%～90%的肝性脑病患者，尤其是慢性肝性脑病患者有不同程度的血氨升高；肝硬化患者摄入大量蛋白质后，血氨水平升高，并可诱发肝性脑病；相反，若能有效地降低血氨，病情多有好转。这些事实均表明，肝性脑病的发生与血氨升高有明显关系。但临床上，动脉血氨浓度和肝性脑病的程度并不都平行，血氨过高并不都出现肝性脑病时的脑电图表现，提示除血氨外，可能有其他毒性物质参与肝性脑病的发生。一些研究表明，由肠道细菌产生的硫醇在血内的浓度与肝性脑病的严重程度有关；短链脂肪酸的增加也加重神经症状。很可能是氨、硫醇、短链脂肪酸在肝性脑病的发病中起协同作用。

1.血氨升高的原因和机制

（1）氨的清除不足

第一，肝脏清除氨的功能减弱：①肝脏实质细胞数量减少。②肝内鸟氨酸循环的酶系统严重受损③来自肠道的氨绕过肝脏。④ATP供给不足。

第二，氨经肌肉代谢减少：肝功能障碍时，肌肉即成为重要的氨代谢场所。肝硬化患者肌肉明显萎缩，可促进高氨血症。

第三，肾脏排氨减少：肝功能障碍特别是伴有碱中毒时，肾小管上皮细胞分泌氢离子减少，致使肾排氨减少。

（2）产氨增加

肝功能障碍时引起机体产氨增加的原因：①肠道内含氮成分增多：肝硬化时，由于门静脉回流受阻，消化道淤血致使胃肠消化、吸收及排空功能障碍，使肠内积存的蛋白质等含氮成分增多，尤其是高蛋白质饮食或消化道出血后高肠道内含氮物质，导致肠道内氨的生成增多，②尿素的肠肝循环增加：慢性肝病晚期常伴有肾功能不全，由此引起氮质血症，血液中的尿素等非蛋白氮含量增高，弥散到肠腔的尿素大大增加。③肠道淤血，细菌繁殖增加，分泌的氨基酸氧化酶及尿素酶增多，产氨增加。④肾脏产氨增加：肝硬化腹腔积液患者可发生呼吸性碱中毒或以排钾利尿剂利尿时，可使肾小管上皮细胞排钾增加，氢离子排出减少，尿液酸度降低，因而同氨结合生成的铵也减少，氨弥散入血增加。⑤肌肉产氨增加：肌肉组织中腺苷酸分解是产氨的主要方式之一。当肌肉收缩加强时，这种分解代谢增强，产氨增加。

2.氨对中枢神经系统的毒性作用

血氨增高对中枢神经系统产生毒性作用的机制最主要是干扰脑细胞能量代谢。

（1）干扰脑细胞的能量代谢

进入脑内的氨与α-酮戊二酸、谷氨酸结合生成毒性较低的谷氨酰胺，但此过程使脑组织ATP生成减少、消耗增加，导致大脑能量严重不足，难以维持中枢神经系统的兴奋活动而昏迷。

（2）影响脑内神经递质的平衡

大量氨与α-酮戊二酸结合生成谷氨酸，后者再与氨结合而生成谷氨酰胺，使兴奋性递质谷氨酸减少，而抑制性递质谷氨酰胺增加。此外，氨能抑制丙酮酸脱羧酶的活性、使乙酰CoA生成减少，结果导致兴奋性递质乙酰胆碱合成减少。因此，血氨增高使脑内的神经递质平衡失调，兴奋性递质减少，抑制性递质增多，导致中枢神经系统功能紊乱。

（3）对神经元细胞膜的直接抑制作用

氨对神经细胞膜上的Na^+-K^+-ATP酶可能有干扰，不仅消耗ATP，而且影响柠檬酸循环，减少ATP的形成，导致脑内能量代谢的障碍。

（二）氨基酸代谢异常和假性神经递质形成

肝脏为芳香族氨基酸（AAA）代谢的主要部位，而支链氨基酸（BCAA）主要在肌肉组织和脂库内代谢。肝功能减退时，血内AAA升高，而BCAA代谢增快，血胰岛素浓度升高也促进了BCAA的降解，故血内BCAA浓度下降。暴发性肝衰竭时，血浆支链氨基酸（BCAA）（包括亮氨酸、异亮氨酸和缬氨酸）浓度正常或降低，其余氨基酸浓度增加；慢性肝病时，血浆BCAA的浓度下降，而芳香族氨基酸（AAA，包括苯丙氨酸、酪氨酸、色氨酸）的浓度增高。AAA进入脑内后，竞争性抑制正常神经递质的合成，如苯丙氨酸和酪氨酸作为酪氨酸羟化酶的底物互相竞争，过多的苯丙氨酸抑制了酪氨酸转变成多巴胺和去甲肾上腺素。脑内过量的色氨酸也增加5-羟色胺的合成，产生神经抑制作用。此外，增多的酪氨酸和苯丙氨酸在肠道内、脑内均可分别变成鳝胺和β-苯乙醇胺，与正常神经递质的结构十分相似，通过竞争结合于受体部位，但假性神经递质所起的作用仅为正常神经递质的1%，因此称为假性神经递质，当假性神经递质被脑细胞摄取并取代了突触中的正常递质，则神经传导发生障碍，出现意识障碍与昏迷。

（三）抑制性氨基酸神经递质优势学说

γ-氨基丁酸（GABA）是哺乳动物大脑的主要抑制性神经递质。发生肝性脑病时，肠源性的GABA在血中聚集，GABA血浓度增加，透过异常的血脑屏障，和高敏感度的突触后GABA受体结合产生大脑抑制。突触后GABAA受体与另两种受体蛋白质紧密相连，一为苯二氮NFDA8受体，另一为站防己毒素，在神经细胞膜上形成GABA超分子复合物。所有这些受体部位均参与调节氯离子通道。任何一个受体与相应物质结合都使氯离子内流入突触后神经元产生神经抑制作用。苯二氮NFDA8或巴比妥可增加GABA介导的氯离子内流，增加GABA介导的神经抑制。

（四）其他

肝性脑病的发病机制错综复杂。很可能上述各有害因子的协同和综合作用导致发病，还可能有未知因子。

三、病理生理

肝性脑病时，不仅中枢神经系统，而且其他脏器功能也有明显改变。

（一）脑

暴发性肝衰竭时，81%～99%的患者有脑水肿。慢性肝功能衰竭时，也可发生脑水肿。这一方面是由于血脑屏障的通透性、渗透性增加，使细胞外液体增多，出现血管性水肿。另一方面由于缺氧和毒素的作用，发生脑细胞水肿。深度昏迷患者，脑水肿加重。持续的时间越长，病变损害越难逆转。

（二）心、肺

暴发性肝衰竭、慢性肝病晚期时，心率增快，心排出量增加，周围血管阻力低，血压可低于正常。心排出量增加以保证足够的肝动脉血流。但由于肝内微循环的阻塞，使血流在肝内、外形成短路，肝血流量并不代偿性增多。肝内微循环损害、缺氧为肝功能严重减退的可能机制。同时，肝功失代偿时，肝脏不能代谢内源性或外源性的舒缩血管物质。肠血管活性肽（VIP）和P物质增加，使血管扩张，周围血管阻力下降，进而反射性刺激交感神经，使血内去甲肾上腺素和肾上腺素增多，导致不合理的血流分布。门静脉与食管周围、纵隔、气管甚至肺静脉可形成交通短路、肺内动、静脉也形成短路，患者常有低氧血症。部分患者的肺血流异常还与高动力的周围循环有关。

（三）肾

暴发性肝炎、肝硬化晚期，尤其有大量腹腔积液、消化道出血或合并感染时，不少患者发生肾衰竭，称为肝肾综合征或肝性肾病。肝肾综合征与急性肾前性肾功能衰竭很相似，两者都存在肾有效灌注下降、尿少、尿钠排出明显下降、氮质血症。肾脏本身无明显组织解剖的异常。但肾前性者对扩容反应好，而肝肾综合征时扩容无效。引起肾灌注不足可能与交感神经兴奋、肾素–血管紧张素系统的参与有关，更可能由于内毒素的作用，使肾血管持续收缩，肾小球滤过率下降，

（四）电解质和酸碱平衡紊乱

常见的有低钠、低钾，少尿时出现高钾。此外，还可有低镁。低钠常为稀释性的，机体总的可交换钠增加。近曲小管钠的吸收增加，同时醛固酮增加，都造成水钠潴留。此外，还可能有细胞膜缺损，使钠泵受损，细胞内钾外流，而钠内流，进一步使细胞外钠浓度下降。应用强力利尿剂时，血钠可<110mmol/L。但一般的低钠发展慢，机体可以慢慢适应。除利尿剂引起低血钾外，其他的因素如碱中毒、醛固酮增多、胃肠道丢失钾均可引起血钾下降。肾小管酸中毒和低镁均可导致低钾血症。肝功能衰竭时，利尿剂阻碍 Mg^{2+} 再吸收，导致 Mg^{2+} 丢失。肝功能衰竭时酸碱平衡失调呼吸性碱中毒外，低钾时可伴有代谢性碱中毒，出现肾功能衰竭则有代谢性酸中毒，乳酸

在肝脏内代谢，肝功能严重减退时，血乳酸浓度增高，故乳酸性酸中毒并非少见。

5.免疫功能

急性和慢性肝功能衰竭时容易并发感染。90%网状内皮系统，包括枯否细胞，位于肝内。严重的肝脏病变使肝内网状内皮系统功能明显下降。门脉高压明显或门-腔短路术后，肝外门静脉血内细菌旁开肝脏，直接流入体循环，导致菌血症，进而细菌可入腹腔积液，或细菌直接透过肠壁进入腹腔积液，引起原发性腹膜炎。腹腔积液穿刺、内镜检查、静脉输液，导尿等都容易导致各种感染，使预后凶险。

不少肝性脑病患者如晚期肝硬化，或暴发性肝炎肝实质严重损害，使肝功能衰竭，临床上不仅表现为肝性脑病，还有各脏器功能损害，这使临床表现、诊治更为复杂。

四、诊断

（一）临床表现特点

肝性脑病主要表现为脑病、原发肝脏疾病或分流以及并发症等相关症状。

1.脑病表现

肝性脑病主要表现为意识障碍、智能损害、神经肌肉功能障碍。根据症状、体征轻重可分为四级。症状可表现为性格、行为改变或异常，定向力和计算能力下降，昏睡、昏迷；神经系统体征表现为肌张力增强、腱反射亢进，可出现踝阵挛、扑击样震颤。随着病情发展，可出现锥体束征。严重时有阵发性惊厥。晚期神经反射消失，全身呈弛缓状态。

肝性脑病如不及时治疗，尤其Ⅲ、Ⅳ级重度患者，神经损害常不可逆，症状、体征则持续存在。脑电图上可出现异常的δ波率，两侧同时出现高电压的慢波。脑电图是一项较敏感的检查方法，但并不特异。

肝性脑病的起病、病程、表现因病因、诱因和病理基础不一而异。暴发性肝炎患者可在数日内进入昏迷，可不经过Ⅰ、Ⅱ级，预后差。肝硬化晚期消化道大出血或伴严重感染时，病情发展也很迅速。而门-腔吻合术后或门体侧支循环广泛形成时，可表现为慢性反复发作性木僵。

2.肝病表现

主要表现为肝功能减退、衰竭，伴有门脉高压症。前者常表现有消化道和全身症状，黄疸、肝臭、出血倾向等。门脉高压症表现为门-体侧支循环形成和消化道出血，腹腔积液，脾大，脾功能亢进。有些患者有门-体吻合术史。

3.其他

包括其他各种基础疾病以及肝病的并发症的表现，后者如食管、胃底曲张静脉破裂出血、原发性腹膜炎、严重的电解质紊乱、肝肾综合征等。它们可以成为肝性脑病的诱因，或在肝性脑病中同时出现。

（二） 实验室和辅助检查特点

1.血氨

慢性肝脏疾病的基础上发生的肝性脑病和门体分流相关的肝性脑病的症状型肝性脑病多半有血氨升高，但急性肝功能衰竭的肝性脑病患者血氨可正常。

2.脑电图

肝性脑病患者脑电图基本节律变慢，有散在 θ 波，但仍可见 α 波，随着意识障碍加深，可出现高波幅的 δ 波及三相波。对于轻微型肝性脑病和 I 级肝性脑病患者脑电图改变特异性变化不强，诊断价值相对较小，但在排除其他可能原因，如低血糖、尿毒症、呼吸衰竭等后，仍具有一定的诊断意义。

3.心理测试

使用各种心理智能测验以测试患者在认知或精确运动方面的细微改变。主要测试方法包括数字连接试验和成人智力量表，WCOG 工作小组推荐的主要有 4 种：NCT-A，NCT-B，数字-符号试验和木块图试验。另外，还有线追踪试验和系列打点试验等。这几种方法相对简便、易行、价廉，但单独应用时敏感性低，应至少采用两种或以上的方法，在分析结果时还要注意年龄、性别、职业、教育和文化程度差异的影响。其他的测试方法还有计算机辅助神经心理测试，如连续反应时间测定、扫描测验，以及选择反应时间等，这些方法操作简单，不需特殊训练，结果敏感可靠，不受年龄、职业和文化程度的影响。

4.生理神经测试

主要是各种诱发电位的测定，常用的有视觉诱发电位、脑干听觉诱发电位、躯体感觉诱发电位和事件相关电位 P300。其中视觉诱发电位敏感性和特异性相对较低，可作为一种筛选方法；脑干听觉诱发电位比较可靠、客观、灵敏性和特异性相对较好，并且不受教育程度和年龄的影响；躯体感觉诱发电位是刺激出现后潜伏期在 300ms 左右的第一个正向波，是用听觉或视觉刺激引起的大脑皮质信号（听觉诱发电位或视觉诱发电位），对反映轻度认知功能障碍有较高的敏感度，但这些测试对肝性脑病的诊断及分级的价值尚待进一步研究和更精确评价，如应用计算机辅助技术分析平均优势频率及特殊节律强度等。

5.影像学检查

（1）CT检查

急性肝性脑病患者进行头部CT检查可发现脑水肿；慢性肝性脑病患者可有不同程度的脑萎缩，但其与症状的相关性有待于进一步研究。

（2）MRI检查

MRI检查显示，80% 以上的肝性脑病患者有不同程度的脑萎缩，特别是额叶，45% 轻微型肝性脑病患者亦有脑萎缩。大多数肝硬化患者可出现双侧苍白球及壳核对称的T加权信号增强，这些异常高信号可延至基底节区的其他结构和边缘系统或枕叶白质，这可能与顺磁性物质锰在基底神经节的沉积有关，门体分流及胆汁排泄障碍都会引起锰在脑内的异常沉积。有研究表明肝硬化等慢性肝病患者脑含水量增加。

（3）磁共振波谱分析

用质子（H^1）MRS检测慢性肝病患者能发现脑部的代谢改变，包括谷氨酸或谷氨酰胺增加、肌醇与胆碱减少，因而肌醇与肌酐的比值，胆碱与肌酐的比值降低；而谷氨酸或谷氨酰胺与肌酐的比值增加，但MRS与肝性脑病的分级相关性不明显。

（4）正电子发射断层摄影

采用不同的示踪剂可反映脑内不同的生理生化过程，以$^{15}O-H_2O$可用来评价脑组织的血流灌注情况。急性肝性脑病时，脑血流量增加；慢性肝性脑病时，脑血流量普遍减低，尤其是额叶、颞叶、顶叶和枕叶等，降低水平与认知障碍程度相关^{13}N可用来测定氨代谢，肝硬化患者脑内氨代谢率增高，血脑屏障对氨的通透面积增加。

（5）临界视觉闪烁频率检测

测定患者视觉功能的变化，判定视网膜胶质细胞的病变，间接反映大脑胶质星形细胞肿胀和神经传导功能障碍，是发现和监测轻微型肝性脑病的一项敏感、简单而可靠的指标，并可对症状性肝性脑病进行定量诊断。

（三）诊断和鉴别诊断

肝性脑病的诊断缺乏金标准，很难说某种临床表现或某项实验室检查能确定肝性脑病。所以，肝性脑病的诊断是基于进展性肝病或门体分流的基础，有中枢神经系统异常的表现，又除去了其他引起类似神经异常的各种病因而作出的。肝性脑病的完整的诊断程序包括：①什么情况下应该考虑是否有肝性脑病（即诊断线索）。②明确是否为肝性脑病（即诊断依据和鉴别诊断）。③明确肝性脑病的临床分级、急性或慢性肝性脑病的类型。④进一步调查了解肝性脑病的诱因和肝病的病因，评估肝脏和其他脏器的功能状态。

1.肝性脑病的诊断线索

首先要确定有无脑病存在的可能，临床上对于有以下线索者，宜进一步仔细了解患者近期的表现，详细体检，结合其他检查，以明确是否有肝性脑病的存在。

①有较长的肝硬化病史，尤其是肝硬化失代偿期患者出现上消化道大出血、自发性腹膜炎等并发症。

②各种原因所致的急慢性肝功能衰竭者。

③各种原因的门脉高压症或门体分流者，如TIPS术后或外科门体分流术后。

④不明原因出现性格行为异常、意识障碍或精神异常，以及神经肌肉的异常表现，尤其是有慢性肝脏病病史、肝功能明显改变或肝硬化失代偿表现者。

对于有怀疑的患者，则要进一步检查以明确诊断。

2.肝性脑病的诊断依据和鉴别诊断

肝性脑病的诊断没有"金标准"，其诊断包括两方面：其一，支持肝性脑病的依据。其二，同时还应该排除其他疾病。

肝性脑病的主要诊断依据为：①严重肝病或广泛门体侧支循环病史，这是确诊的必要条件。②出现中枢神经功能紊乱的表现，如行为性格异常，精神紊乱、昏睡或昏迷，可有神经体征如扑翼样震颤、腱反射亢进、肌张力、踝阵挛、锥体束征的改变等；但值得注意的是，一些轻微型患者的中枢神经功能紊乱的表现轻微而不典型，易被忽视。③肝性脑病的诱因。④明显肝功能严重失调或障碍的临床表现和实验室检查异常，或血氨增高。在进行相关辅助检查并排除其他导致精神症状的疾病后，就可诊断。扑翼（击）样震颤和典型的脑电图改变有重要参考价值。对肝硬化患者进行数字连接试验和心理智能测验可发现轻微肝性脑病。

以精神症状为唯一突出表现的肝性脑病易被误诊为精神病，因此凡遇精神错乱患者，应警惕肝性脑病的可能性。另外，某些疾病可能伴有颅内病变，酒精性肝病常伴酒精性脑病，此时宜仔细询问病史，结合体格检查和实验室辅助检查手段加以鉴别。有肝性脑病还应与可引起昏迷的其他疾病，尤其是某些肝脏疾病患者合并有其他疾病或用药的情况下，如糖尿病、低血糖、尿毒症、脑血管意外、脑部感染和镇静药过量等，若出现嗜睡或昏迷的情况，应进一步追问现病史和既往病史，检查有无肝脏疾病的相关体征、神经系统定位体征，结合肝功能、血氨、脑电图等将有助于诊断与鉴别诊断。

该病的诊断在有符合肝性脑病的诊断依据的基础上，排除其他相关的情况，可明确诊断。

3.临床分型

肝性脑病分为三型。

（1）A型

急性肝衰竭相关的肝性脑病。

（2）B型

门体分流相关的肝性脑病，无肝细胞实质性病变。

（3）C型

肝硬化、门脉高压或门体分流相关的肝性脑病，是发生在慢性肝病、肝硬化基础上的肝性脑病。根据肝性脑病的不同表现、持续时间和特性，C型又可分为以下3个亚型。

C1发作性肝性脑病，在慢性肝病的基础上在短时间内出现意识障碍或认知改变，不能用先前存在的有关精神失常来解释，可在短期内自行缓解或在药物治疗后缓解。发作性肝性脑病根据有无诱因又可分为：

C1-1诱因型：有明确的、可追踪的诱发因素，如上消化道出血、大量排钾利尿、脱水、大量放腹腔积液、高蛋白饮食、使用镇静催眠药或麻醉药等精神类药物、便秘、尿毒症、外科手术、感染以及电解质（高血钾、低血钾或低血钠和酸碱平衡失调等）紊乱。

C1-2自发型：无明确的诱发因素。

C1-3复发型：指1年内有一次或一次以上肝性脑病发作。

C2持续性肝性脑病，在慢性肝病的基础上出现持续性的神经精神异常，包括认知力下降、意识障碍、昏迷甚至死亡。根据患者自制力和自律性受损的严重程度可进一步分为：

C2-1轻型：即肝性脑病I级。

C2-2重型：即肝性脑病Ⅱ～Ⅳ级。

C2-3治疗依赖型：经药物治疗可迅速缓解，若间断治疗，症状又会加重，

C3轻微肝性脑病，以前曾称为亚临床肝性脑病（SHE），是指某些慢性肝病患者无明显症状性肝性脑病（发作性肝性脑病或持续性肝性脑病）的临床表现和生化异常，但用精细的智力试验或神经电生理检查可见智力、神经精神的异常而诊断的肝性脑病。患者虽无肝性脑病的临床表现，但操作能力和应急反应能力减低，在从事高空作业、机械或驾驶等工作时容易发生意外。由于亚临床肝性脑病这个词有一定的误导性，易被误认为亚临床型肝性脑病发病机制独立于肝性脑病之外或临床意义不大，近年来逐渐改称为轻微肝性脑病，以强调其作为肝性脑病发展过程中的一个特殊阶段。

West Haven精神分级：根据患者意识、智力和行为改变、West Haven标准将肝性脑病分为I～Ⅳ级：

I级：轻微的认识不清、欣快或焦虑、注意力集中时间缩短、数字加减能力减退。

Ⅱ级：嗜睡，定向力和计算力轻度失常、人格改变、行为失常。

Ⅲ级：嗜睡至半昏迷，但可唤醒应答，神志不清，定向力障碍。

Ⅳ级：昏迷，对言语刺激或强烈刺激无反应。

对West Haven DI级和Ⅳ级患者，还可采用Glasgow昏迷分级以减少测试主观性，主要测试睁眼反应、语言行动反应、运动反应及神经障碍定量。

五、治疗

（一）治疗原则

肝性脑病的治疗应全面考虑，综合治疗，不同病因，不同病情，不同类型肝性脑病治疗可能有所不同。对A型肝性脑病患者，宜采取综合治疗措施（如抗病毒治疗、促进肝细胞再生、支持对症治疗等）治疗急性肝衰竭；对B型或C型某些与门体分流相关的自发型肝性脑病患者，临床上可用介入治疗技术（如金属圈、气囊、油剂、无水乙醇）或手术阻断门体侧支循环，以降低肝性脑病的复发率。C型肝性脑病患者以尽快行肝移植，包括原位肝移植和肝细胞移植。目前的外科和免疫抑制技术的发展使肝移植得以广泛开展，因此，对于有适应证的患者，肝移植是肝性脑病的最理想和最根本的治疗手段。

轻微型肝性脑病的预防和治疗，要增强对轻微型肝性脑病重要性的认识，对高危人群及早进行筛查，早期预防和治疗。对从事潜在危险性工作的轻微型肝性脑病患者进行教育、治疗上可采用乳果糖、口服非吸收抗菌药长程维持治疗，也有口服 L-鸟氨酸-L-天门冬氨酸（OA）的报道，可以起到改善神经心理测验结果和生活质量以及降低临床型肝性脑病发病率的作用，但由于上述药物治疗轻微型肝性脑病的研究均是小样本，短疗程的研究，因此，其效果宜从循证医学角度看尚需通过大样本，随机对照临床研究来证实。

（二）临床型肝性脑病的治疗

1.严密观察病情变化

肝性脑病常发生于严重或终末期肝脏疾病，病情重，死亡率高，故宜严密观察病情变化，包括生命体征、神志、尿量、血清生化学、肝功能、血氨、凝血功能等。

2.去除诱因

多数肝性脑病的发生有明确的诱因，控制或消除这些诱因常可有效地逆转肝性脑病的发展。例如肝功能失调或障碍时，宜严格控制肠道内蛋白质的摄入；防治便秘；维持水、电解质和酸碱平衡；食管曲张静脉破裂大出血后常出现肝性脑病，应积极止血、清除肠道积血、并纠正贫血、避免输库存血等可以抑制肝性脑病的发生。合并感染时，肝功能恶化，可促发肝性脑病，应尽早发现和给予抗生素治疗。值得重视的是，严重肝脏疾病时，感染的发生率较高，其临床表现可很不典型，且容易被原发病所掩盖，故要警惕。对躁动的患者，主要是治疗肝性脑病，应慎用镇静剂，尤其是苯巴比妥类药物，以免加重病情。

3.营养支持治疗、改善肝细胞功能

肝性脑病患者往往食欲不振，或已处于昏迷状态，进食少，甚至不能进食，仅靠一般的静脉输液远远不能满足机体的需要。

（1）饮食

每日热量＜6000～8000kJ，应以碳水化合物为主，每日葡萄糖总量可达300～400g；蛋白质摄入的控制取决于病情轻重和基础病，肝性脑病发作时，严格控制肠道内蛋白质摄入（可经静脉适当补给蛋白质）（尤其是急性肝功能衰竭诱发的肝性脑病），但禁食蛋白质食物不宜过长时间（＜4d）；待病情改善后，每日经胃肠道摄入蛋白质量宜控制在（1～1.5）g/（kg·d），选择植物蛋白质和奶制蛋白质为佳，因其有较高的产热量和提供食物纤维，有利于胃肠正常菌群和酸化肠道。可少量多次鼻饲或必要时辅以经中心静脉予肠道外营养。

（2）维持水、电解质和酸碱平衡

记录每日液体出入量，定期查血钾、钠、氯、二氧化碳结合力、血尿素氮、血细胞比积、尿钾、尿钠等。每日入液量应量出而入，一般为2000mL左右，不宜超过2500mL。有腹腔积液、水肿、脑水肿者，应减少液量，并限钠，氯化钠量＜3～5g/d。

如水潴留和低血钠同时存在，多为稀释性低钠血症，应同时限制水，不主张补给高钠液体。但如重度缺钠时，水中毒对机体造成威胁，尤其是可能出现脑水肿时，可酌情补给适量高渗盐水，同时严格限水（700～1000mL/d）。血钠水平纠正到120mmol/L以上即为安全范围。此外，透析治疗可用于纠正严重的低钠，以移去过多的水。对缺钠性低钠、低钾血症，以补钾为主，补钠为辅。进食困难者，要静脉补钾，每日给氯化钾3g，低钾碱中毒时，补钾量还要增加。如伴有低镁血症，也应予以补镁。

肝性脑病患者如出现肝肾综合征时，预后很差。要注意有无引起急性肾前性肾功能衰竭的各种因素。可试给右旋糖酐40、白蛋白扩容，并在此基础上，再给多巴胺以增加肾小球灌注，然后静注100～200mg呋塞米。应严格限制入液量（1000～1500mL/d，或以前1d尿量加上1000mL为当日输液总量）。也有主张应用血透或腹膜透析，但疗效较差。

对肝功能衰竭时各类酸碱失衡，主要针对原发病因处理。

（3）维生素和能量合剂

宜给予各种维生素，如维生素B、维生素C、维生素K，此外还有维生素A、维生素D、叶酸。有人认为不宜给维生素B_6，因为它使周围神经的多巴转变成多巴胺，影响多巴进入脑部，因而减少中枢神经系统内神经递质的形成。此外，可给ATP 20mg，1～2次/d，肌内注射或静滴；辅酶A50U，1～2次/d，肌内注射或静滴。可酌情补给锌剂。

（4）加强支持治疗

酌情输给血、血浆及白蛋白；胃肠道大出血或放腹腔积液引起肝性脑病时，可输血、血浆及白蛋白，可维持胶体渗透压。补充白蛋白对肝细胞的修复和提高机体抵抗力也有利。

4.降低血氨的浓度或拮抗氨及其他有害物质，改善脑细胞功能

（1）减少肠道内氨及其他有害物质的生成和吸收

清洁肠道，口服缓泻剂，如乳果糖、乳梨醇、20%甘露醇、50%硫酸镁及大黄等，维持稀软大便2～4次/d（不能口服或意识障碍时进行清洁灌肠），使肠内保持酸性环境，减少氨的吸收（其中乳果糖口服或灌肠是目前国内外认为最有效的治疗）。

①导泻或灌肠：清除肠道内积食或积血，减少氨、含氮物质及其他有害物质的来源，是一重要的辅助治疗。如无上消化道出血，可口服50%硫酸镁40mL导泻。肝硬化患者上消化道大出血后合并肝性脑病时，口服20%甘露醇100～200mL，能使血NH_3和氨基酸浓度迅速下降。

②不吸收的双糖

其一，乳果糖：乳果糖是人工合成的双糖（乳糖和果糖），人类小肠细胞的微绒毛无分解乳果糖的双糖酶，所以乳果糖不被小肠吸收。起效的初始部位在结肠，乳果糖被结肠菌丛酵解，能增加大便次数，从而减少肠道谷氨酰胺转换成氨或α-酮戊二酸

的能力，从而减少氨负荷，降低血氨水平。乳果糖有糖浆剂和粉剂，30～100mL/d或30～100g分3次口服，宜从小剂量开始，调节至2～3次/d软便，粪pH5～6。有研究显示，乳果糖减少肠道需氧菌数量，降低粪便pH，降低血氨浓度，能有效改善肝性脑病患者的心理智能测试结果。有学者建议对TIPS术后患者和门脉高压的肝硬化患者预防性地常规应用乳果糖。但近年来，对乳果糖治疗肝性脑病的疗效有一定的争议。另外，乳果糖引起腹胀等不良反应有不少报道。

其二，乳梨醇：乳梨醇是乳果糖的衍生物，作用机制与乳果糖相似，口服更易被吸收。应用乳梨醇后厌氧菌和乳酸杆菌占肠道细菌总量的比值增加，产氨的细菌和需氧菌占肠道细菌总量的比值减少，同时，肠道pH下降，排便次数增加，大便多为软便，患者血氨浓度下降，精神状态改善，扑翼样震颤减轻，且因乳梨醇的口感更好，不良反应更少，易于携带，故更易耐受。剂量均遵从个体化，以保持每日2次方便为宜。

其三，口服抗生素：口服一些不吸收的抗生素被认为是一种与不吸收双糖制剂一样有效的治疗肝性脑病的措施。口服新霉素、卡那霉素、庆大霉素、甲硝唑或替硝唑、氟喹诺酮类、利福昔明等曾被应用于肝性脑病的治疗，以减少细菌对蛋白质的分解，从而减少氨和内毒素的产生（但这些药物都有一定的不良反应，有可能造成菌群失调），也可使用乳酸杆菌、双歧杆菌等肠道有益活菌制剂，抑制肠道有害菌群的繁殖，减少氨的生成，但新霉素等氨基糖苷类药物由于其潜在的肾脏毒性已渐渐被弃用；而甲硝唑引起胃肠道反应大，近年来临床应用越来越少。近年来，喹诺酮类药物在防治肝性脑病的报道越来越多。另外，利福昔明的报道也逐渐引起人们的重视，利福昔明是利福霉素的衍生物，抑制细菌RNA的合成。口服给药实际上不吸收，仅作用于胃肠道局部。临床试验证明利福昔明治疗肝性脑病至少与乳果糖和新霉素作用同样有效，同时耐受性更好。在不耐受新霉素和肾功能损害的患者，利福昔明是首选的抗生素。有研究发现，利福昔明联合乳果糖治疗肝性脑病更能有效控制患者症状、体征，且耐受性良好，无不良反应发生。在减少产氨菌丛方面，两药合用有协同作用。在需接受长时间治疗的肝性脑病患者，利福昔明和双糖联合使用因其有效性和耐受性良好应首先考虑。

其四，其他：如粪肠球菌（SF68），SF68是通过发酵乳酸而产生的一种尿素酶阴性的细菌，对几种肠道抗生素均耐药。它能抑制其他肠道细菌的复制。有研究发现SF68对慢性肝性脑病患者的治疗作用至少与乳果糖同样有效，且无不良反应，治疗中断2周也不会失去其有效作用。

（2）增加氨等毒性物质的排除

①L–鸟氨酸–L–天门冬氨酸（OA）：OA通过刺激谷氨酰胺合成而降氨。OA是安全、有效的治疗肝硬化伴肝性脑病患者的药物。口服OA是安全、耐受良好的治疗肝性脑病的药物。OA在临床上开始应用，初步证实是安全有效的，OA中的鸟氨酸为鸟

氨酸循环的底物，并能增加氨基甲酰磷酸合成酶的活性，天冬氨酸能促进谷氨酰胺的形成，从而达到促进氨的转化与尿素合成的目的，降低血氨水平，减轻脑水肿（这是目前认为较为有效地可以降低血氨的静脉用药物）。

②苯甲酸盐：苯甲酸盐与氨结合后以马尿酸盐的形式排泄而使血氨下降。但其疗效尚有待进一步研究。临床上常用的有谷氨酸钠，谷氨酸钾，门冬氨酸钾镁及盐酸精氨酸等。但均为经验用药，其确切疗效仍有争议（谷氨酸钠与谷氨酸钾可与氨结合形成谷氨酰胺，但可导致或加重碱中毒，并且在腹腔积液、少尿和水肿时限制了钾盐和钠盐的使用）。盐酸精氨酸在理论上可促进鸟氨酸循环，但对于 A 型肝性脑病患者，由于肝衰竭时缺乏鸟氨酸氨基甲酰转移酶和精氨酸酶而导致效果较差；B 型疗效可能较好（因精氨酸为酸性，适用于有碱中毒者）。

③其他：如补充锌，动物实验证实脑中锌含量下降与肝性脑病的神经抑制有关，肝性脑病患者在限制蛋白质摄入的同时也限制了锌的摄入，蔬菜又阻碍了锌的吸收，而尿素循环中有两种酶依赖锌，故理论上认为给乙酸锌可改善症状。但在两项大样本研究中，发现口服锌（200mg，3次/d）能提高血浆锌浓度，但不能改善 PSE 指数。L-肉毒碱能显著降低血液和脑内的氨水平，对氨中毒导致的肝性脑病有明显的保护作用，故有人试用于各型肝性脑病的治疗。

5.基于假性神经递质的治疗

主要使用支链氨基酸。有研究显示，支链氨基酸治疗肝性脑病，可能有助于患者的症状，体征好转，摄入足量富含支链氨基酸的混合液对恢复患者的正氮平衡是有效和安全的。但支链氨基酸用于预防和治疗慢性肝性脑病，在权威著作上意见分歧。目前临床上支链氨基酸预防和治疗肝性脑病，仅用于不耐受蛋白质的进展期肝硬化患者。

6.基于假性神经递质和"GABA/BZ符合受体"假说的治疗

针对假性神经递质学说和CABA/BZ复合受体学说，许多研究者进行了相关的探索，如左旋多巴、多巴胺受体激动剂——溴隐亭、苯二氮䓬受体拮抗剂——氟马西尼、阿片受体拮抗剂——纳洛酮等，但实际疗效差异，评价不一，临床工作中不作常规推荐。氟马西尼对 70% 的肝性脑病患者可产生短暂而明显的改善，氟马西尼口服吸收达高峰浓度需 20~90min，静脉应用 20miri 遍布全身，因起效快，排泄快，故多用静脉注射。马西尼不是对所有肝性脑病有效，可能同时存在颅压升高、脑水肿、低氧、低血糖；肝衰竭终末期或某些物质，并非苯二氮类与肝性脑病发生有关，或存在其他苯二氮受体的配体。

7.防治并发症

防治脑水肿，积极治疗原发疾病。

8.人工肝支持系统

包括机械人工肝支持系统和生物人工肝支持系统。后者尚处于实验研究阶段。临床上常用的机械人工肝支持系统包括血浆置换、血液透析、血液灌流、分子吸附再循环系统等，主要用于 A 型肝性脑病患者，主要是通过清除血液中的氨和其他毒性物质，并可补充蛋白质及凝血因子，纠正水电解质紊乱及酸碱平衡失调。实际工作中要针对患者的具体情况，选择不同的方法，以达到最佳效果。其疗效有待进一步验证。

9.肝移植和肝细胞移植

肝性脑病常发生于终末期肝脏疾病或严重肝功能衰竭患者，肝脏移植和肝细胞移植是最终治疗肝性脑病的重要而且非常有效的治疗手段，尤其对于终末期肝脏疾病，有条件的应尽快行肝脏移植或肝细胞移植。

（1）肝细胞移植

肝细胞移植目前尚处于临床研究阶段，技术尚不成熟。前期研究表明肝细胞能移植、扩增，对慢性肝功能不全的患者提供代谢支持。

（2）原位肝移植

近年来，随着肝移植的开展，肝脏移植手术在技术上趋于成熟，手术成功率和生存率越来越高，对于许多目前尚无其他满意治疗方法可以逆转的慢性肝性脑病，肝移植是一种有效的治疗方法。肝移植的成功为肝硬化并发症如肝性脑病等的治疗提供了新的解决思路，但供体不足仍然是目前的主要困难之一。

10.门体分流栓塞术

主要用于门体分流性肝性脑病的治疗。门体分流栓塞术常用的途径有经皮逆行经腔静脉栓塞术、经皮经肝门静脉栓塞术。栓塞材料可为不锈钢螺栓或乳胶气囊。研究发现，栓塞术后分流消失且血氨下降、脑电图改善者未再发生肝性脑病。门体分流栓塞术的并发症有发热、一过性胸腔积液、腹腔积液和轻微的食管静脉曲张，对于轻微的食管静脉曲张无严重后果不需治疗。另有学者提出，TIPS术后患者用乳胶气囊能栓塞分流，并改善脑病的症状、体征。然而，患者依然有发生门脉高压并发症的危险。

第七章 危重症患者的感染

第一节 重症肺炎

肺炎是严重危害人类健康的一种疾病，占感染性疾病中病死率之首，在人类总病死率中排第五、第六位。重症肺炎除具有肺炎常见呼吸系统症状外，尚有呼吸衰竭和其他系统明显受累的表现，既可发生于社区获得性肺炎（CAP），亦可发生于HAP。在HAP中以重症监护病房（ICU）内获得的肺炎、呼吸机相关肺炎（VAP）和健康护理（医疗）相关性肺炎（HCAP）更为常见。免疫抑制宿主发生的肺炎亦常包括其中。重症肺炎病死率高，在过去的几十年中已成为一个独立的临床综合征，在流行病学、风险因素和结局方面有其独特的特征，需要一个独特的临床处理路径和初始的抗生素治疗。重症肺炎患者可从ICU综合治疗中获益。

一、诊断

CAP是指在医院外罹患的感染性肺实质（含肺泡壁，即广义上的肺间质）炎症，包括具有明确潜伏期的病原体感染而在入院后平均潜伏期内发病的肺炎。简单地讲，是住院48h以内及住院前出现的肺部炎症。CAP临床诊断依据包括：①新近出现的咳嗽、咳痰，或原有呼吸道疾病症状加重，并出现脓性痰；伴或不伴胸痛。②发热。③肺实变体征和（或）湿性啰音。④WBC＞10×10^9/L或＜4×10^9/L，伴或不伴核左移。⑤胸部X线检查示片状、斑片状浸润性阴影或间质性改变，伴或不伴胸腔积液。以上①～④项中任何一项加第⑤项，并除外肺结核、肺部肿瘤、非感染性肺间质性疾病、肺水肿、肺不张、肺栓塞、肺嗜酸性粒细胞浸润症、肺血管炎等，可建立临床诊断。

重症肺炎通常被认为是需要收入ICU的肺炎。关于重症肺炎尚未有公认的定义。在中华医学会呼吸病学分会公布的CAP诊断和治疗指南中将下列症状列为重症肺炎的表现：①意识障碍；②呼吸频率＞30/min；③PaO_2＜60mmHg，氧合指数（PaO_2/FiO_2）

<300，需行机械通气治疗；④血压<90/60mmHg；⑤胸片显示双侧或多肺叶受累，或入院48h内病变扩大≥50%；⑥少尿：尿量<20ml/h，或<80ml/4h，或急性肾功能衰竭需要透析治疗。

重症肺炎的诊断标准：主要诊断标准如下：①需要机械通气；②入院48h内肺部病变扩大≥50%；③少尿（每日<400ml）或非慢性肾衰患者血清肌酐>177μmol/L。次要标准：①呼吸频率>30/min；②PaO_2/FiO_2<250；③病变累及双肺或多肺叶；④收缩压<90mmHg；⑤舒张压<60mmHg。符合1条主要标准或2条次要标准，即可诊断为重症肺炎。

对重症社区获得性肺炎的诊断标准。主要标准：①需要创伤性机械通气；②需要应用升压药物的脓毒性血症休克。次要标准包括：①呼吸频率>30/min；②氧合指数（PaO_2/FiO_2）<250；③多肺叶受累；④意识障碍；⑤尿毒症（BUN>20mg/dL）；⑥白细胞减少症（白细胞计数<4×10^9/L）；⑦血小板减少症（血小板计数<100×10^9/L）；⑧体温降低（中心体温<36℃）；⑨低血压需要液体复苏。符合1条主要标准或至少3项次要标准，可诊断。

二、临床表现

重症肺炎可急性起病，部分患者除了发热、咳嗽、咳痰、呼吸困难等呼吸系统症状外，可在短时间内出现意识障碍、休克、肾功能不全、肝功能不全等其他系统表现。少部分患者甚至可没有典型的呼吸系统症状，容易引起误诊。也可起病时较轻，病情逐步恶化，最终达到重症肺炎的标准。

三、辅助检查

（一）病原学

1.诊断方法

包括血培养、痰革兰染色和培养、血清学检查、胸腔积液培养、支气管吸出物培养或肺炎链球菌和军团菌抗原的快速诊断技术。此外，可以考虑侵入性检查，包括经皮肺穿刺活检、经过防污染毛刷（PSB）经过支气管镜检查或支气管肺泡灌洗（BAL）。

（1）血培养

一般在发热初期采集，如已用抗菌药物治疗，则在下次用药前采集。采样以无菌法静脉穿刺，防止污染。成人每次10～20ml，婴儿和儿童0.5～5ml。血液置于无菌培养瓶中送检。24h内采血标本3次，并在不同部位采集可提高血培养的阳性率。

在大规模的非选择性的因CAP住院的患者中，抗生素治疗前的血细菌培养阳性率为5%～14%，最常见的结果为肺炎球菌。假阳性的结果常为凝固酶阴性的葡萄球菌。

抗生素治疗后血培养的阳性率减半，所以血标本应在抗生素应用前采集。但如果有菌血症高危因素存在时，初始抗生素治疗后血培养的阳性率仍高达15%。因重症肺炎有菌血症高危因素存在，病原菌极可能是金葡菌、铜绿假单胞菌和其他革兰阴性杆菌，这几种细菌培养的阳性率高，重症肺炎时每一位患者都应行血培养，这对指导抗生素的应用有很高的价值。另外，细菌清除能力低的患者（如脾切除的患者）、慢性肝病的患者、白细胞减少的患者也易于有菌血症，也应积极行血培养。

（2）痰液细菌培养

嘱患者先行漱口，并指导或辅助患者深咳嗽，留取脓性痰送检。约40%患者无痰，可经气管吸引术或支气管镜吸引获得标本。标本收集在无菌容器中。痰量的要求，普通细菌＞1ml，真菌和寄生虫3～5ml，分枝杆菌5～10ml°标本要尽快送检，≤2h。延迟将减少葡萄球菌、肺炎链球菌以及革兰阴性杆菌的检出率。在培养前，必须先挑出脓性部分涂片作革兰染色，低倍镜下观察，判断标本是否合格。镜检鳞状上皮＞10个/低倍视野就判断为不合格痰，即标本很可能来自口咽部而非下呼吸道。多核细胞数量对判断痰液标本是否合格意义不大，但是纤毛柱状上皮和肺泡巨噬细胞的出现提示来自下呼吸道的可能性大。

痰液细菌培养的阳性率各异，受各种因素的影响很大。痰液培养阳性时，需排除污染和细菌定植。与痰涂片细菌是否一致、定量培养和多次培养有一定价值。在气管插管后立即采取的标本不考虑细菌定植。痰液培养结果阴性也并不意味着无意义：合格的痰标本分离不出金葡菌或革兰阴性杆菌就是排除这些病原菌感染的强有力的证据。革兰氏染色阴性和培养阴性应停止针对金葡菌感染的治疗。

（3）痰涂片染色

痰液涂片革兰氏染色可有助于初始的经验性抗生素治疗，其最大优点是可以在短时间内得到结果并根据染色的结果选用针对革兰阳性细菌或阴性细菌的抗生素；涂片细菌阳性时，常常预示着痰培养阳性；涂片细菌与培养出的细菌一致时，可证实随后的痰培养出的细菌为致病菌。结核感染时，抗酸染色阳性。真菌感染时，痰涂片可多次查到霉菌或菌丝。痰液涂片在油镜检查时，见到典型的肺炎链球菌或流感嗜血杆菌有诊断价值。

（4）其他

在军团菌的流行地区或有近期2周旅行的患者，除了常规的培养外，需要用缓冲碳酵母浸膏作军团菌的培养。尿抗原检查可用肺炎球菌和军团菌的检测。对于成人肺炎球菌肺炎的研究表明敏感性50%-80%，特异性90%，不受抗生素使用的影响。对军团菌的检测，在发病的第一天就可阳性，并持续数周，但血清型1以外的血清型引起的感染常被漏诊。快速流感病毒抗原检测阳性可考虑抗病毒治疗。肺活检组织细菌培养、病理及特殊染色是诊断肺炎的金标准。

2.细菌学监测结果（通常细菌、非典型病原体）诊断意义如下所述

（1）确定

①血或胸液培养到病原菌；

②经纤维支气管镜或人工气道吸引的标本培养到病原菌浓度≥10^5CFU/ml（半定量培养++）、支气管肺泡灌洗液（BALF）标本>10+CFU/ml（半定量培养+~++）、防污染毛刷样本（PSB）或防污染BAL标本10^3CFU/ml（半定量培养+）；

③呼吸道标本培养到肺炎支原体或血清抗体滴度呈4倍以上提高；

④血清肺炎衣原体抗体滴度呈4倍或4倍以上提高；

⑤血清中军团菌直接荧光抗体阳性且抗体滴度4倍升高，或尿中抗原检测为阳性可诊断军团菌。

⑥从诱生痰液或支气管肺泡灌洗液中发现卡氏肺孢子虫；

⑦血清或尿的肺炎链球菌抗原测定阳性；

⑧痰中分离出结核分枝杆菌。

（2）有意义

①合格痰标本培养优势菌中度以上生长（≥+++）；

②合格痰标本少量生长，但与涂片镜检结果一致（肺炎链球菌、流感杆菌、卡他莫拉菌）；

③入院3天内多次培养到相同细菌；

④血清肺炎衣原体抗体滴度≥1：32；

⑤血清中嗜肺军团菌试管凝聚试验抗体滴度一次高达1：320或间接荧光试验≥1：320或4倍增高达1：128。

（3）无意义

①痰培养有上呼吸道正常菌群的细菌（如草绿色链球菌、表皮葡萄球菌、非致病奈瑟菌、类白喉杆菌等）；

②痰培养为多种病原菌少量生长。

（二）影像学检查

影像学检查是诊断肺炎的重要指标，也是判断重症肺炎的重要指标之一。肺炎的影像学表现：片状、斑片状浸润性阴影或间质性改变，伴或不伴胸腔积液。影像学出现多叶或双肺改变，或入院48h内病变扩大≥50%，提示为重症肺炎。由于表现具有多样性，特异性较差。但影像改变仍对相关病原菌具有一定的提示意义。

（三）血常规和痰液检查

细菌性肺炎血白细胞计数多增高，中性粒细胞多在80%以上，并有核左移；年老体弱及免疫力低下者的白细胞计数常不增高，但中性粒细胞的比率仍高。痰呈黄色、黄绿色或黄褐色脓性混浊痰，痰中白细胞显著增多，常成堆存在，多为脓细胞。病毒性肺炎白细胞计数一般正常，也可稍高或偏低。继发细菌感染时白细胞总数和中性粒细胞可增高。痰涂片所见的白细胞以单核细胞为主；痰培养常无致病菌生长；如痰白细胞核内出现包涵体，则提示病毒感染。在重症肺炎时可因骨髓抑制出现白细胞减少症（白细胞计数$<4 \times 10^9/L$）或血小板减少症（血小板计数$<100 \times 10^9L$）。二者均提示预后不良，是诊断重症肺炎的2个次要标准。在感染控制、病程好转后可恢复。

（四）血气分析

肺炎时，由于发热、胸痛或患者焦虑可出现呼吸次数加快，患者可出现呼吸性碱中毒，$PaCO_2$降低。重症肺炎时，由于通气-血流比例失调、肺内分流增加、弥散功能异常等可出现严重的低氧血症，$PaO_2<60mmHg$，出现Ⅰ型呼吸衰竭。痰液过多致气道堵塞、呼吸浅慢或停止、以往有COPD时可表现为Ⅱ型呼吸衰竭，PaO_2降低，$<60mmHg$，并伴有$PaCO_2>50mmHg$。（五）其他检查

可有红细胞沉降率增快、C-反应蛋白升高、血清碱性磷酸酶积分改变等提示细菌感染的变化。肾功能不全时，可有尿改变及血清尿素氮、肌酐升高，尿量$<20ml/h$，或$<80ml/4h$、血清肌酐$>177\mu mol/L$，$BUN>1.11\mu mol/L$可提示为重症肺炎。另外也可有肝功能异常；由于患者进食差、消耗增加，常可有低蛋白血症存在。心肌损害可有心肌酶的增高及心电图的改变。

四、治疗

判断病情对治疗极为重要。判断病情的轻重有不同的方法，比较简便有效的是CURB-65评分。由意识障碍、尿素氮升高、呼吸频率加快、低血压，和年龄大于65岁5条组成，每条评1分。评分为。分，1分，2分时，30d的病死率分别为0.7%，2.1%，9.2%。当评分为3分、4分、5分时，30d病死率分别为14.5%，40%，57%o临床符合重症肺炎的标准，也提示病情重，需在ICU病房监护下治疗。一些研究表明，在住院后24～48h才转到ICU的CAP患者病死率和致残率高于那些直接收住ICU的CAP患者。相反地，不能从ICU治疗中直接获益的患者被收入ICU，资源也常可被不适当地占用。判断CAP的严重程度，确定哪些患者需要入住ICU仍旧是一个问题。但强调应动态评估病情：急性肺炎是病情发展变化较快的疾病，特别是起病的初期和应用抗生素治疗后。应分别在入院时、入院前24h内、在疾病过程中（24h后）对病情进行评估。

重症肺炎的治疗包括抗菌药物治疗、呼吸支持、营养支持、加强痰液引流以及免疫调节、防治多器官系统功能衰竭等。重症肺炎易出现多器官系统功能衰竭，有效的抗生素初始治疗是治疗的核心，可预防出现多器官系统功能衰竭。

（一）抗生素的治疗

1.社区获得性肺炎的抗生素治疗

第一次抗生素应在急诊科留取细菌培养标本后尽早给予。制定早期经验性抗生素治疗方案必须根据总的流行病学类型来制定，即基本的抗生素的初始方案应该根据具体患者的风险因素来进行调整，然后再根据微生物学调查结果调整：

第一，在肺炎链球菌的耐药率低的地区，常规抗生素治疗应包括以下联合治疗：

二代头孢菌素（如头孢味辛）或氨基青霉素加β–内酰胺酶抑制剂加红霉素，或者选用三代头孢菌素（如头孢噻肟或头孢三嗪）。

第二，当在特殊合并情况时，这种抗生素的基本方案应做相应调整。①对于存在肺脏并发症，如COPD或支气管扩张的患者，治疗中应包括GNEB或铜绿假单胞菌。四代头孢菌素如头孢吡肟和头孢匹罗可以覆盖这些病原体，也能覆盖青霉素耐药性肺炎链球菌，而且，联合用红霉素时，是这种情况下的合理选择。如果高度怀疑铜绿假单胞菌感染，应考虑给予抗假单胞菌的联合治疗，如β–内酰胺类（头孢他啶、头孢吡肟、亚胺培南）和加氨基糖苷类（最好是妥布霉素或阿米卡星）加红霉素或用一种β–内酰胺类加环丙沙星（或曲伐沙星）。②对于长期卧床患者，存在吸入性肺炎的风险，尤其是那些神经系统病变的患者，抗生素治疗应覆盖金黄色葡萄球菌和厌氧菌。此时不应选用二代头孢菌素，而应选择氨基青霉素加β–内酰胺酶抑制剂或克林霉素。另外，亚胺培南也有效。

第三，ATS建议需ICU住院的CAP患者的治疗。①一种β–内酰胺类（头孢噻肟，头孢曲松，或氨苯西林/舒巴坦）加阿奇霉素或一种氟喹诺酮。对青霉素过敏的患者，推荐呼吸喹诺酮类和氨曲南。②对假单胞菌感染，用一种抗球菌、抗假单胞菌β–内酰胺类（哌拉西林/他唑巴坦，头孢吡肟，亚胺培南或美罗培南）加环丙沙星或左氧氟沙星（750mg/d）或以上的β–内酰胺类加氨基糖苷类和阿奇霉素，或以上的。β–内酰胺类加一种氨基糖苷类和抗肺炎球菌的氟喹诺酮类（对青霉素过敏的患者，可用氨曲南替换以上的β–内酰胺类）。③如果考虑CA–MRSA加万古霉素或利奈唑烷。

2.医院获得性肺炎的抗生素治疗

初始治疗选择抗生素要根据HAP患者的分组，一组为住院后早发的、没有MDR病原体感染危险因素者，其可能的病原体包括肺炎链球菌、流感嗜血杆菌、甲氧西林敏感金黄色葡萄球菌（MSSA）、敏感的肠杆菌科阴性杆菌（大肠埃希菌、肺炎克雷伯杆菌、变形杆菌和沙雷杆菌），可分别选用头孢曲松、左氧沙星（或莫西沙星、环丙沙星）、氨苄西林/舒巴坦、艾他培南治疗；另一组则为晚发的、有MDR感染的危险因素者，其可能病原体包括PA、超广谱β–内酰胺酶（ESBLs）的肺炎克雷伯杆菌、不动杆菌属、MRSA、军团菌，怀疑为前三者，可选用具有抗绿脓活性的头孢菌素（头孢吡肟、头孢他啶），或具有抗绿脓活性的碳青霉烯类（亚胺培南或美洛培南），或β–内酰胺类/β–内酰胺酶抑制剂（哌拉西林/他唑巴坦）+具有抗绿脓活性的氟喹诺酮类（环丙沙星或左氧沙星）或氨基糖苷类（丁胺卡那、庆大霉素、妥布霉素）联合治疗，后两者可分别选用利奈唑烷或万古霉素、大环内酯类或氟喹诺酮类治疗。重度HAP常见病原体包括铜绿假单胞菌、不动杆菌、肺炎克雷伯杆菌、肠杆菌科细菌和MRSA。怀疑这些病原体感染者，在初始治疗时，应联合用药，具体使用哪一种抗生素，应依据当地或本单位的抗生素敏感性情况、药物的不良反应、患者过去两周内用药情况等因素综合考虑，尽量不选择已经使用过的抗生素。治疗中，要尽可能增加对不同病原体的覆盖，联合应用碳青霉烯类、阿米卡星和万古霉素是覆盖面最广的用药方案。如果要覆盖 ICU 内引起 VAP 最常见的两种病原体 PA 和 MRSA，需联合应用万古霉素、一种碳青霉烯类和一种喹喏诺酮类，这种方案可覆盖 90% 以上的病原体。如果患者是在应用抗生素治疗其他部位感染期间发生了 HAP，经验性选药应选择另一种不同类型的抗生素。

3.对抗生素疗效的评估和处理

如果微生物培养结果证实为耐药菌或是没有预计到的病原体感染，并且患者对治疗没有反应，则应对已选择的抗生素进行调整。如果培养结果与预计的 MDR 病原体不符，也不是铜绿假单胞菌感染，或细菌对更窄谱抗生素敏感，则应降阶梯或选用窄谱抗生素治疗。初始治疗有效时，通常在治疗 48～72h 后临床有改善，不应调整用药。如治疗没有反应，且病情恶化较快，则要调整抗生素，增加对病原体的覆盖面，等待培养结果和其他诊断数据。治疗 3d 后临床情况没有改善，可认为治疗无效，应对病情重新评估：对病原体的估计是否错误，是否系耐药病原体，诊断是否有误，是否为非感染因素所致，有无肺外感染的证据（肺不张、肺栓塞、ARDS、肺出血症、基础疾病、肿瘤），是否出现了并发症（肺脓肿、机会菌感染，药物热等）。影像学检查有助于发现治疗失败的原因，侧卧位 X 线胸片、超声、肺 CT 能发现可能的胸腔积液，除外肺脓肿等。对于低血压、需液体复苏的重症 CAP 患者需要警惕隐性肾上腺功能不全。

（二）其他治疗

1.机械通气

机械通气用于治疗严重低氧血症通过吸氧不能改善者。在需要机械通气的重症肺炎中，严重低氧血症的主要病理生理机制是存在肺内分流和通气-血流比例失调，通气-血流比值降低：轻到中度肺炎的患者分流量达到心输出量的 10% 以上，低通气-血流比值的区域达到血流量的 10% 以上，需要机械通气的患者，肺内分流量和低通气-血流比值的区域都达到心输出量的 50%。死腔增加到肺泡通气量的 60%0 平均肺动脉压可能轻到中度增高（到 35mmHg）。这些气体交换障碍，部分原因是精氨酸等舒血管性代谢产物的释放，部分地抵消了缺氧性肺血管的收缩。对不需要立即插管的低氧血症或呼吸窘迫患者，可试用 NIV（无创通气）。在 COPD 患者可减少 25% 的插管需要。咳痰无力、痰多限制了 NIV 的应用。在最初的 1～2h 内，呼吸次数、氧合未改善，Pa-CO_2 未下降，需及时改用有创通气。对需要插管的患者，延长 NIV 时间会增加不良结局。NIV 对 ARDS 没有益处，而双肺肺泡浸润的 CAP 患者与 ARDS 几乎不能鉴别。对于有严重低氧血症的患者（$PaO_2/FiO_2 < 150$）也不适合 NIV。因此，对 $PaO_2/FiO_2 <$ 150、双肺肺泡浸润患者，应及时插管，行有创通气。对双侧弥漫性肺炎和 ARDS 应低潮气量通气（6ml/kg 理想体重）。经供氧和机械通气仍难以缓解的严重或难治的低氧血症，临床上对于单侧肺炎，调整患者体位到"健侧肺向下"，通过使通气好的区域

增加血流量，可以使 PaO_2 平均增加 10～15mmHg。同样的道理，对于病变主要位于双肺背部的患者可进行俯卧位通气。

2.抗炎药物

给予抗炎药物，环氧合酶抑制剂，如阿司匹林和消炎痛，可以逆转对缺氧性肺血管收缩的部分抵消作用。接受消炎痛治疗的患者，有50%的患者的 PaO_2 明显改善，但也有研究显示阿司匹林可以轻度改善肺内分流，而动脉氧合作用没有明显变化。因此，这类抗炎药物改善低氧血症的作用仍无定论。

3.前列腺素雾化吸入

低剂量的前列腺素雾化吸入，可以允许肺内通气-血流比值正常的肺泡区的血管舒张，表明可以减少肺内分流和肺动脉高压，而不会引起心输出量的变化，因此，可以使 PaO_2 平均增加20mmHg。

4.氧化亚氮（NO）

主要在成人呼吸窘迫的患者中研究了吸入少量 N_2 的作用。吸入少量NO可引起选择性的肺动脉血管扩张，以及通过减少肺内分流，可改善动脉氧合作用。在一项对单侧重症肺炎的初步研究中，NO表现出良好效果，使 PaO_2 平均增加20mmHg。但不论是雾化前列腺素还是雾化NO，都需要研究更多的例数、远期效应和这种方法对重症肺炎的结局的影响。

二、入院时查体

体温39.2℃，脉搏98次/分，呼吸21次/分，血压120/70mmHg。神志清楚，精神稍疲倦，营养一般。全身皮肤黏膜无黄染及出血点，浅表淋巴结未及肿大。巩膜无黄染，双侧瞳孔等大等圆，直径2.5mm，光反射敏感，口腔黏膜无破溃，牙龈无红肿，咽充血，双侧扁桃体肿大，无明显分泌物。唇无绀，胸廓对称，双肺呼吸音增粗，未闻及干湿性啰音，语颤正常，未及胸膜摩擦感，心律齐，HR98次/分，无早搏，各瓣膜听诊区未闻及杂音，未闻及心包摩擦音。腹部软，无压痛及反跳痛，肝脾肋下未触及，双下肢无明显浮肿，四肢肌力及肌张力正常，活动自如，无畸形，无下肢浮肿。

三、辅助检查

1.血常规

白细胞：$9.9 \times 10^9/L$，中性粒细胞：77%。

2.尿常规

蛋白2+，红细胞3～6个/高倍视野。

3.肝肾功能、电解质

总蛋白：57.3g/L，白蛋白：30.6g/L，谷丙转氨酶：63U/L，谷草转氨酶：155U/L，总胆红素：14.5μmol/L，直接胆红素：12μmol/L，间接胆红素：2.5μmol/L，尿素氮：

8.4mmol/L，肌酐：160μmol/L，葡萄糖：5.97mmol/L，钾：3.47mmol/L，钠：140.5mmol/L，氯：102.7mmol/L，钙：1.84mmol/L，镁：0.87mmol/L。

4.心肌酶指标

肌酸激酶（CK）达940U/L，肌酸激酶–心肌同工酶（CK–MB）68U/L，LDH达562U/L。

5.痰培养

未培养出致病菌。口咽拭子CDC检测出乙型流感病毒。

6.CT

发病第3日患者全胸片可见右下肺有少量斑片状阴影，余肺纹理粗乱；发病第5日患者胸部CT显示肺部病变明显进展，可见双下见密度增高影，双胸稍许积液影。发病第8日患者双侧肺部病变进一步加重，呈现双中下肺实变阴影，可见支气管充气征，胸腔积液亦较前片增多。

四、治疗及转归

入院后予患者使用飞利浦–伟康呼吸机无创通气，S/T模式，吸气压力支持16cmH$_2$O，呼气正压5cmH$_2$O。应用拜复乐0.4gQ12h，丙种球蛋白20g5天，金刚烷胺0.1g每日2次。同时给予液体复苏、抗休克，维持内环境稳定，保护重要脏器及营养支持等综合处理措施，患者病情逐渐好转。

转归：最高体温：第一天：39.6℃；第二天：38.4℃；第三天：37.2℃。

复查胸部CT：肺部病变明显吸收、好转，肺部实变阴影基本消失。

五、最后诊断

重症肺炎（B型流感病毒），I型呼吸衰竭，肺炎旁积液、心包积液，多脏器功能障碍综合征，感染性休克。

六、述评

该病例颇具特点：

第一，患者年轻，前驱有感冒病史，病程短，持续发热，体温达37.2～39.6℃，病变进展迅速。

第二，影像学表现显示肺部病变变化明显，呈逐渐加重趋势：发病第3日患者全胸片可见右下肺有少量斑片状阴影，余肺纹理粗乱；发病第5日患者胸部CT显示肺部病变明显进展，可见双下见密度增高影，双胸稍许积液影。发病第8日患者双侧肺部病变进一步加重，呈现双中下肺实变阴影，可见支气管充气征，胸腔积液亦较前片增多。

结合临床特点，首先考虑病毒性肺炎，最后的病原学诊断结果，支持B型流感病毒肺炎。流感病毒肺炎在流感流行季节多发,多见于重症流感病例。其临床表现往往在流感症状基础上出现肺炎的证据。在CAP病原学中的地位:在流感流行季节,肺炎患者中的流感病毒感染不容忽视,可能被严重低估。流感病毒肺炎临床特征包括:①起病急、高热不退,流感样症状突出;②呼吸道症状显著,听诊闻及湿性啰音;③可伴有肺外症状,如呕吐、腹泻,心肌损害、中枢神经系统损害、肝脏损害、肌肉损害等;④血常规:白细胞一般正常甚至明显减低;⑤胸片可见斑片状影甚至大片状实变。鉴别要点:流感流行季节,流感样症状基础上出现肺炎表现,可有肺外损害的表现。胸片可见斑片状影甚至大片状实变。鼻咽部分泌物或深部气道分泌物核酸检测可确诊。

流感季节性显著,我国北方冬季高发,南方春季高发,中部地区呈双峰周期,即每年1~2月份与6~8月份高发。因此,流感病毒肺炎主要发生在流行季节。对于确诊病例或疑似流感病例48小时内服用奥司他韦可明显减轻症状并缩短病程,因此,可显著减少严重并发症及肺炎的发生率。危重病例亦可以应用静脉用制剂帕拉米韦,一般用量0.3g,每日一次,最大量可用至0.6~0.9g,每日一次。由于耐药率不断增高,不提倡单独使用金刚烷胺或金刚乙胺。

第二节 导管相关性感染

一、导管相关性血流感染

每年ICU的中心静脉置管日(在指定时间内特定人群中所有患者暴露于中心静脉插管的总天数)总计1500万日。关于导管相关性血流感染(CRBSI)有很多不同的研究。感染可直接导致住院费用的增加和住院时间的延长,但未见明显的病死率增加。ICU中每年发生的CRBSI约为8万例,而在整个医院范围内,预计每年发生的病例数可高达25万。多项分析显示由于CRBSI可导致发病率的升高和医疗费用的增长,其花费非常惊人。

(一)诊断

1.血管内导管培养如下所述

①当怀疑CRBSI而移除导管时应进行导管培养;对于CVC应作导管尖端培养,而非皮下节段培养。导管尖端5cm节段半定量培养细菌计数>15CFU/平皿,或导管尖端肉汤定量培养细菌计数>10CFU/平皿可除外定植;

②当怀疑导管相关感染,并且导管出口处有渗液者,应用拭子擦拭渗出物作培养和革兰染色;

③对可疑肺动脉导管感染的患者,应作导丝顶端培养;

④导管插入部位和导管中央培养出相同细菌的半定量细菌培养菌落计数<15CFU/

平皿，高度提示导管不是血流感染的来源；

⑤如因怀疑CRBSI移除皮下埋置式静脉输液港，将该输液港内容物及导管尖端做定量培养。

2.血培养如下所述

①在开始抗生素治疗前留取血标本作培养。可疑CRBSI，应留取2份血标本，1份留自导管，1份留自外周静脉。在开始抗菌药物治疗前留取血标本，而且培养瓶上需标注采血部位。如果不能自外周静脉抽血，推荐自不同的导管内腔留取至少2份血标本。

②诊断CRBSI应符合自外周静脉血和导管尖端培养出相同病原体；或双份血标本（分别留自导管中心部和外周静脉）分离出相同病原体，并符合CRBSI的血培养定量标准或血培养报告阳性时间差异（DTP）。另外，2份导管内腔血标本定量培养，首个内腔内的菌落数至少3倍于第2内腔，应考虑为CRBSI可能。

③对于定量血培养，从导管接口部位留取血标本培养，菌落数需至少3倍于外周静脉血培养，可诊断为CRBSI。④依据DTP，留自导管接口部位的血标本培养较外周静脉血标本提前至少2h检测到细菌，可诊断为CRBSI。⑤血标本定量和（或）DTP应该在应用抗生素之前进行，各培养瓶中血量相同。

（二）导管相关感染处理一般原则

①抗菌药物的疗程，血培养获阴性结果时为第一天。

②MRSA高发医疗机构，经验治疗建议应用万古霉素，但不推荐利奈唑胺用于疑似或确诊CRBSI的经验治疗。

③根据当地抗菌药物敏感性和疾病严重程度，决定经验治疗是否覆盖革兰阴性杆菌。中性粒细胞缺乏患者/重症患者伴发脓毒症或多重耐药菌（MDR）定植患者疑为CRBSI时，经验治疗应联合用药以覆盖MDR革兰阴性菌，而后根据培养及药敏结果实施降阶梯治疗。

④股静脉留置导管的重症患者，疑为CRBSI时，经验治疗除覆盖革兰阳性菌外，尚需覆盖革兰阴性杆菌和念珠菌属。

⑤有下列危险因素的患者，导管相关感染经验治疗应覆盖念珠菌：全胃肠外营养、长期使用广谱抗菌药物、恶性血液病、骨髓移植或器官移植受者、股静脉导管或多部位念珠菌定植。

⑥疑似导管相关念珠菌血症患者，经验治疗选用棘白菌素类，但部分患者可选用氟康唑。氟康唑可用于过去3个月内无吡咯类药物应用史，并且克柔念珠菌或光滑念珠菌感染危险性较低的患者。

⑦导管内放置抗菌药物可用于补救导管。然而，如不能应用导管内放置抗菌药物，可通过细菌定植的导管全身应用抗菌药物。

⑧导管移除72h后持续真菌血症、菌血症、感染性心内膜炎、化脓性血栓性静脉

炎及骨髓炎患儿，抗生素疗程为4～6周。骨髓炎成人患者，疗程6～8周。

⑨长程导管CRBSI，有下列情况应移除导管：严重脓毒症、化脓性血栓性静脉炎、心内膜炎、抗生素治疗＞72h血流感染持续，或为金葡菌、铜绿假单胞菌、真菌、分枝杆菌感染。短程导管CRBSI患者如为革兰阴性杆菌、金葡菌、肠球菌属、真菌或分枝杆菌感染应移除导管。

⑩CRBSI患者尝试保留导管时，应加做血培养。如果血培养在恰当抗生素治疗72h后仍为阳性，应移除导管。

⑪由低毒但难以清除的微生物（例如枯草杆菌、微球菌、丙酸杆菌）所致的长程和短程CRBSI，在多次血培养（至少1份血标本留自外周静脉）阳性并除外污染后，通常应移除导管。对部分累及长程导管的非复杂性CRBSI除金葡菌、铜绿假单胞菌、杆菌属、微球菌属、分枝杆菌、丙酸杆菌和真菌等所致者外，多数患者由于可以放置导管的部位有限，需要长期保留导管以维持生命者（例如血液透析、短肠综合征患者），应尝试不移除导管，使用抗生素全身治疗和导管内放置抗生素治疗。

⑫如果留置导管患者单次血培养凝固酶阴性葡萄球菌阳性，应在开始抗生素治疗或（和）移除导管前，自怀疑感染的导管和外周静脉再次取血培养，以证实患者存在血流感染，并且导管很可能为感染灶。

（三）注意事项

①念珠菌属或金葡菌所致CRBSI，治疗时应及时移除导管。

②敏感病原菌所致CRBSI，进行有效抗菌或抗真菌治疗后，菌血症或真菌血症仍持续72h以上者，应移除导管。

③导管移除后并进行恰当抗生素治疗者，金葡菌菌血症＞72h的患者，疗程至少为4周。

④对于成年无透析导管的CRBSI患者，应送检双份血标本，1份为外周血，1份留自导管。

⑤非β-内酰胺类抗生素过敏患者，治疗MSSA所致CRBSI首选。β-内酰胺类抗生素，而非万古霉素。

二、导管相关性尿路感染

导（尿）管相关'（CA）菌尿症，在全球范围内为最常见卫生保健相关感染，系医院和长期护理院广泛使用导尿管所致，其中多数为不合理使用。医疗机构花费大量的时间及其他费用以降低CA感染的发生率，尤其是有症状或体征的CA尿路感染（CA-UTI）。绝大部分医院获得性尿路感染与留置导尿管相关，且绝大部分患者无尿路感染相应的症状或体征。CA-菌尿症是全球范围内最常见的卫生保健相关感染，约占美国每年医院感染的40%。住院患者中，CA-菌尿症为医院血流感染的最常见原因之一，约15%医院血流感染源于尿路。有研究显示菌尿症与病死率增加有关。

（一）治疗前作尿培养并拔除导尿管

疑为 CA-UTI 的患者，开始抗菌药物治疗前应留取尿标本作培养，因为潜在病原菌很多，且细菌耐药性不断增强。如果 CA-UTI 起病时导尿管留置已超过 2 周，但患者仍有指征留置，应更换导尿管以加速症状改善，并降低发生 CA-菌尿症和 CA-UTI 的风险。应在开始抗菌药治疗前，自新留置的导尿管留取标本作尿培养以指导治疗。如果导尿管已拔除，应在开始抗菌药治疗前，留取清洁中段尿作培养以指导治疗。

（二）疗程

CA-UTI 患者经抗菌药治疗后症状迅速缓解者疗程为 7d，而治疗反应延迟者疗程为 10～14d，无论患者是否留置导尿管。左氧氟沙星 5d 疗法可用于非重症 CA-UTI。尚无足够数据推荐其他氟喹诺酮类抗菌药疗程为 5d。年龄 ≤65 岁的 CA-UTI 女性患者，如无上 UTI 症状并已拔除导尿管，可考虑 3d 疗法。

第三节　侵袭性真菌感染

一、概述

侵袭性真菌感染（IFI）系指真菌侵入人体组织、血液，并在其中生长繁殖引致组织损害、器官功能障碍、炎症反应的病理改变及病理生理过程。对于重症患者 IFI 的定义目前尚无统一定论，危险（宿主）因素、临床特征、微生物检查构成了此定义的基础。

ICU 患者是 IFI 的高发人群，且 IFI 正成为导致 ICU 患者死亡的重要病因之一。在过去的几十年中，ICU 患者 IFI 的发病率不断升高，占医院获得性感染的 8%～15%。以念珠菌为主的酵母样真菌和以曲霉为主的丝状真菌是 IFI 最常见的病原菌，分别占 91.4% 和 5.9%。ICU 患者 IFI 的病原菌主要包括念珠菌和曲霉 ICU 患者 IFI 仍以念珠菌为主，其中白念珠菌是最常见的病原菌（占 40%～60%）。但近年来非白念珠菌（如光滑念珠菌、热带念珠菌、近平滑念珠菌等）感染的比例在逐渐增加。ICU 患者 IF1 的病死率很高，仅次于血液系统肿瘤患者。尽管 ICU 患者侵袭性曲霉感染发生率低，但其病死率高，是免疫功能抑制患者死亡的主要原因。

在 ICU 中，IFI 除了可发生于存在免疫抑制基础疾病或接受免疫抑制治疗的患者外，更多的则是发生于之前无免疫抑制基础疾病的重症患者，这与疾病本身或治疗等因素导致的免疫麻痹/免疫功能紊乱有关。

与其他科室的患者相比，ICU 患者最突出的特点是其解剖生理屏障完整性的破坏。ICU 患者往往带有多种体腔和血管内的插管，且消化道难以正常利用，较其他患者具有更多的皮肤、黏膜等解剖生理屏障损害，故使得正常定植于体表皮肤和体腔黏膜表面的条件致病真菌以及环境中的真菌易于侵入原本无菌的深部组织与血液。

ICU 患者 IFI 的高危因素主要包括：①ICU 患者病情危重且复杂；②侵入性监测与治疗手段的广泛应用；③应用广谱抗菌药物；④常并发糖尿病、慢性阻塞性肺疾病、肿瘤等基础疾病；⑤糖皮质激素与免疫抑制剂在临床上的广泛应用；⑥器官移植的广泛开展；⑦肿瘤化疗/放疗、HIV 感染等导致患者免疫功能低下；⑧随着 ICU 诊治水平的不断提高，使重症患者生存时间与住 ICU 的时间延长。

二、诊断

重症患者 IFI 的诊断分 3 个级别：确诊、临床诊断、拟诊。

IFI 的诊断一般由危险（宿主）因素、临床特征、微生物学检查、组织病理学 4 部分组成。组织病理学仍是诊断的金标准。

（一）确诊

1.深部组织感染

正常本应无菌的深部组织经活检或尸检证实有真菌侵入性感染的组织学证据；或除泌尿系、呼吸道、副鼻窦外正常无菌的封闭体腔/器官中发现真菌感染的微生物学证据（培养或特殊染色）。

2.真菌血症

血液真菌培养阳性，并排除污染，同时存在符合相关致病菌感染的临床症状与体征。

3.导管相关性真菌血症

对于深静脉留置的导管行体外培养，当导管尖（长度 5cm）半定量培养菌落计数 >15CFU/ml，或定量培养菌落计数 >10CFU/ml，且与外周血培养为同一致病菌，并除外其他部位的感染可确诊。若为隧道式或抗感染导管，有其特殊的定义，可参见相应的导管相关性感染指南。

（二）临床诊断

至少具有 1 项危险（宿主）因素，具有可能感染部位的 1 项主要临床特征或 2 项次要临床特征，并同时具备至少 1 项微生物学检查结果阳性。

（三）拟诊

至少具有 1 项危险（宿主）因素，具备 1 项微生物学检查结果阳性，或者具有可能感染部位的 1 项主要临床特征或 2 项次要临床特征。

（四）诊断 IFI 的参照标准

1.危险（宿主）因素如下所述

（1）无免疫功能抑制的患者

经抗生素治疗 72～96h 仍有发热等感染征象，并满足下列条件之一的为高危人群。

①患者因素。第一，老年（年龄 >65 岁）、营养不良、肝硬化、胰腺炎、糖尿病、

慢性阻塞性肺疾病等肺部疾病、肾功能不全、严重烧伤/创伤伴皮肤缺损、肠功能减退或肠麻痹等。第二，存在念珠菌定植，尤其是多部位定植（指同时在2个或2个以上部位分离出真菌，即使菌株不同）或某一部位持续定植（指每周至少有2次非连续部位的培养呈阳性）。

若有条件，高危患者每周2次筛查包括胃液、气道分泌物、尿、口咽拭子、直肠拭子5个部位的标本进行定量培养，计算阳性标本所占的比例。当定植指数（CI）>10.4或校正定植指数（CCI）>0.5时有意义。CI的诊断阈值：口咽拭子/直肠拭子标本培养CI≥lCFU/ml，胃液/尿 CI≥lOCFU/ml，痰 CI≥lOCFU/ml；CCI的诊断阈值：口咽拭子/直肠拭子标本培养CCI≥10CFU/ml，胃液/痰 CCI≥10CFU/ml。

②治疗相关性因素。第一，各种侵入性操作：机械通气>48h、留置血管内导管、留置尿管、气管插管/气管切开、包括腹膜透析在内的血液净化治疗等。第二，药物治疗：长时间使用3种或3种以上抗菌药物（尤其是广谱抗生素）、多成分输血、全胃肠外营养、任何剂量的糖皮质激素治疗等。第三，高危腹部外科手术：消化道穿孔>24h、反复穿孔、存在消化道瘘、腹壁切口裂开、有可能导致肠壁完整性发生破坏的手术及急诊再次腹腔手术等。

（2）存在免疫功能抑制的患者

（如血液系统恶性肿瘤、HIV感染、骨髓移植/异基因造血干细胞移植、存在移植物抗宿主病等），当出现体温>38℃或<36℃，满足下述条件之一的为高危人群。

第一，存在免疫功能抑制的证据，具备下述情况之一。①中性粒细胞缺乏（<0.5×10^9/L）且持续10d以上；②之前60d内出现过中性粒细胞缺乏并超过10d；③之前30d内接受过或正在接受免疫抑制治疗或放疗（口服免疫抑制剂>2周或静脉化疗>2个疗程）；④长期应用糖皮质激素［静脉或口服相当于泼尼松0.5m髋（kg·d）>2周］。第二，高危的实体器官移植受者。①肝移植伴有下列危险因素：再次移植、术中大量输血、移植后早期（3d内）出现真菌定植、较长的手术时间、肾功能不全、移植后继发细菌感染等。②心脏移植伴有下列危险因素：再次手术、巨细胞病毒（CMV）感染、移植后需要透析、病区在2个月内曾有其他患者发生侵袭性曲霉感染等。③肾移植伴有下列危险因素：年龄>40岁、糖尿病、CMV感染、移植后伴细菌感染、术后出现中性粒细胞减少症等。④肺移植伴有下列危险因素：术前曲霉支气管定植、并发呼吸道细菌感染、CMV感染、糖皮质激素治疗等。第三，满足上述无免疫功能抑制的患者中所述的任意一条危险因素。

2.临床特征如下所述

（1）主要特征

存在相应部位感染的特殊影像学改变的证据。

如侵袭性肺曲霉感染的影像学特征包括：早期胸膜下密度增高的结节实变影；光晕征；新月形空气征；实变区域内出现空腔等。是否出现上述典型影像学特征，取决于基础疾病的种类、病程所处的阶段、机体的免疫状态，ICU中大部分无免疫功能抑制的患者可无上述典型的影像学表现。

（2）次要特征

满足下述可疑感染部位的相应症状、体征、至少1项支持感染的实验室证据（常规或生化检查）3项中的2项。

①呼吸系统：近期有呼吸道感染症状或体征加重的表现（咳嗽、咳痰、胸痛、咯血、呼吸困难、听诊闻及肺内湿啰音等）；呼吸道分泌物检查提示有感染或影像学出现新的、非上述典型的肺部浸润影。

②腹腔：具有弥散性/局灶性腹膜炎的症状或体征（如腹痛、腹胀、腹泻、肌紧张、肠功能异常等），可有或无全身感染表现；腹腔引流管、腹膜透析管或腹腔穿刺液标本生化或常规检查异常。

③泌尿系统：具有尿频、尿急或尿痛等尿路刺激症状；下腹触痛或肾区叩击痛等体征，可有或无全身感染表现；尿液生化检查及尿沉渣细胞数异常（男性≤BC>5个/HP，女性>10个/HP）；对于留置尿管>7d的患者，当有上述症状或体征并发现尿液中有絮状团块样物漂浮或沉于尿袋时，亦应考虑。

④中枢神经系统：具有中枢神经系统局灶性症状或体征（如精神异常、癫痫、偏瘫、脑膜刺激征等）；脑脊液检查示生化或细胞数异常，未见病原体及恶性细胞。

⑤血源性：当出现眼底异常、心脏超声提示瓣膜赘生物、皮下结节等表现而血培养阴性时，临床能除外其他的感染部位，亦要高度怀疑存在血源性真菌感染。

3.微生物学检查

所有标本应为新鲜、合格标本。其检测手段包括传统的真菌涂片、培养技术以及新近的基于非培养的诊断技术。包括：①血液、胸腹腔积液等无菌体液隐球菌抗原阳性；②血液、胸腹腔积液等无菌体液直接镜检或细胞学检查发现除隐球菌外的其他真菌（镜检发现隐球菌可确诊）；③在未留置尿管的情况下，连续2份尿样培养呈酵母菌阳性或尿检见念珠菌管型；④直接导尿术获得的尿样培养呈酵母菌阳性（尿念珠菌>10CFU/ml）；⑤更换尿管前后的2份尿样培养呈酵母菌阳性（尿念珠菌>10CFU/ml）；⑥气道分泌物［包括经口、气管插管、支气管肺泡灌洗、保护性标本刷（PSB）等手段获取的标本］直接镜检/细胞学检查发现菌丝/孢子或真菌培养阳性；⑦经胸、腹、盆腔引流管/腹膜透析管等留取的引流液直接镜检/细胞学检查发现菌丝/孢子或真菌培养阳性；⑧经脑室引流管留取的标本直接镜检/细胞学检查发现菌丝/孢子或培养阳性；⑨血液标本半乳甘露聚糖抗原（GM）或1，3-D-葡聚糖（G试验）检测连续2次阳性。

三、治疗

（一）抗真菌治疗原则

由于真菌感染的复杂性，目前多提倡分层治疗，包括预防性治疗、经验性治疗、抢先治疗及目标性治疗。

1.经验性治疗

针对的是拟诊 IFI 的患者，在未获得病原学结果之前，可考虑进行经验性治疗。药物的选择应综合考虑可能的感染部位、病原真菌、患者预防用药的种类及药物的广谱、有效、安全性和效价比等因素。关于经验性治疗的研究目前主要集中在持续发热的中性粒细胞减少症患者。对于这类患者应用唑类、棘白菌素类及多烯类药物，临床症状改善明显。

2.抢先治疗

针对的是临床诊断 IFI 的患者。对有高危因素的患者开展连续监测，包括每周 2 次胸部摄片、CT 扫描、真菌培养及真菌抗原检测等。如发现阳性结果，立即开始抗真菌治疗，即抢先治疗。其重要意义在于尽可能降低不恰当的经验性治疗所致的抗真菌药物的不必要使用，降低真菌耐药及医疗花费增加的可能性。现有的关于抢先治疗与经验性治疗比较的研究显示，患者存活率无差异，经验性治疗的花费与应用的抗真菌药物相对更多。抢先治疗有赖于临床医生的警觉性及实验室诊断技术的进步，新的血清学诊断方法，包括半乳甘露聚糖检测、β-D-葡聚糖检测以及对于真菌特异 DNA 的 PCR 技术，与临床征象、微生物培养，尤其是 CT 扫描一起，为开始抢先治疗、监测疾病病程、评价治疗反应提供了更多有参考价值的资料。抢先治疗的药物选择应依据检测到的真菌种类而定。治疗应足量、足疗程，以免复发。

3.目标治疗

针对的是确诊 IFI 的患者。针对真菌种类进行特异性抗真菌治疗。以获得致病菌的药敏结果为依据，采用有针对性的治疗，也可适当依据经验治疗的疗效结合药敏结果来调整用药。药物选择要参考药物抗菌谱、药理学特点、真菌种类、临床病情和患者耐受性等因素后选定。对微生物学证实的侵袭性念珠菌感染，主要应结合药敏结果进行用药。白念珠菌、热带念珠菌、近平滑念珠菌对氟康唑敏感，同时也可选择其他唑类、棘白菌素类等药物；光滑念珠菌、克柔念珠菌因对氟康唑有不同程度的耐药，治疗时，不应首选氟康唑，而应选择伊曲康唑、伏立康唑、卡泊芬净、两性霉素 B 及其含脂质体等。大部分侵袭性曲霉感染的患者多为拟诊或临床诊断，少数患者能确诊。由于其诊断困难，易出现治疗不足或治疗过度。

（二）器官功能障碍与抗真菌治疗

ICU 患者是 IFI 的高危人群，且往往均存在多器官功能障碍或衰竭，而临床常用的抗真菌药几乎均有肝肾毒性及其他不良反应。在抗真菌治疗过程中，如何正确选择与合理使用抗真菌药物，尽可能避免或减少器官损害，是 ICU 医生必须面对的难题。

1.常用抗真菌药物对器官功能的影响

两性霉素 B 脱氧胆酸盐抗菌谱广，临床应用广泛，但不良反应多。使用过程中常出现高热、寒战、呕吐、静脉炎、低钾血症及肝肾功能损害等毒性反应。

与两性霉素 B 脱氧胆酸盐相比，两性霉素 B 含脂制剂注射相关并发症少，肾毒性明显降低，肝毒性无明显差异。其中两性霉素 B 脂质体的肾毒性及注射相关并发症最少，但两性霉素 B 胆固醇复合体的肾毒性发生率较高，寒战、发热等注射相关并发症的发生率也高于两性霉素 B 脂质体。

几乎所有的唑类抗真菌药均有肝脏毒性，但目前尚缺乏 ICU 患者使用唑类药物发生肝功能损害的大规模临床调查。氟康唑对肝肾功能的影响相对较小，是目前临床最常用的抗真菌药。伊曲康唑对肝肾等器官的功能有一定影响，但肾毒性明显低于两性霉素 B 脱氧胆酸盐，其引起肝损害多表现为胆汁淤积。对充血性心力衰竭或在伊曲康唑治疗中出现心力衰竭或症状加重的患者，应重新评价使用该药的必要性。与两性霉素 B 脱氧胆酸盐相比，伏立康唑的肝肾毒性明显减少，其肝毒性具有剂量依赖性。另外，应用伏立康唑可出现短暂视觉障碍与幻觉，一般停药后多可恢复。

以卡泊芬净、米卡芬净为代表的棘白菌素类药物主要在肝脏代谢，可引起肝功能异常，但肾毒性明显低于两性霉素 B 脱氧胆酸盐。米卡芬净的不良反应与卡泊芬净类似，可导致血胆红素增高，但几乎不影响肾功能。

2.肝肾功能损害时抗真菌药物的选择如下所述

（1）肝功能不全时药物的选择与剂量调整

肝功能不全患者应用唑类药物应密切监测肝功能。转氨酶轻度升高但无明显肝功能不全的临床表现时，可在密切监测肝功能的基础上继续用药；转氨酶升高达正常 5 倍以上并出现肝功能不全的临床表现时，应考虑停药，并密切监测肝功能。

伊曲康唑用于肝硬化患者时，其清除半衰期会延长，应考虑调整剂量。对转氨酶明显升高、有活动性肝病或出现过药物性肝损伤的患者应慎用伊曲康唑。

在轻度或中度肝功能不全患者中，可在密切监测肝功能的情况下使用伏立康唑，第一天负荷量不变，之后维持剂量减半。目前尚无伏立康唑应用于严重肝功能障碍患者的研究。

卡泊芬净在轻度肝功能障碍（Child-Push 评分 5～6）时不需减量，中度肝功能障碍（Child-Pugh 评分 7～9）时需减量至 35mg/d。目前尚无重度肝功能障碍（Child-Pugh 评分＞9分）患者的用药研究，若存在重度肝功能障碍，应考虑进一步减量或停药。

（2）肾功能障碍或衰竭时药物的选择与剂量调整

氟康唑80%由原型经肾脏排出，肌酐清除率＞50ml/min 时无需调整用药剂量，肌酐清除率＜50ml/min 时，剂量减半。

伊曲康唑其赋形剂羟丙基环糊精从肾脏代谢，故肌酐清除率＜30nil/min时，不推荐静脉给药。口服液的生物利用度较胶囊有所提高，达53%以上，若患者肠道吸收功能尚可时可考虑改为口服用药，空腹服用可提高生物利用度。

伏立康唑其赋形剂磺丁-β-环糊精钠从肾脏代谢，故肌酐清除率＜50ml/min时，不推荐静脉给药。口服制剂生物利用度达95%以上，若患者肠道吸收功能尚可，可考虑改为口服用药。

卡泊芬净主要在肝脏代谢，肾功能障碍患者无需调整药量。

3. 器官功能障碍时两性霉素B的使用

延长两性霉素B的输注时间可减少其肾毒性与相关的寒战、高热等毒性反应。研究证实，24h持续静脉注射或延长两性霉素B脱氧胆酸盐的输注时间，可增加患者对其耐受性，减少低钾、低镁血症的发生，并降低肾毒性。另外，两性霉素B脱氧胆酸盐价格便宜，故24h持续静脉注射两性霉素B脱氧胆酸盐仍可作为治疗IFI的手段。

应用两性霉素B时，应尽量避免合并应用有肝肾毒性的药物。类固醇抗炎药、氨基糖苷类抗生素、造影剂、环抱素A、他克莫司等具有明显的肾毒性，与其合用时，可增加肾损害的危险性。另外，应尽量避免两性霉素B与可能影响肝功能的药物同时使用，以免增加肝细胞膜的通透性，出现肝脏损害。

在使用两性霉素B脱氧胆酸盐的过程中，如出现肾脏基础疾病恶化或血肌酐进行性升高、使用糖皮质激素及抗组胺等药物仍出现难以耐受的注射相关不良反应、使用药物总量＞500mg仍无效时，应考虑换药。使用两性霉素B出现的肾功能损害，在停药后数日至数月后可逐渐恢复，永久性的肾衰竭少见。两性霉素B的肾毒性与药量呈正相关。肾功能损害大多发生于使用大剂量两性霉素B后（总剂量＞4g）。多项研究显示，应用不同剂量的两性霉素B脂质体治疗IFI，疗效并无显著差异，但两性霉素B脂质体剂量越大，肾功能损害及低钾血症的发生率越高。一般认为，两性霉素B脂质体3～5mg/（kg·d）较为适宜，不宜进一步增加用药剂量。

4. 血液透析与血液滤过时抗真菌药物剂量的调整

血液透析与血液滤过对药代动力学的影响因素复杂多样，主要影响因素有药物分子量、分布容积、血浆蛋白结合率、筛过系数、室间转运速率常数、药物代谢途径（经肾脏清除的比例）、超滤率等。药物分子量越小、血浆蛋白结合率越低，则血液透析与血液滤过时清除越多；若药物筛过系数低，则血液透析与血液滤过时清除较少。

两性霉素B含脂制剂蛋白结合率高，血液滤过时无需调整药量。氟康唑蛋白结合率低，血液透析与血液滤过时能够清除，故于每次透析后常规剂量给药1次。伊曲康唑的蛋白结合率为99%，血液透析不影响静脉或口服的半衰期与清除率，但环糊精可经血液透析清除，故血液透析时，伊曲康唑给药剂量不变，只需在血液透析前给药，以便清除。-环糊精。伏立康唑主要在肝脏代谢，血液透析与血液滤过时，无需调整药量。卡泊芬净主要在肝脏代谢，血液滤过与血液透析时，亦无需调整药量。

（三）免疫调节治疗

对 IFI 的治疗还包括免疫调节治疗，主要包括胸腺肽 α_1，IL、粒细胞集落刺激因子（G-CSF）、粒-巨噬细胞集落刺激因子（GM-CSF）和巨噬细胞集落刺激因子（M-CSF）、粒细胞输注等。免疫调节治疗的目的是增加中性粒细胞、吞噬细胞的数量，激活中性粒细胞、吞噬细胞和树突状细胞的杀真菌活性，增强细胞免疫，缩短中性粒细胞减少症的持续时间等。有研究表明，免疫治疗可改善中性粒细胞减少症 IFI 患者的预后，但尚缺乏大规模随机对照研究。

（四）外科治疗

有些 IFI 需要行外科手术治疗，如曲霉肿，外科摘除是明确的治疗方法；对鼻窦感染的治疗应联合药物与外科方法，外科清创术与引流在治疗中十分重要；对心内膜炎患者应行心脏瓣膜置换手术，且术后要实施药物治疗。当然，对 1FI 患者需要实施外科治疗的情况还很多，如骨髓炎、心包炎、中枢神经系统感染引起的颅内脓肿等。

第四节　ICU重症感染的综合治疗

一、病因或诱因去除

抗生素治疗中，抗生素只是治疗措施之一。万万不可将抗生素作为抗感染治疗的唯一措施；对于任何疾病的治疗，原发病的治疗是关键点。对于感染的治疗原则，清除感染灶和去除感染的病因或诱因是关键点。比如呼吸机相关肺炎，首先是要使患者脱机，呼吸机相关肺炎的病因才会去除。再比如一般重症肺炎，重要的是痰液引流，如果痰液淤积在肺内，用再好的抗生素也不可能控制好炎症。又如腹腔感染，其腹腔引流是关键点。中心静脉导管感染时，拔出导管是去除病因。在去除病因后，再给予抗生素和对症治疗。

二、免疫调节治疗

重症感染患者炎症反应和免疫抑制在多数情况下是同时存在的，抗炎的同时，免疫调节治疗也非常重要。免疫调节治疗是通过改善患者免疫功能，有效地控制感染。

（一）静脉免疫球蛋白治疗

免疫球蛋白治疗在临床上能显著降低脓毒症病死率。静脉注射用人血丙种球蛋白，主要成分是蛋白质，含有广谱抗病毒、细菌和其他病原体的 lg 抗体，为免疫球蛋的独特型抗体，可以形成复杂的免疫网络，能够起免疫替代和免疫调节的双重作用。

（二）胸腺肽 α_1

胸腺肽 α_1 作为免疫调节剂在调节患者自身免疫的前提下促进促炎细胞因子下降，

使抗炎细胞因子上升，从而减轻了炎症介质所致的损伤反应。

（三）乌司他丁

乌司他丁是广谱蛋白水解酶抑制剂的一种，具有抗炎、减少细胞与组织损伤，改善微循环与组织灌注等作用。乌司他丁可以通过阻止细胞炎症因子与白细胞之间的相互作用，防止白细胞过度激活，并能抑制中性粒细胞弹力蛋白酶的活性及其抗氧化作用。

（四）谷氨酰胺

添加谷氨酰胺可以改善重症感染患者的预后。在感染、应激状态下，血浆中谷氨酰胺水平降低到正常值50%～60%。补充谷氨酰胺可改善重症感染患者的免疫功能和肠道屏障功能，降低感染的发生率。

三、糖皮质激素的应用

严重感染和感染性休克患者往往存在相对肾上腺皮质功能不足，导致机体对肾上腺皮质激素释放激素反应性改变，并失去对血管活性药物敏感性、只要机体对血管活性药物反应不佳，建议考虑应用小剂量糖皮质激素，一般宜选择氢化可的松，每日补充量不超过300mg，分3～4次或持续输注。疗程一般为5～7d。

四、连续性血液净化

对于严重感染并发多脏器功能不全的患者，连续性血液净化治疗能清除炎症介质，持续改善免疫细胞功能，改善脏器功能，调节水电解质酸碱平衡，维持内环境稳定，而对血流动力学无不良影响。

五、控制血糖

患者平均血糖水平与病死率，多发性神经病变，急性肾功能衰竭，院内获得性菌血症发生密切相关。目前普遍认为提出降低患者病死率的血糖阈值介于145～180mg/dl。高血糖患者，推荐使用静脉胰岛素治疗控制血糖。

六、营养支持治疗

重症感染患者处于高代谢状态，且代谢途径异常，对蛋白质的消耗大，短时间之内容易出现营养不良。非蛋白氮热量与蛋白质补充应参照重症患者营养支持原则。补充支链氨基酸可以促进蛋白质合成，改善氮平衡，降低患者病死率。

第五节 重症患者营养评估

营养评估是正确制定营养支持方案的先决条件。全面的营养评估包括营养状况、营养不良风险、营养风险及营养获益评估，然而，对于应激状态下的重症患者，营养评估缺乏理想的方法，各项营养评估的特异性、准确性及临床意义仍在争议中。

近年来，一些研究对营养状态传统评估、营养主观整体评估（SGA）、营养风险筛查（NRS）、营养不良风险评估（与营养获益评估（NUTRIC Score）在重症患者的意义及应用价值进行了探讨。

一、重症患者营养状态评估

营养状态评估即评估患者有无营养不良以及营养不良的程度及类型。重症患者如果存在营养不良且无法进行肠内营养，肠外营养应在入院充分复苏后尽快开始；重症患者如果不存在营养不良，肠外营养应在入院7天后开始，由此可见，准确的营养状态评估是决定重症患者肠外营养指征及时机的关键。然而，如何准确评估重症患者的营养状态仍存在困难，迄今为止，重症患者营养状态主要的评估工具仍然为营养状态传统指标评估或SGA。

1.营养状态传统指标评估

对于重症患者，通过传统身体组分测量及实验室营养相关指标的方法来评估营养状态误差较大。传统的营养状态评估包括病史与诊断、实验室营养相关指标、体格检查、人体测量学指标、食物/营养摄入情况及功能学评估等6大方面。对于非重症患者，这种传统的营养状态评估准确度高且具有重要的临床意义。但是，重症患者机体处于严重应激状态导致机体第三间隙水分增多、器官组织水肿、低蛋白血症、免疫紊乱，传统营养状态评估的身体组分测量及实验室营养相关参数发生显著改变，不再能准确反映营养状态。例如，一些重症患者应激期体重增加，多是由于毛细血管通透性增加使第三间隙水分潴留所致，而非营养状态的改善；体重下降或因为高分解代谢，而非单纯摄食减少所致。上臂围、上臂肌围、肱三头肌皮褶厚度以及皮下脂肪等测量可能因组织细胞水肿出现误差。应激期人血白蛋白及前白蛋白水平下降更多地表明患者应激状态的严重度，而人血白蛋白浓度改变还受液体复苏时外源性输注白蛋白的影响，不能代表机体蛋白合成与储存状况。这些营养状态评估的指标在此时更主要是反映机体应激状态，而不能代表营养状态的改变。应激状态下病情的特殊性限制了传统营养状态评估指标在重症患者中的应用，重症患者营养状态的判断需结合病情进行综合判断。

2.SGA用于重症患者营养状态评估

SGA是一种依据患者病史及体检结果进行综合评估的半定量营养状态评定方法。

SGA由5项病史指标（体重改变、进食变化、胃肠道症状、活动能力改变及疾病导致的营养需求改变）及3项体检指标（肌肉消耗、皮下脂肪消耗及水肿）组成。由医生按照SGA原则作出主观整体判断，将营养状态评定分为3个等级：①A：营养良好；②B：轻、中度营养不良；③C：严重营养不良。

二、重症患者营养不良风险评估

营养不良风险评估即评估患者出现营养不良或营养恶化的风险。对于当前无营养不良但有可能发展成营养不良的人群，营养不良风险评估有助于对营养不良的发生做出预警，从而早期进行营养支持干预，减少营养不良发生。营养不良风险评估是营养状态评估的补充，但是迄今为止缺乏公认的营养不良风险评估工具。通过4方面指标评估营养不良发生风险：①近期非计划性体重丢失（1个月内丢失5%，6个月内丢失10%）；②BMI<18.5或>40；③入院前存在吞咽困难或不足够的饮食摄入；④既往需要肠内或肠外营养支持。满足4项中任意1项即认为有营养不良发生风险。上述4项指标对营养不良风险进行评估具有操作简单，可行性强，准确度较高的特点。

对于重症患者，早期进行营养不良风险评估显得尤为重要。重症患者因为病情、治疗或营养的影响，往往有多种导致营养不良风险增加的因素合并存在，即使入院时营养状态良好，在ICU停留一段时间后营养不良逐渐发生或加重，营养状态最终影响病情及预后。早期评估有助于营养干预的早期介入，以减少或减轻营养不良的发生。

三、重症患者营养获益评估

NUTRIC Score是用于判断重症患者营养支持是否获益的一种评估。目的在于筛选出最可能从积极的营养支持治疗中获益的重症患者。该模型基于3个三甲医院内科和外科ICU的597名重症患者，将可能影响患者营养状态及预后的关键指标进行多元回归分析，将存在统计学差异的指标整合进入NUTRIC Score概念模型。最终，该模型由饥饿（经口摄入减少和体重减少）、营养状态（微量元素水平、免疫指标及肌肉重量）和炎症水平（包括急性期炎症指标：IL-6、CRP、PCT和慢性指标：并发症）3部分构成，包含年龄、APACHE fl评分、SOFA评分、并发症数量、入ICU前住院时间及血浆IL-6水平6个项目，每个项目根据其损伤水平赋予0～2分的分值。在Heyland研究观察的597例重症患者中，应用NUTRIC Score营养评估模型进行营养评估，分值越高者其营养风险越大，越有可能从积极的营养支持中获益。NUTRIC Score营养评估模型首次考虑将炎症水平对营养状态的影响考虑其中，模型一经推出备受瞩目。

NUTRIC Score的应用价值有待进一步证实。对NUTRIC Score的评估效度也提出3点质疑：第一，NUTRIC Score营养评估模型包含的是疾病的严重程度相关变量，而非经典的反映营养状态的指标。这些变量多与预后相关，但预测预后显然不同于预测营养支持所带来的预后，NUTRIC Score的有效性需要在随机、对照临床研究中得以检验，即需要进一步的随机对照研究来证实 NUTRIC Score 分值高的患者随机接受营养支持后获得更好的临床结局。第二，按照 NUTRIC Score 评分标准对重症患者进行营养获益评估，相同分值的患者可能存在完全不同的病情和代谢状态，在 NUTRIC Score 中，6 项指标的每一项分别赋予 0～2 分的分值，存在 729 种不同的排列组合方式。NU-TRIC Score 分值为 6 分时可以是一种情况，即年龄 N75 岁、APACHE fl 评分 N 28 及 SO-FA 评分在 6～9 之间，也可能是另一种情况，即 NUTRIC Score 评估标准的每个项目均获得 1 分。针对这两种疾病状况完全不同的患者，营养支持产生相同的临床益处肯定不同。第三，使用 NUTRIC Score 对重症患者营养支持获益进行评估时，未考虑时间因素对重症患者营养支持效果的影响。对处于高代谢、严重营养不良的重症患者，营养支持作用的发挥往往需要一段较长的时间才能充分体现。因此，仅仅根据 NUTRIC Score 分值的不同判断营养风险及从营养支持中获益的程度是否恰当仍值得商榷。

四、SGA、营养不良风险评估与 NUTRIC Score

不同营养评估工具在重症患者营养评估中有其不同的地位，而非单纯的孰优孰劣。JPEN 杂志上的研究比较了营养不良风险评估、SGA 和 NUTRIC 与重症患者预后的相关性，研究共入选 294 例 ICU 患者，根据传统的营养不良风险评估方法，30%（87/294）的重症患者存在营养不良风险；根据 SGA 营养不良判断标准，38%（111/294）的重症患者存在营养不良；根据 NUTRIC Score 判断标准，12% 的患者（36/294）可从营养支持获益；有趣的是，294 例患者中仅 9 例患者（3%）同时满足上述 3 种不同营养评估工具的标准，说明这 3 个标准的重合度相对较小。该研究结果显示，同时满足 3 项营养评估标准的患者具有最高的死亡率和最长的 ICU 停留时间和住院时间。由 SGA 诊断为营养不良的患者，再次转入 ICU 比例最高，这可能是因为 SGA 评分标准将功能学评估纳入评分标准，从而能够更加全面地评估患者的总体营养状态。由 NU-TRIC Score 筛选的患者，死亡率较高，ICU 停留时间和住院时间较长，这可能是由于 NUTRIC Score 将重症病情（APACHEH 评分和 SOFA 评分）纳入营养风险评分标准的特点所决定。由传统营养不良风险评估筛选出的营养不良风险的患者，ICU 停留时间和住院时间最短，这可能是由于传统营养不良风险评估不包含病情严重度信息。

综上所述，重症患者的营养评估非常重要，完整的营养评估应包括营养状态、营养风险筛查、营养不良风险评估及营养获益评估，各项评估有不同价值。但因受病情及治疗影响，仍缺乏理想的评估手段与方法，各项评估均有一定局限性，有待进一步研究完善与证实。

第六节　重症急性骨骼肌萎缩评估

重症患者应激状态下高分解代谢导致肌肉与内脏蛋白丢失增加，脂肪动员加速及糖代谢障碍，由此直接导致人体组成的变化，其中骨骼肌体积减小在急性危重疾病时非常突出，并伴随着肌肉功能受损。其病理基础在于肌肉蛋白合成异常与分解增加，临床表现为迅速出现的肌肉萎缩并伴随全身性肌无力与功能障碍。研究显示，这一改变与危重疾病发展及预后相关，直接关系到危重症治疗与恢复质量。这一改变被称为重症"急性骨骼肌萎缩"，由此对于危重疾病阶段肌肉体积与功能改变的临床评估也日益受到关注。

一、人体测量方法评价骨骼肌体积

测量人体成分最经济、简单、快捷的方法，是通过"上臂三头肌中点皮肤皱褶厚度与中点周径测量"方法计算出肌肉与脂肪储存量。这一方法虽然简便，但是存在的问题是：①不同测试者在捏起皮褶的力度与卡尺测量时压力的不同，导致测量结果的差异；②上臂肌肉体积不一定能够准确一致地反映不同患者的骨骼肌含量，因此临床应用中受到限制。

二、生物电阻抗法评价骨骼肌含量

人体组成成分为脂肪组织（FM）和无脂组织（FFM）。FFM又可再分为体细胞群（BCM）和细胞外群（ECM）。BCM是参与有氧代谢活动的组织，包括骨骼肌细胞、内脏细胞等；ECM是支持细胞功能与活动的组织，包括骨骼和细胞外液等。

生物电阻抗（BIA）的原理是人体作为单一的液态导体，当微弱的高频电流通过人体时，身体脂肪、皮肤比肌肉、血液的导电性差、阻抗高，人体脂肪组织越多阻抗值就越大，液体成分阻抗最小。因其无创、安全、简便、快捷等特点，越来越多应用于体脂检测，但是进食、出汗、水肿等多种因素可影响BIA测量的结果。国内文献报道多用于不同年龄正常人的人体组成分析，少有测定疾病状态下体脂改变，尤其是重症患者；国外文献报道BIA方法检测重症患者与正常人虽然有较好的线性相关，但是仍有37%患者因水肿导致测定的FFM升高。

由于骨骼肌只是机体无脂组织的一个主要的组成成分，而BIA测定的是无脂组织群整体，所反映的不仅仅是机体内骨骼肌含量；此外还会受到水肿等多种因素影响；检测技术上也需要特殊检测设备，这些因素使其临床应用受到限制。目前已很少有报道应用BIA评估重症患者人体组成与骨骼肌含量的研究结果。

三、超声对肌肉形态学与功能的评估

超声检测已作为一种连续性的、安全无创的方法越来越广泛地应用于临床，在胸腹部、血管、心肾、肝胆胃肠等器官组织病变与功能检测方面，作为动态评估手段，越来越多地用于ICU重症患者的床旁检测手段。近年来，随着对危重症急性肌肉萎缩的重视，应用超声检测进行重症患者肌肉状态评价的方法也日益引起关注。以往的研究发现，B超能够很好评价肌肉形态与功能的变化，其高回声影的多少与骨骼肌萎缩程度相关。通常选取股四头肌、肱二头肌等表浅肌群、易于辨认，并可排除骨骼-组织交界面影响声波的部位。肌肉在无纤维化、无脂肪时，显示为低幅度声波；单位截面积内脂肪或纤维组织增加，超声测量则显示为较高幅度声波。因此，临床上可通过测量超声声波的变化，判断肌肉萎缩的程度。除了测量位置，超声测量时还要求保持受检者肢体弯曲18°，因此时肌肉长度约缩短2%，可排除因等长收缩导致的肌肉单位横截面的声波改变及由此对测量的影响。

近期发表的一项超声评价疾病状态下肌肉形态、功能改变的荟萃分析研究中，文献纳入标准为：①应用B型超声进行肌肉形态测量的研究；②应用B型超声进行病理状态下肌肉评估的研究；③应用B型超声进行手术介入和预后判断的研究。研究结果显示，可通过超声技术检测肌肉厚度、肌肉横截面积、肌纤维长度及羽状角等参数，由此动态评价肌肉的形态学及其功能变化；并指导功能康复训练的效果评价。有学者也指出，超声评价技术应用中也会受到探头方向、操作者及关节角度等多种因素影响，但超声检测的可重复性特点希望能够弥补一些技术上的问题。

尽管超声检测方法能够做到床旁实时、动态的评估，但是超声测量技术上的专业性及测量的准确性在一定程度上限制了它的推广。重症患者1周内即可发生急性肌肉萎缩，而存在多器官功能障碍的患者则发生更早与更迅速。

四、肌肉功能的评价

以往研究表明，禁食后肌肉功能早在肌肉质量发生变化前就开始降低，随着肌肉质量减少，功能进一步下降，包括肌肉力量减弱、耐久性降低等功能性参数，营养支持配合功能锻炼后可逐渐恢复。因此连续性测量对于评价营养支持效果可能更有意义。目前床旁评估危重症肌肉功能障碍的方法非常有限，很大程度依赖操作者的主观判断和患者的临床表现，常用的方法有手握力测力法、直接肌肉刺激及呼吸肌力评估等。

1.握力计测量简便易行，动态评价更有意义

肌电图可记录肌肉活动时的动作电位，通过测定运动单位电位的时限与波幅以及肌肉收缩的波形与波幅，评价肌肉的收缩功能。一项关于ICU获得性肌无力的研究报道，16例接受机械通气ICU患者伴有不同程度的四肢迟缓性无力并肌肉萎缩，针极肌电图检查发现运动神经复合肌肉动作电位（CMAP）波幅下降，腓肠肌活检可见肌肉萎缩、坏死。直接肌肉刺激是通过对肌肉进行电刺激后直接测量肌肉收缩、舒张幅度与力量，可作为肌电图的辅助测试，鉴别危重病多发神经病与危重病肌病。但是此种电刺激技术，检查过程中有一定痛苦及损伤，要求患者很好地配合，按要求完全放松肌肉或不同程度的用力。重症患者在沟通和主动配合上往往存在一定的困难，加之不自主的肌肉收缩、ICU环境的电讯号干扰等都使得难以获得可靠的客观数据，不适用

于 ICU 重症患者床旁的连续动态监测。

2.呼吸功能评价

体内蛋白质消耗超过 20% 即可影响呼吸肌的结构与功能，重症患者主要表现为呼吸肌无力与困难脱机。测量 1 秒钟用力呼气量（FEV_1）、最大呼气量的峰流量均可反映呼吸肌力量，并随着营养状况改变及康复训练而变化。

膈肌是重要的呼吸肌，收缩做功占呼吸肌做功的 75%～80%，因此膈肌功能评估对重症患者困难撤机的预测有着重要的意义。评估膈肌功能的方法主要有呼吸负荷试验、呼吸力学监测（最大吸气压、$P_{0.1}$、跨膈压）、膈肌电信号（颤动跨膈压、经食管膈肌电位）等参数，受机械通气压力支持水平、呼吸系统顺应性、不同疾病基础等多种因素影响，所获数据标准不统一，且部分操作侵入性，操作困难、患者状况及其耐受程度对此检测造成一定的限制，目前未能纳入临床常规检测项目。

由于严重打击后的炎症反应、营养代谢改变、制动与肌肉失用等，导致危重症早期（第 1 周）出现"急性骨骼肌萎缩"，同时伴随肌肉功能下降或丧失，蛋白质合成与分解的平衡改变是肌肉萎缩的病理基础，临床上表现为肌无力与呼吸功能降低。这一改变在 MODS 患者较单一器官功能障碍的患者更为严重，并且直接影响呼吸机的撤离、危重疾病病程、预后及康复。因此，在其发生机制以及早期临床评估方法等方面受到危重病医学界重视，早期稳态的人体测量及实验室检测的手段，虽能够反映患者肌肉储存与蛋白质代谢情况，但鉴于方法学的局限，以及结果的单一性与准确性等限制（如肌肉的测量、人体阻抗、实验室骨骼肌蛋白代谢产物测定等），特别是缺乏功能性参数，导致临床上很难实现早期、动态的评价骨骼肌结构与功能的改变。近年来超声检测技术在重症医学领域日益受到重视与普及，在评价多器官、多部位、多组织的结构与功能方面，超声检测技术均显示更好的应用前景，应用超声检测方法评价骨骼肌结构与功能就是其中一项值得深入探讨的课题。其优势在于能够较好地体现实时、可重复性及动态评估的特点，既能更深入的评价肌肉的结构改变，也能够反映一定的肌肉功能；在此基础上，如能配合骨骼肌蛋白代谢状态的检测，将有助于深入探讨危重症急性骨骼肌萎缩的发生机制与病理改变过程、推进危重症多器官组织功能评价的深度，以此奠定进一步研究与临床应用的基础。

第七节　低钠血症

低钠血症存在于 15%～20% 的急诊入院患者中，它的发生会增加患者的发病率、病死率及住院时间。

一、低钠血症的诊断

（一）低钠血症的分类

1.根据血钠浓度分类

轻度：130～135mmol/L；中度：125～129mmol/L；重度：＜125mmol/L。

2.根据发生时间分类

急性低钠血症＜48小时；慢性低钠血症≥48小时；当低钠血症快速发生时，大脑通过减少其细胞内渗透活性物质如钾和有机溶质以试图恢复脑容量，此过程需24-48小时。因此，以48小时作为急性和慢性低钠血症的界限。

3.根据症状分类中度症状

恶心，意识混乱，头痛；重度症状：呕吐，心脏呼吸窘迫，嗜睡，癫痫样发作，昏迷（Glasgow评分≤8）。重度症状者病死率增高。应避免提及"无症状"低钠血症，患者并非无症状，仅仅是表现为不引人注意如注意力不集中等。

4.根据血液渗透压分类

首先建立区分高渗与非高渗的临床标准，实际测得的血清渗透压＜275mOsm/kg，提示为低渗性低钠血症，因为有效渗透压绝不会高于总或测得的渗透压。如果是通过计算得到的渗透压＜275mOsm/kg，则低钠血症可能是低渗、等渗或高渗，这取决于哪些渗透性活性物质的存在和其是否计入公式。

5.根据血容量分类

低钠血症患者可以分别是处于低容、等容或高容状态。传统诊断程序是首先评估患者的容量状态，但所谓容量状态究竟指细胞外液量、有效循环血量还是体内液体总量，含义不清。为避免混乱，本书将其定义为有效循环血量。

（二）如何证实低钠血症是低渗性并排除非低渗性

①推荐通过测定血糖，排除高糖性低钠血症。如果血糖增高，需校正血钠浓度。

②测得的渗透压＜275mOsm/kg，提示为低渗性低钠血症（未分级）。

③若无非低渗性低钠血症的证据，则接受"低渗性低钠血症"（未分级）。

（三）鉴别低渗性低钠血症原因的参数

第一，首先检测并解释尿渗透压（1D）。

第二，如果尿渗透压≤100mOsm/kg，可认为水摄入相对过量是低渗性低钠血症的原因（1D）。

第三，如果尿渗透压＞100mOsm/kg，推荐同时在采取血液标本的基础上解释尿钠浓度（1D）。

第四，如果尿钠浓度≤30mmol/L，推荐接受有效循环血量降低为低渗性低钠血症的原因（2D）。

第五，如果尿钠浓度＞30mmol/L，建议评估细胞外液状况和利尿剂的应用，以进一步明确低钠血症的可能原因（2D）。

第六，不建议检测加压素用于诊断抗利尿激素分泌异常综合征（SIADH）（2D）。

对于临床实践的建议：①需要同时采取血和尿标本方可对实验室结果做出正确解释；②尿钠浓度和尿渗透压测定最好取自同一标本；③如果临床评价表明，细胞外液量无明显增加，尿钠浓度＞30mmol/L，在考虑SIADH之前，排除其他原因低渗性低钠血症。可考虑根据S1ADH的诊断标准，寻找SIADH的已知原因；④原发或继发肾上腺皮质功能低下可能是低渗性低钠血症的潜在原因；⑤肾脏疾病使得低钠血症鉴别诊断复杂化。除了导致可能的低钠血症外，肾脏调节尿渗透压和尿钠能力常降低。因而，尿渗透压和尿钠可能不再能够可靠地反映激素对血钠的调节作用，任何低钠血症的诊断程序均应慎用于肾脏病患者；⑥水负荷试验无助于对低渗性低钠血症的鉴别，且存在危险。

为什么要提出鉴别低渗性低钠血症原因的参数？低渗性低钠血症见于许多原因，如非肾性钠丢失，利尿剂，第三腔室，肾上腺皮质功能低下，SIAD，烦渴，心力衰竭，肝硬化和肾病综合征。临床医生以传统方法对低钠血症的低、等和高血容量状态进行评估，失之于精确。

根据尿渗透压和尿钠浓度进行容量评估，以尿渗透压和尿钠对患者容量状态进行评价优于传统容量临床评估方法，故应优先考虑。①尿渗透压：尽管尚无理想评价加压素活性的精确的诊断研究、但是尿渗透压≤100mOsm/kg几乎总是表明因水摄入过多所导致的最大尿液稀释。由于检测尿液渗透压是一项简便易行地证实过量水摄入的方法，本书推荐将测量尿渗透压作为低钠血症诊断的第一步。②尿钠浓度：如果尿渗透压＞100mOsm/kg，则需应进一步低钠血症为高血容量、等容量还是低血容量。由于临床难以对患者循环血量做出准确评价，本书根据大量循证医学资料，推荐将尿钠浓度≤30mmol/L，作为动脉有效循环血量过低的指标，此标准亦可用于应用利尿剂的患者。这一阈值在区分低循环血量与等容量和高容量上，有高度敏感性和可接受的特异性。

二、低渗性低钠血症的治疗

（一）严重低钠血症的治疗

（1）严重低钠血症患者（慢或急性）第1小时处理，内容如下

推荐立即静脉输注3%高渗盐水150ml，维持20分钟以上（1D）；20分钟后检查血钠浓度并在第2个20分钟重复静脉输注3%高渗盐水150ml（2D）；建议重复以上治疗两次或直到达到血钠浓度增加5mmol/L（2D）；应该在具有密切生化和临床监测能力的环境下对有严重症状的低钠血症患者进行治疗（未分级）。

（2）不论急性还是慢性低钠血症，第1小时血钠上升5mmol/L，症状改善的后续

治疗

推荐停止输注高渗盐水（1D）；保持静脉通道通畅，输注 0.9%NaCl 直到开始针对病因治疗（1D）；如果可能，开始特异性诊断治疗，但至少需保持血钠浓度稳定（1D）；第 1 个 24 小时限制血钠升高超过 10mmol/L，随后每 24 小时血钠升高＜8mmol/L，直到血钠达到 130mmol/L（ID）；第 6 小时、12 小时复查血钠，此后每天复查，直到血钠浓度稳定（2D）。

（3）不论急性还是慢性低钠血症，第 1 小时血钠上升 5mmol/L，症状未改善的后续治疗

继续静脉输注 3% 高渗盐水，使血钠浓度增加 1mmol/L（ID）；有下列之一者停止输注高渗盐水：症状改善，血钠升高幅度达 10mmol/L；血钠达到 130mmol/L（ID）；建议寻找存在症状的低钠血症以外的原因（1D）；只要继续 3% 高渗盐水输注，建议每隔 4 小时检测 1 次血钠（1D）。

严重低钠血症管理临床建议：①最好制备 3% 盐水备用，以免不时之需或紧急情况下的配制错误。②对于体重异常患者，可考虑 2ml/kg 的 3% 盐水输注，不拘泥于 150ml。③不要期望重度低钠血症患者症状立即恢复，脑功能恢复需待时日，且患者镇静剂应用及插管等均影响判断。此时可参考"第 1 小时血钠上升 5mmol/L，症状改善的后续治疗"推荐处理。④如果患者同时有低钾血症，纠正低钾血症则可能使血钠增加。⑤如血钠浓度要达到每小时增加 1mmol/L，可用 Adrogue-Madias 公式计算，但血钠实际的增加可能超过计算值。

公式 1：血钠变化值（Na⁺）=［摄入（Na⁺）－血清（Na⁺）］/（总体重水+1）

公式 2：血钠变化值（Na⁺）=［摄入（Na⁺）摄入（K⁺）－血清（Na⁺）］/（总体重水+1）

Na⁺：钠浓度（mmol/L）；K⁺：钾浓度（mmol/L）。公式 1 分子是公式 2 的简化。估测总体重水（L）通过体重分数计算：非老年男性是 0.6.非老年女性 0.5.老年男性与女性分别是 0.5 和 0.45。

（二）中重度低钠血症

①立即开始诊断评估（1D）。②如果可能，停止引起低钠血症的所有治疗（未分级）。③进行病因治疗（1D）。④立即单次输注 3% 盐水 150ml（或等量），20 分钟以上（2D）。⑤每 24 小时血钠升高 5mmol/L（2D）。⑥第 1 个 24 小时血钠上升不超过 10mmol/L，之后每日血钠上升不超过 8mmol/L，直到血钠达到 130mmol/L（2D）。⑦第 1、6、12 小时检测血钠（2D）。⑧如果血钠上升而症状无改善，应寻找其他原因（2D）。

（三）无中重度症状的急性低钠血症

①确定与以前的检测方法一致，且无标本错误（未分级）。②如果可能，停止一切可能导致低钠血症的治疗（未分级）。③尽早开始诊断评价（1D）。④针对病因治疗（1D）。⑤如果急性血钠降低＞10mmol/L，单次静脉输注 3% 盐水 150ml（2D）。⑥4 小

时后用同样技术检测血钠（1D）。

（四）无中重度症状的慢性低钠血症

1.一般处理

①去除诱因（未分级）。②针对病因治疗（1D）。③轻度低钠血症，不建议将增加血钠作为唯一治疗（2C）。④中度或重度低钠血症，第1个24小时应避免血钠上升超过10mmol/L，随后每24小时＜8mmol/L（ID）。⑤中重度低钠血症，每6小时检测血钠直至血钠稳定（2D）。⑥对未纠正的低钠血症患者，重新考虑诊断程序，必要时专家会诊（未分级）。

2.高血容量低钠血症

①在高血容量的轻、中度低钠血症不宜单纯以增加血钠为唯一治疗目的（1C）。②液体限制，防止进一步液体负荷加重（2D）。③反对应用血管加压素受体拮抗剂（1C）。④不推荐应用"地美环素"（1D）。

3.SIADH

①一线治疗：限制液体输入（2D）。②二线治疗：摄入尿素0.25～0.5g/d以增加溶质，低剂量袢利尿剂，口服氯化钠（2D）。③不推荐锂或去甲金霉素（1D）。④对于中度低钠血症，不推荐加压素受体拮抗剂（1C）。⑤对于重度低钠血症，反对使用加压素受体拮抗剂（1C）。

4.低血容量的低钠血症

第一，输0.9%盐水或晶体平衡液，0.5～1ml/（kg·h），以恢复细胞外液容量（1B）。第二，对血流动力学不稳定患者进行生化和临床监测（未分级）。第三，血流动力学不稳定时，快速液体复苏比快速纠正低钠血症更重要（未分级）。

临床建议：①尿量突然增加＞100ml/h，提示血钠有快速增加危险。若低容量患者经治疗血容量恢复，血管加压素活性突然被抑制，游离水排出会突然增加，则使血钠浓度意外升高。②如尿量突然增加，建议每2小时测血钠。③作为增加溶质摄入的措施，推荐每日摄入尿素0.25～0.5g/kg，添加甜味物质改善口味。药学家可制备如下袋装尿素口服剂：尿素10g+碳酸氢钠2g+柠檬酸1.5g+蔗糖200mg，溶于50～100ml水中。

（五）如果低钠血症纠正过快需注意的问题

①如果第1个24小时血钠增加幅度＞10mmol/L，第2个24小时＞8mmol/L，建议立即采取措施降低血钠（1D）。②建议停止积极的补钠治疗（1D）。③建议有关专家会诊以讨论是否可以开始在严密尿量及液体平衡监测下以＞1小时的时间，10ml/kg的速度输注不含电解质液体（如葡萄糖溶液）（1D）。④建议专家会诊，讨论是否可以静注去氨加压素 μg，间隔时间不低于8小时（1D）。

参考文献

［1］逯萍.现代临床急危重症学［M］.上海：上海交通大学出版社.2018.

［2］陈英杰.现代急危重症医学［M］.北京：科学技术文献出版社.2018.

［3］陈鸿武，王世平，巴黑亚·那仁汗.现代急危重症诊疗精粹［M］.天津：天津科学技术出版社.2018.

［4］刘德红.现代急危重症诊断与处理［M］.北京：科学技术文献出版社.2018.

［5］周羽.现代临床急危重症诊疗学［M］.西安：西安交通大学出版社.2018.

［6］史铁英.卢建文，张春艳，齐香玉.急危重症临床护理［M］.北京：中国协和医科大学出版社.2018.

［7］王新花，张力，李金霞，赵彦明，张桂兰.临床危重症诊治与监护［M］.北京：科学技术文献出版社.2018.

［8］徐喜媛，杨敬平，卜宝英.现代呼吸系统危重症诊疗［M］.北京：科学技术文献出版社.2018.

［9］王印华.现代急危重症监护与治疗［M］.长春：吉林科学技术出版社.2019.

［10］牛杏果.现代急危重症与急诊医学［M］.南昌：江西科学技术出版社.2019.

［11］顾怀金.现代临床急危重症监护治疗学［M］.上海：同济大学出版社.2019.

［12］牛芳.现代急危重症治疗学［M］.天津：天津科学技术出版社.2019.

［13］谢姝.现代急危重症救治与诊断［M］.南昌：江西科学技术出版社.2019.

［14］夏惠玲.现代急危重症诊疗思维与实践［M］.中国纺织出版社有限公司.2019.

［15］万健.现代急危重症诊断与治疗［M］.科学技术文献出版社.2019.

［16］付斌.现代急危重症与急诊医学［M］.长春：吉林科学技术出版社.2020.

［17］田锦勇.现代急危重症临床救治［M］.北京：科学技术文献出版社.2020.

［18］胡耀飞.现代急危重症诊治学［M］.天津：天津科学技术出版社.2020.

［19］刘镇，刘惠灵，霍敏俐.中西医结合急危重症医学［M］.云南科学技术出版

社.2020.

　　[20] 彭德飞.临床危重症诊疗与护理 [M].青岛：中国海洋大学出版社.2020.